Dr. med. Gertrud Grimm

Zuverlässige naturheilkundliche Rezepte und Anwendungen – aus 45-jähriger Praxis

Dr. med. Gertrud Grimm

Zuverlässige naturheilkundliche Rezepte und Anwendungen

– aus 45-jähriger Praxis –

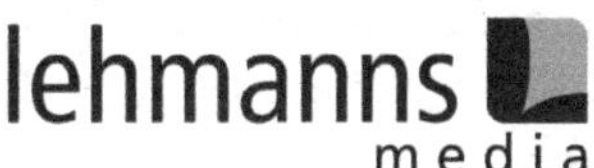

Bibliografische Information der Deutschen Nationalbibliothek
Die Deutsche Nationalbibliothek verzeichnet diese Publikation in der Deutschen Nationalbibliografie; detaillierte bibliografische Angaben sind im Internet unter
`http://www.dnb.de` abrufbar.

Wichtiger Hinweis

Die Vorschläge, was die Dauer der Einnahme der Arzneien betrifft, sind nicht verbindlich, diese können und sollen variiert werden, falls im Heilungsverlauf unerwartet Probleme auftauchen oder der Patient das eine oder andere Präparat nicht verträgt, bzw. die Erstverschlimmerung anders als erwartet verläuft.
Weder Autor noch Verlag haften für irgendwelche Schäden.

Helmholtzstr. 2-9
10587 Berlin
Umschlag: Bernhard Bönisch

Satz & Layout: LaTeX(Zapf Palatino) Volker Thurner, Berlin
Druck und Bindung: Totem • Inowrocław • Polen
ISBN 978-3-96543-010-5 www.lehmanns.de

Inhaltsverzeichnis

Widmung

Dieses Buch ist meinem Mann in Dankbarkeit gewidmet;
er motivierte mich, dieses zu schreiben.

Danksagung

Einen ganz besonderen Dank möchte ich meiner Tochter Monika aussprechen, die äußerst fleißig und zuverlässig in meiner Praxis über 2 Jahrzehnte als Arzthelferin gearbeitet hat.

Wichtiger Warnhinweis:

Alle Rezepturen und Anwendungen im vorliegenden Buch wurden von mir über Jahrzehnte mit bestem Erfolg eingesetzt. Dieses Buch richtet sich an **Therapeuten**, das heißt Ärzte für Naturheilverfahren und Heilpraktiker. Laien sollten ohne Beratung eines erfahrenen Behandlers keinerlei Applikationen vornehmen. Es wurden von mir in seltenen Fällen Anwendungen oder Dosierungen abweichend von Beipackzetteln vorgenommen, jedoch übernehmen weder Autor noch Verlag Haftung für irgendwelche Schäden. Die Rezepturen der Firma Horvi wurden entweder dem Rezeptierbuch entnommen oder wurden von mir in jahrelanger Praxis erprobt, jedoch müssen auch diese vor der Anwendung mit einem Therapeuten besprochen werden.

Dr. Gertrud Grimm

Vorwort

Aus der Praxis für die Praxis: so könnte die Überschrift dieses Buches lauten. Die Rezepturvorschläge sind ausnahmslos in meiner fast 45-jährigen Praxistätigkeit erprobt. Sie sollen dem Anfänger den Einstieg erleichtern.
Es gibt zahlreiche naturheilkundliche Verfahren, z. B. die Horvi Enzym Therapie (HET), die sanum Therapie, die Eigenblut- und Eigenurintherapie, die Aschner-Verfahren, sonstige alternative Heilweisen wie Akupunktur, HOT, Ozontherapie, um nur einige zu nennen. Aber bei welcher Diagnose setzt man welche Therapieart ein, **was hilft wann am besten?** Dazu sollen die folgenden Therapievorschläge eine Hilfe sein. Schwere Krankheitsbilder muss man meist mit verschiedenen Behandlungsarten angehen.
Besonders hervorheben möchte ich die **Aschner Aus- und Ableitungsverfahren**, die in den letzten Jahren durch die Apparate-Medizin in den Hintergrund gerieten.
Die Einzelmittelhomöopathie, die ich in den letzten zehn bis zwölf Jahren fast ausschließlich angewandt habe, konnte ich hier nur gelegentlich erwähnen, da solche Rezepturen immer auf den jeweiligen Typ und die aktuelle Situation ausgearbeitet werden müssen.

Im Januar 2019

Dr. med. Gertrud Grimm
Narzissenweg 4
67551 Worms

1 Krankheiten des Bewegungsapparates

1.1 Krankheiten aus dem rheumatischen Formenkreis

1.1.1 Neuralgien von Kopf bis Fuß

1.1.1.1 Trigeminusneuralgie

Injektionstherapie:

1 Amp. Traumeel
+ 1 Amp. Quentakehl D5
+ 1 Amp. Neralgo-Rheum-Injeel
zusammen mischen, i.v. spritzen, solange bis die Schmerzen nachlassen. Die Mischspritze kann anfangs 2x am Tag verabreicht werden, später 2 – 3 x pro Woche.

Bei starken **Schmerzen**:

2 Amp. Serpalgin
zusammen aufziehen und tief subkutan oder intramuskulär spritzen. Am Anfang täglich, später 3x/Woche.

Zusätzlich orale Therapie:

Gelsemium D200
alle 4 Wochen 2 Globuli (3 x insgesamt).
+ Phytolacca D4
+ Spigelia D3
im täglichen Wechsel 4x 1 Tablette/Tag, 2 Wochen lang,
danach im täglichen Wechsel 3x 1 Tablette/Tag, 4 Wochen lang.

Lokal:

Im Schmerzgebiet Serpalgin einreiben oder Aconit Schmerzöl oder **Gelenköl** nach F. Viehauser (Rp. s. S. 393).
Zur **Nachbehandlung** kann *Spigelon Homaccord* in Form von Tropfen zum Einsatz kommen.

Weitere Verfahren:

- Bei hartnäckigen Fällen setzt man am besten 1-2 **Blutegel** vor das Ohr; dies 3x im Abstand von 3 Tagen. Die Bissstelle mit Traumeel Salbe und Notakehl D3 Salbe mehrfach am Tag einreiben, um Narbenbildung zu vermeiden.
- Die Trigeminusneuralgie ist oft sehr hartnäckig, in diesen Fällen ist der Einsatz der **Horvi-Enzym-Therapie** (HET) zu raten.

Injektionen:

Horvi-Enzym-Ammodytes forte
+ Horvi-Enzym-Serpalgin
MO, MI, FR, je 2 ml gleichzeitig, **getrennt**, i.m. oder tief s.c. injizieren

Orale Medikation:

Horvi-Nukleozym comp. 2
+ Horvi-Enzym-Psy 4
3x tägl. je 8 Tropfen, im Abstand von ca. 5 bis 10 Minuten perlingual, vor dem Essen. Alle Tropfen mindestens 1 Minute im Mund behalten!

Horvi-Enzym-Ammodytes forte liq.
+ Horvi-Enzym-Serpalgin liq.
an injektionsfreien Tagen, 3x tägl. 8 Tropfen perlingual, einige Zeit nach dem Essen.

Lokale Therapie:

Horvi-Enzym-Serpalgin-Salbe
3x tägl. den schmerzenden Gesichtsbereich einreiben.

Diese Rezeptur stammt aus dem Horvi-Enzymed-Rezeptierbuch. In meiner Praxis erzielte ich damit oft sehr gute Erfolge.

1.1.1.2 Facialisparese

- Zunächst **Vitamin B12** hoch dosiert, entweder Vitamin B Komplex von sanum oder Vitamin B12 + Folsäure von Hevert oder andere Vitamin B Präparate i.m. spritzen, täglich 1x, bei Besserung seltener.

Zusätzlich Injektionstherapie:

1 Amp. Gelsemium Injeel
wenn die Parese **nach einer Grippe** kommt, *zusätzlich*:
1 Amp. Grippe-Nosode Injeel
zusammen aufziehen, i.v. spritzen; alle 2 Tage, 5x insgesamt.

Oral:

Causticum D6
+ Belladonna D6
im täglichen Wechsel, 4x 1 Tablette/Tag, bis Besserung eintritt, dann 3x 1 Tablette/Tag, insgesamt 4 Wochen lang.

Weitere Verfahren:

- Falls weitere Therapien nötig sind, dann 3x im Abstand von 3 Tagen 2 **Blutegel** ans Mastoid setzen. Die Blutegel-Therapie ist im Anhang erläutert.
- Ebenfalls kann man die **Horvi-Enzym-Therapie** einsetzen.

Injektionen:

Horvi-Enzym-Crotalus forte
+ Horvi-Enzym-Bitis forte
je 2 ml gleichzeitig, **getrennt**, i.m. oder tief s.c. injizieren, wobei dem Crotalus forte je 1 ml
Horvi-Curare 5 beigemischt werden sollte.

Orale Medikationen:

Horvi-Enzym-Psy 4 comp. 2
+ Horvi-Nukleozym comp. 2
3x tägl. je 8 Tropfen im Abstand von ca. 5 bis 10 Minuten perlingual, vor dem Essen. Alle Tropfen mindestens 1 Minute im Mund behalten!

Horvi-Enzym-Crotalus forte liq.
+ Horvi-Enzym-Bitis forte liq.
an injektionsfreien Tagen, 3x tägl. je 8 Tropfen, im Abstand von ca. 5 bis 10 Minuten perlingual, einige Zeit nach dem Essen, wobei dem Crotalus forte jeweils 8 Tropfen
Horvi-Curare 5 liq. beigemischt werden sollten.

Lokale Therapie:

Horvi-Enzym-Crotalus-Salbe
+ Horvi-Enzym-Serpalgin-Salbe
im täglichen Wechsel, 3x tägl. die betroffenen Gesichtshälften einreiben.
Diese Rezeptur stammt aus dem Horvi-Enzymed-Rezeptierbuch.

1.1.1.3 Schiefhals

Injektionstherapie:

1 Amp. Traumeel
+ 1 Amp. Neralgo-Rheum-Injeel
zusammen aufziehen, i.v. spritzen, bis 2x/Tag, bis Besserung eintritt. Danach jeden 2. Tag oder 2x/Woche.

Oral:

Neuralgietropfen CM
nach Anweisung.

Lokal:

– Einreiben mit Aconit Schmerzöl oder auch mit Traumeel Salbe im Wechsel.
In schlimmen Fällen hilft auch Serpalgin Salbe.
Auch das **Gelenköl** nach F. Viehauser kann zum Einsatz kommen (Rp. s. Seite 393).

Weitere Verfahren:

- Bei Persistieren der Schmerzen hilft das Ansetzen von **Blutegeln**. Wenn es sich um Vollblütigkeit handelt 2x im Abstand von 3 Tagen.

- Ansonsten, bei sogenannten Leeretypen, das Auftragen von **Cantharidensalbe** oder eines blasenziehenden **Cantharidenpflasters** aus der Apotheke, jeweils neben der Halswirbelsäule, etwa fingerbreit. Auf diese Weise können Rezidive vermieden werden.

- Unterstützend eventuell **Vitamin B** Komplex Injektopas, i.m., oder auch Vitamin B12 + Folsäure von Hevert, i.m. oder i.v. verabreichen.

1.1.1.4 Neuralgien der Arme

Injektionstherapie:

1 Amp. Traumeel
+ 1 Amp. Neralgo-Rheum-Injeel
zusammen aufziehen, i.v. spritzen. Anfangs bis 2x/Tag, solange bis die Schmerzen besser sind. Danach noch 2x/Woche zum Ausschleichen.

Oral:

Gelsemium Hom. Tropfen
+ Neuralgietropfen CM
im stündlichen Wechsel je 10 Tropfen, bei Besserung nur noch alle 2 Stunden.

Lokal:

Zusätzlich Einreibungen mit Aconit Schmerzöl oder Serpalgin Salbe oder auch mit **Gelenköl** nach F. Viehauser (Rp. s. Seite 393).

Weitere Verfahren:

- Bei Persistieren der Schmerzen oder Rezidiven empfiehlt sich das Anlegen von 3 **Blutegeln** neben der Halswirbelsäule auf der erkrankten Seite 3x im Abstand von 2 bis 3 Tagen, wenn es sich um einen vollblütigen Patienten handelt. Ansonsten ein **Cantharidenpflasters** auflegen oder die **Baunscheidt-Therapie** anwenden. Im Anhang (s. Seite 403) ist die Baunscheidt-Therapie ausführlich erklärt.
  Wenn der Schmerz großflächig ist, oftmals auch oberflächlich,

kommt die Baunscheidt-Therapie zur Anwendung, bei punktuellen Schmerzen aus der Tiefe, klopfend, bohrend, eher das Cantharidenpflaster.

- Unterstützend kann **Vitamin B** Injektopas i.m. verabreicht werden oder Vitamin B12 + Folsäure von Hevert, entweder i.v. oder i.m., oder auch der Vitamin B Komplex von sanum i.m.
- Ein Verband mit **Ichthyol** (im Anhang beschrieben) bringt große Erleichterung. Man verwendet Ichthyol pur bzw. Ichthyol 20%.
  Die schwarze Salbe, das Ichthyol 20%, wird großflächig, messerrückendick aufgetragen, anschließend mit Watte abgedeckt und mit einer Binde umwickelt. Der Verband bleibt 24 Stunden, eventuell 1x wiederholen.

1.1.1.5 Intercostalneuralgie, BWS-Syndrom

Meistens sind die Schmerzen im Brustwirbelsäulenbereich.

Injektionstherapie:

1 Amp. Traumeel
+ 1 Amp. Neralgo-Rheum-Injeel
+ 1 Amp. Quentakehl D5
zusammen aufziehen, i.v. spritzen, 1x/Tag, bis die Schmerzen nachlassen.

Oral:

Gelsemium Hom. Tropfen
+ Neuralgietropfen CM
in stündlichem Wechsel, je 10 Tropfen, bis Besserung eintritt, dann alle 2 Stunden.

Bei ganz starken Schmerzen:

2 Amp. Serpalgin
zusammen aufziehen, i.m. spritzen.

Weitere Verfahren:

- Bei Persistieren der Schmerzen oder Rezidiven eignet sich das Anlegen von 4 **Blutegeln** auf der erkrankten Seite neben der Brustwirbelsäule, 1 – 3x im Abstand von 3 Tagen, oder das Anlegen eines **Cantharidenpflasters** beziehungsweise die Anwendung der **Cantharidensalbe**, 1 – 2x im Abstand von 10 Tagen oder länger.
- Auch das **Baunscheidt-Verfahren** kommt zur Anwendung, wenn die Schmerzen großflächig oder oberflächlich sind.
- Unterstützend werden **Vitamin B** Komplex Injektopas oder ein anderes Vitamin-B-Präparat i.m. zum Einsatz gebracht.
- Einreibungen mit Aconit Schmerzöl oder Serpalgin Salbe oder mit **Gelenköl** nach F. Viehauser (Rp. s. S. 393.)
- Bei weiterem Anhalten der Schmerzen ist auch die **Entsäuerungstherapie** sehr wichtig:
  2x/Tag 1 ML Alkala N Pulver in heißem Wasser auflösen
  + 2x/Tag 1 TL Sanuvis einnehmen.

1.1.1.6 Ischiasneuritis

Injektionstherapie:

1 Amp. Traumeel
+ 1 Amp. Neralgo-Rheum-Injeel
+ 1 Amp. Notakehl D5
+ 1 Amp. Quentakehl D5
zusammen aufziehen, i.v. spritzen, 2x/Tag, später in größeren Abständen.

Oral:

Colocynthus Hom. Tropfen
+ Gnaphalium Ptk Tropfen DHU
am 1. Tag im stündlichen Wechsel je 10 Tropfen, später alle 2 Stunden, solange bis Besserung eintritt.

Lokale Anwendung:

Auf die Schmerzstelle Aconit Schmerzöl einreiben oder Serpalgin Salbe, bzw. Traumeel Salbe.

Zusatztherapien:

- **Vitamin B** Komplex Injektopas i.m. spritzen.
- Bei **starken Schmerzen**, manchmal zu Beginn:
  2 Ampullen Serpalgin zusammen aufziehen, i.m. spritzen.
- Bei persistierenden Schmerzen oder Rezidiven dringend **Entsäuerungstherapie**:
  2x/Tag 1 ML Alkala N Pulver in heißem Wasser auflösen
  + 2x/Tag 1 TL Sanuvis einnehmen. + **Entsäuerungsbäder**:
  Heißes Bad 30 – 40°; der Patient steigt schon während das Wasser einläuft in die Wanne; nach ca. 10 Minuten wird dem Wasser Na H_2CO_3 zugegeben, bis mittels Indikatorpapier PH 8 eingestellt ist. Badezeit 15 Minuten bis 1 Stunde, je nach Kreislaufbelastung.
  Nach dem Aussteigen wird das Badewasser nochmals gemessen. An dem niedrigeren PH-Wert ist zu ersehen, wieviel Säure ausgeschieden wurde.
- Die Ausleitung soll mit 4 **Blutegeln** auf der erkrankten Seite erfolgen, 2x im Abstand von 3 Tagen, oder mit einem **Cantharidenpflaster**, wenn der Schmerz mehr punktuell in der Tiefe ist, bohrend, klopfend. 1x reicht meist aus. Wenn eine Wiederholung notwendig ist, warten bis die Wunde abgeheilt ist und noch 1x anwenden.
- Die Schmerztherapie kann auch mit dem **Baunscheidt-Verfahren** gelöst werden, wenn der Schmerz oberflächlich, großflächig ist. Diese Behandlung kann nach 4 bis 5 Tagen wiederholt werden, wenn der Ausschlag abgeklungen ist.
- Sollte dies alles versagen, gibt es noch eine *alternative Zusatztherapie*:
  Nach Auffinden der schmerzhaften Druckpunkte im Verlauf des Nervus Ischiaticus ziehen Sie 1 Amp. Herzhormon Dr. Bösser auf und setzen über diesen Punkten jeweils 1 Quaddel.
  Ich habe diese Methode sehr selten angewandt, aber meist mit gutem Erfolg.
  Nach Harald Krebs, Heilpraktiker, ist die Wirkung zu steigern, wenn Sie
  0,5 ml Eigenblut zur Ampulle beimischen.

1.1.1.7 Polyneuropathie

(Anfälle mit heftigsten, plötzlichen Missempfindungen in den Extremitäten, teilweise Stiche, Kribbeln, Krämpfe usw. Der Patient kann weder sitzen, noch liegen, kann nur umher gehen oder das Bein fest auftreten)

Anfangs **immer!**

Aconitus napellus D30
2 Globuli einmalig.

Injektionstherapie:

1 Amp. Mucokehl D5
+ 1 Amp. Circulo Injeel
+ 1 Amp. Traumeel
+ 1 Amp. Neralgo-Rheum-Injeel
+ 1 Amp. Ginkgobakehl D4 (sanum)
zusammen aufziehen, i.v. spritzen.

Wenn das Beschwerdebild zum Stillstand kommt, die Therapie beenden, ansonsten nach 1 bis 2 Stunden:

1 Amp. Ginkgobakehl
+ 1 Amp. Neralgo-Rheum-Injeel
zusammen aufziehen, i.m. nachspritzen.

Als **Schmerzmittel** sind geeignet:

Serpalgin, in Ampullen oder als Tropfen (Horvi)
Bufomarin forte (Horvi)

Bei **Fortbestehen** der Beschwerden oder bei **Rezidiven** empfehle ich:

Orale Medikation:

Rhus tox D4
+ Gelsemium D6
im täglichen Wechsel, 3x 1 Tablette/Tag, einige Wochen lang.
Sowie:
Propionibacterium avidum D5 (Holomed, Bezug s. Seite 414)
3x/Woche 1 Kapsel vor dem Schlafengehen, dies über 3 Monate.

Eine bessere Wirkung wird erzielt, wenn die Kapsel auf nüchternen Magen eingenommen wird, anschließend 4 Stunden nüchtern bleiben. Dies kann entweder mitten in der Nacht geschehen oder anstatt eines Frühstücks oder man wartet, bis ein frühes Abendessen nach 6 Stunden verdaut ist, und schluckt dann die Kapsel vor dem Zubettgehen.

Injektionen:

1 Amp. Mucokehl D5 oder D6
+ 1 Amp. sanukehl serra D6
+ 1 Amp. sanuvis
zusammen aufziehen, i.m. injizieren, 1x/Woche.

1.1.2 Weichteilrheuma

Zuerst sollte eine **Entsäuerung** stattfinden, da Weichteilrheuma fast immer chronisch verläuft:

2x/Tag 1 ML Alkala N Pulver in heißem Wasser auflösen
+ 2x/Tag 1 TL Sanuvis
einnehmen.

Injektionstherapie:

1 Amp. Notakehl D5
+ 1 Amp. Nigersan D5
+ 1 Amp. Traumeel
+ 1 Amp. Neralgo-Rheum-Injeel
zusammen aufziehen, i.v. spritzen. Anfangs täglich, dann 3x/Woche, später 2x/Woche.

Oral:

Heel Tabletten
täglich, nach Anweisung

+ Phönix Stellaria spag.
1. Woche 3x 10 Tropfen/Tag, 2. Woche 3x 20 Tropfen/Tag, 3. Woche 3x 30 Tropfen/Tag,
dabei bleiben.

Anwendung:

Arthrokelan „A" D6 (Holomed, Bezug s. Seite 414) 5 – 8 Tropfen/Tag in die Ellenbeuge einreiben.

Nach 3 – 4 Wochen mit einer **Langzeittherapie** beginnen:

Latensin D6
+ Utilin-S D6
im wöchentlichen Wechsel, 1 Kapsel/Woche, über Monate.

Die Einnahme der sanum-Bakterienpräparate erfolgt auf nüchternen Magen. Danach 4 Stunden nüchtern bleiben, d. h. entweder mitten in der Nacht, wenn man sowieso mal aufwacht, oder morgens nicht frühstücken und stattdessen die Präparate einnehmen, danach 4 Studen warten bis zum Mittagessen. Eventuell auch ein frühes Abendessen und die Präparate 5 – 6 Stunden danach einnehmen vorm Zubettgehen.

- Wichtig ist der **Lebertee** (Rp. s. Seite 394).
- Und noch wichtiger ist eine **streng vegetarische Ernährung** ohne jegliches tierisches Eiweiß. Es empfiehlt sich 1 Fastentag pro Woche, an dem nur **Basentee** nach Dr. Rau (Rp. s. Seite 394) getrunken wird.
- Unbedingt notwendig ist, dass **Schwitzen** aus sich heraus mehrfach pro Woche herbeigeführt wird, mit viel **Bewegung** an der frischen Luft.
- **Alternativ**-Maßnahmen:

  Ozon-Therapie 1 x/Jahr, 10 Sitzungen, 2 x/Woche

  HOT-Therapie 1 x/Jahr, 8 Sitzungen, 2 x/Woche

1.2 Knochen- Gelenk- und Sehnenerkrankungen

1.2.1 Tendovaginitis

Injektionstherapie:

1 Amp. Notakehl D5
+ 1 Amp. Silicea Injeel
+ 1 Amp. Graphites Hom.
zusammen aufziehen, i.v. spritzen, 3 Tage lang täglich, dann 2x/Woche

Oral:

Traumeel Tropfen
+ Neuralgietropfen CM
im stündlichen Wechsel je 10 Tropfen, bei Besserung alle 2 Stunden.

Zusätzlich:

Bei **starken Schmerzen**:

2 Amp. Serpalgin (Horvi)
zusammen aufziehen, i.m. spritzen.

Weitere Verfahren:

- Weitere Therapie bei starken Schmerzen: Salbenverband mit **Ichthyol** pur oder Ichthyol 20%, in der Apotheke erhältlich, anlegen. Die Salbe wird messerrückendick aufgetragen, mit Watte bedeckt und mit einer Mullbinde umwickelt. Nach 24 Stunden wird der Verband entfernt und eventuell noch 1x wiederholt.
- Ausserdem bei Schmerzen als Ausleitungstherapie ein **Cantharidenpflaster** oder bei großflächigen Schmerzen **Baunscheidttismus** zur Anwendung bringen.
- Wenn die Schmerzen heftig und lange sind, dann kommt noch eine andere Möglichkeit in Frage, die sich sehr gut bewährt hat:
  Warme oder auch kalte Umschläge, je nachdem, was besser tut,

mit frischem Urin oder auch **Packungen mit altem Urin**. Alter Urin ist wegen des Ammoniakgehaltes viel intensiver in der Wirkung. Alter Urin heißt: der Urin muss mindestens 4 Tage alt sein. Mann kann ihn in einem Tongefäß bedeckt sammeln. Bei frischen Entzüngen wird kalt als angenehm empfunden, bei chronischen Entzündungen sind warme Umschläge oder Packungen anzuraten.

1.2.2 Du-Puy-Trein'sche Kontraktur

Injektionstherapie:

1 Amp. Mucokehl D5
+ *zusätzlich* ein Lokalanaesthetikum
zusammen aufziehen, 2x/Woche über der verhärteten Stelle quaddeln, dann durch die Quaddel stechen, in das verhärtete Bindegewebe den Rest einspritzen.

Zusätzlich:

Mucokehl Salbe D3
+ Sankombi Tropfen (etwa 5 Tropfen)
im Wechsel, beides 1x/Tag, über der verhärteten Stelle einreiben, dies über einen Zeitraum von 3 bis 4 Monaten.

Oral:

Causticum D6
+ Calcium fluoratum D6
+ Ruta D6
+ Graphites D6
im täglichen Wechsel, je 3x 1 Tablette/Tag, 2 Monate lang.

1.2.3 Ganglion, Überbein

Oral:

Silicea D6
3x 1 Tablette/Tag, 2 Monate lang.

Injektionstherapie:

Bei Schmerzen:

1 Amp. Hekla Lava Injeel
+ 1 Amp. Neralgo-Rheum-Injeel
zusammen aufziehen, i.v. spritzen, zunächst täglich, dann 2x/Woche

Lokale Anwendung:

Mehrfach täglich einreiben mit Aconit Schmerzöl, Serpalgin Salbe oder **Gelenköl** nach F. Viehauser (Rp. s. S. 393.)

1.2.4 Periarthritis humero-scapularis

(Schulter-Arm-Syndrom)

Bei Erkrankung der **rechten** Seite:

Injektionstherapie:

1 Amp. Ferrum phosphoricum Injeel
+ 1 Amp. Kalmia Injeel
+ 1 Amp. Sanguinaria Injeel
+ 1 Amp. Chelidonium Injeel
zusammen aufziehen, 3 Tage lang täglich i.v. spritzen, bei Besserung nur noch 2 – 3x/Woche.

Zusätzlich:

1 Amp. Harpagophytum D2
+ 2 ml Procain 1%
zusammen aufziehen, i.a. ins Schultergelenk, 1 – 2x/Woche.

Oral:

Phönix Stellaria spag.
1. Woche 3x 10 Tropfen/Tag, 2. Woche 3x 20 Tropfen/Tag, 3. Woche 3x 25 – 30 Tropfen/Tag, dabei über 6 Wochen bleiben.

Zusätzlich:

Phönix Hydrargyrum spag.
+ Phönix Kalium nitra spag.
āā ad 50,0

2 Tage lang alle 2 Stunden 30 Tropfen, dann 4x 30 Tropfen/Tag, über 6 Wochen.

Anschließend:

Phytolacca D4
+ Magnesium carbonicum D6
im täglichen Wechsel anfangs je 4x 1 Tablette/Tag, bei Besserung 3x 1 Tablette/Tag.

Bei Erkrankung der **linken** Seite:

Injektionstherapie:

1 Amp. Spigelia Injeel
+ 1 Amp. Rhus tox Injeel
+ 1 Amp. Nux moschata Injeel
+ 1 Amp. Ferrum metallicum Injeel
zusammen aufziehen und spritzen. Zunächst täglich, dann 2 – 3x/Woche.

Zusätzlich:

1 Amp. Harpagophytum D2
+ 2 ml Procain 1%
zusammen aufziehen, i.a. ins Schultergelenk, 1 – 2x/Woche

Oral:

Phytolacca D4
4x 1 Tablette/Tag, später 3x 1 Tablette/Tag.

Lokal:

– Einreibungen mit Phönix Kalantol A, Aconit Schmerzöl, Serpalgin Salbe oder bei ganz starken Schmerzen kann auch ein Ichthyol Verband zur Anwendung kommen:
Ichthyol pur oder Ichthyol 20%, erhältlich in der Apotheke. Messerrückendick auftragen, Watte auflegen und mit einer Mullbinde umwickeln. Der Verband mit der schwarzen Salbe Ichthyol bleibt 24 Stunden und wird eventuell noch 1x wiederholt.

Zusatztherapie:

- Bei Fortdauer der Schmerzen kann folgende **Mischspritze** zum Einsatz kommen:

  1 Amp. Notakehl D5

  + 1 Amp. Pefrakehl D6

  + 1 Amp. Traumeel

  + 1 Amp. Neralgo-Rheum-Injeel

  täglich, später 2x/Woche

- Zur Ausleitung der Entzündung empfehle ich das Anlegen eines **Cantharidenpflasters**.

  Bei vollblütigen, stark durchbluteten Patienten ist eine **Blutegelbehandlung** ebenso erfolgreich. 4 bis 6 Blutegel sollten zur Anwendung kommen, 3x im Abstand von 3 Tagen.

- Auch **Aderlässe** sind geeignet. Zunächst 1x/Woche, 4x hintereinander, dann größere Abstände. Die Menge richtet sich nach der Konstitution des Patienten (zwischen 100 ml und 200 ml).

- Und das Wichtigste: **Streng vegetarische Kost**, Vermeidung von Alkohol und Lebensmitteln, die den Harnsäurespiegel erhöhen.

- Die **Entsäuerungstherapie** von sanum eignet sich gut bei Fortdauer der Beschwerden oder bei rezidivierenden Schulter-Arm-Syndromen:

  2x/Tag 1 ML Alkala N Pulver in heißem Wasser auflösen

  + 2x/Tag 1 TL sanuvis

  einnehmen.

1.2.5 Rhizarthrose (aktiviert)

Injektionstherapie:

1 Amp. Notakehl D5
+ 1 Amp. Traumeel
+ 1 Amp. Neralgo-Rheum-Injeel

zusammen aufziehen, i.v. spritzen. Am Anfang täglich, bei Besserung 2x/Woche.

Oral:

Rheuma Heel Tabletten
nach Anweisung.

Lokal:

- Einreiben mit Serpalgin Salbe oder **Gelenköl** nach F. Viehauser (Rp. s. Seite 393).

- Eventuell auch Umschläge mit frischem oder altem Urin, warm oder kalt, bei frischer Entzündung stets kalt. Aber wahrscheinlich wird die **Urintherapie** erst bei chronischer Entzündung eingesetzt. Dann sollten warme Umschläge oder warme Packungen mit Eigenurin zum Einsatz kommen.

- Am wichtigsten zur Heilung ist eine **streng vegetarische Kost**.

- **Hand-Bäder** mit Alkala N Pulver in heißem Wasser und Sanuvis Tropfen oral, 2 Tl./Tag, sind zu empfehlen.

- Bei anhaltenden Schmerzen ist auch ein Ichthyol-Verband mit **Ichthyol** pur oder Ichthyol 20% günstig. Die schwarze Salbe wird messerrückendick aufgetragen, mit Watte abgedeckt und mit einer Mullbinde umwickelt. Der Verband bleibt 24 Stunden und muß eventuell noch 1x wiederholt werden. Das Ichthyol kann auch durch Magerquark ersetzt werden, aber dieser Verband muß nur 3 Stunden an Ort und Stelle bleiben.

- Ausserdem sollte **Lebertee** (Rp. s. Seite 394) getrunken werden im täglichen Wechsel mit **Nierentee** (Rp. s. Seite 394). Die Rhizarthrose ist eine rheumatische Erkrankung, meistens sind auch noch andere Gelenke befallen, deshalb sollte sie innerlich angegangen werden mit Leber- und Nierentee.

- Als Ausleitungstherapie eine **Cantharidenbehandlung**.

1.2.6 Epicondylitis, Tennisarm

Injektionstherapie:

1 Amp. Notakehl D5
+ 1 Amp. Traumeel
+ 1 Amp. Neralgo-Rheum-Injeel
zusammen aufziehen, i.v. spritzen. Anfangs täglich, später 2x/Woche.

Oral:

Bryonia D6 3x 1 Tablette/Tag
+ Ferrum Hom. Tropfen nach Anweisung
im täglichen Wechsel.

Lokal:

- Ausserdem legt man am besten einen Salbenverband mit **Ichthyol** an:

  Ichthyol pur oder Ichthyol 20 %, was in der Apotheke erhältlich ist. Die schwarze Salbe wird messerrückendick aufgetragen, mit Watte abgedeckt und mit einer Mullbinde umwickelt. Der Verband bleibt 24 Stunden und kann bei Bedarf noch 1x wiederholt werden. Ichthyol kann auch durch Magerquark ersetzt werden, aber dieser Verband muß nur 3 Stunden an Ort und Stelle bleiben.

- **Serpalgin** Salbe kann auch Anwendung finden oder bei starken Schmerzen, die häufig vorkommen:

  2 Amp. Serpalgin

  zusammen aufziehen, i.m. spritzen.

- Bei persistierenden Schmerzen muss man an eine **Entsäuerung** denken:

  2x/Tag 1 ML Alkala N Pulver in heißem Wasser auflösen

  + 2x/Tag 1 TL sanuvis einnehmen.

- Eine **Cantharidenbehandlung** sollte durchgeführt werden, entweder ein Cantharidenpflaster oder Cantharidensalbe (siehe Anhang). Bei Versagen Ansetzen von 2 Blutegeln 2x im Abstand von 10 Tagen.

– Sollte die Epicondylitis immer wiederkehren, muss man an eine **Ernährungsumstellung** denken, bei der **tierische Eiweisse völlig fehlen**. Diese Ernährungsumstellung mit einer **Fastenkur über 3 Tage** einleiten, die ausschließlich mit **Basentee** nach Dr. Rau (s. Seite 394) begleitet wird.

1.2.7 Coxarthrose

Neuraltherapie:

1 Amp. Notakehl D5
+ 2 Amp. Harpagophytum D2
+ 6 ml Novocain 0,5 %
zusammen aufziehen, i.a. spritzen: 2 Finger breit über dem Trochanter major mit einer langen Nadel injizieren. Anfangs 2x/Woche, später 1x/Woche.

Injektionen gegen Schmerzen:

1 Amp. Traumeel
+ 1 Amp. Neralgo-Rheum-Injeel
zusammen aufziehen, i.v. spritzen. Anfangs täglich, dann 3x/Woche, später 2x/Woche.

Oral:

Phönix Stellaria spag.
1. Woche 3x 10 Tropfen/Tag, 2. Woche 3x 20 Tropfen/Tag, 3. Woche 3x 30 Tropfen/Tag.
Dabei über viele Wochen bleiben.

Zusätzlich:

Phönix Hydrargyrum spag.
+ Phönix Kalium nitricum spag.
āā ad 50,0
alle 2 Stunden 30 Tropfen über 2 Tage, dann 4x 30 Tropfen/Tag, über 6 Wochen.

Danach:

Phytolacca D4
5 Tage lang 4x 1Tablette/Tag, dann 3x 1 Tablette/Tag; 3 Wochen lang.

Wenn die Schmerzen anhalten:

2 Amp. Serpalgin
zusammen aufziehen, i.m. spritzen.

Oder:

Ein **Cantharidenpflaster** über den Trochander major legen oder 3 **Blutegel** auf den Trochander major setzen. Diese Therapien können wiederholt werden: Cantharidenpflaster im Abstand von 20 Tagen, die Blutegel 3x im Abstand von 3 Tagen, danach alle 3 Wochen.

Auch **Entsäuerungswannenbäder** bringen Hilfe:

Heißes Bad 30 – 40°; der Patient steigt schon während das Wasser einläuft in die Wanne; nach ca. 10 Minuten wird dem Wasser Na H_2CO_3 zugegeben, bis mittels Indikatorpapier PH 8 eingestellt ist. Badezeit 15 Minuten bis 1 Stunde, je nach Kreislaufbelastung.
Nach dem Aussteigen wird das Badewasser nochmals gemessen. An dem niedrigeren PH-Wert ist zu ersehen, wieviel Säure ausgeschieden wurde.
Wenn Sie den PH-Wert nicht messen wollen, können Sie auch ca. 50 gr. Natron ins Wasser geben.

Diese Bäder werden 2x/Woche gemacht, bei ganz starker Übersäuerung können sie auch an 3 aufeinander folgenden Tagen angewendet werden.

Anwendung:

- Bei immer wiederkehrenden Schmerzen empfiehlt sich eine **Fastenkur** über 10 Tage mit dem **Basentee** nach Dr. Rau (Rp. s. Seite 394). Danach sollte die Ernährung auf eine **streng vegetarische Kost** ohne jegliche tierische Eiweiße umgestellt werden.

  Zusätzlich eine **Sanum-Therapie***:*

  In dieser Zeit 1x/Woche, im wöchentlichen Wechsel:

  1 Kapsel Utilin-S D6

  1 Kapsel Recarcin D6

  Nach 20 Wochen weiterhin 1x/Woche, im wöchentlichen Wechsel:

1 Kapsel Utilin-S D4

1 Kapsel Recarcin D4

über Monate.

Die Einnahme der sanum-Bakterienpräparate erfolgt auf nüchternen Magen. Danach 4 Stunden nüchtern bleiben, d. h. entweder mitten in der Nacht, wenn man sowieso mal aufwacht, oder morgens nicht frühstücken und stattdessen die Präparate einnehmen, danach 4 Studen warten bis zum Mittagessen. Eventuell auch ein frühes Abendessen und die Präparate 6 Stunden danach einnehmen vorm Zubettgehen.

1.2.8 Gonarthrose, aktiviert

(Kniegelenksentzündung)

Injektionstherapie:

Zunächst:

I 1 Amp. Harpagophytum D2
+ 2 ml Procain 1%

II 1 Amp. Acidum formicicum D4
+ 2 ml Procain 1%
jeweils I und II im wöchentlichen Wechsel 1x/Woche zusammen aufziehen, i.a. spritzen,
über einen Zeitraum von ca. 12 bis 15 Wochen.

Bei **starken** Schmerzen *zusätzlich*:
1 Amp. Traumeel
+ 1 Amp. Neralgo-Rheum-Injeel
+ 1 Amp. Pefrakehl D6
+ 1 Amp. Notakehl D5
zusammen aufziehen, i.v. spritzen. Zu Beginn täglich, später 2x/Woche.

Eventuell *zusätzlich*:

2 Amp. Serpalgin
zusammen aufziehen, i.m. spritzen.

- Gute Erfolge wurden mit Ozon 10 ml i.a. erzielt.

Lokale Anwendung:

- Anlegen eines Salbenverbandes mit **Ichthyol** pur oder Ichthyol 20 %. Die schwarze Salbe wird messerrückendick aufgetragen, mit Watte abgedeckt und mit einer Mullbinde umwickelt. Der Verband bleibt 24 Stunden und muß eventuell noch 1x wiederholt werden. Bei einer hartnäckigen Kniegelenksentzündung kann dieser Verband mehrmals wiederholt werden.

Oral:

Phönix Stellaria spag.
1. Woche 3x 10 Tropfen/Tag, 2. Woche 3x 20 Tropfen/Tag, 3. Woche 3x 30 Tropfen/Tag und dabei bleiben.

Zusätzlich:

Phönix Hydrargyrum spag.
+ Phönix Kalium nitricum spag.
āā ad 50,0
1. + 2. Tag: alle 2 Stunden 30 Tropfen, dann 4x 30 Tropfen/Tag, über Wochen.

Weitere Verfahren:

- **Ausleitungstherapie** zur Entgiftung und auch gegen die Schmerzen:

  Cantharidenpflaster 3x im Abstand von 3 Wochen (schützt vor Rezidiven), dann, falls noch nötig,

  Blutegelbehandlung: 1. Woche 3x, dann 2x/Monat

1.2.9 Lumbalgie

(ständige Schmerzen)

Injektionstherapie:

1 Amp. Notakehl D5
+ 1 Amp. Pefrakehl D6
+ 1 Amp. Neralgo-Rheum-Injeel
+ 1 Amp. Colocynthus Hom.

zusammen aufziehen, i.v. spritzen, täglich, bis die Schmerzen nachlassen, dann 3x/Woche, später 2x/Woche. Diese Anwendung gilt, wenn die Schmerzen durch Kälte oder Nässe ausgelöst wurden, aber auch wenn die Schmerzen durch starke Entzündung ausgelöst werden.

Achtung: Wenn der Schmerz durch eine falsche Bewegung, beim Heben oder Zerren einschießt, dann werden Notakehl und Pefrakehl ersetzt durch:

1 Amp. Mucokehl D5
+ 1 Amp. Sanuvis

Oral:

Phytolacca D4
+ Rhus tox D4
im täglichen Wechsel 3 Tage lang 4x 1 Tablette/Tag, später 3x 1 Tablette/Tag.

Bei **starken Schmerzen** *zusätzlich*:

2 Amp. Serpalgin
zusammen aufziehen, i.m. spritzen.

Weitere Verfahren:

- Auch ein **Entsäuerungsbad**, anfangs jeden 2. Tag, ist zu empfehlen.

  Entsäuerungsbad:

  Heißes Bad 30 – 40°; der Patient steigt schon während das Wasser einläuft in die Wanne; nach ca. 10 Minuten wird dem Wasser 1 Messbecher Na H_2CO_3 zugegeben, bis mittels Indikatorpapier PH 8 eingestellt ist. Badezeit 15 Minuten bis 1 Stunde, je nach Kreislaufbelastung.

  Nach dem Aussteigen wird das Badewasser nochmals gemessen. An dem niedrigeren PH-Wert ist zu ersehen, wieviel Säure ausgeschieden wurde.

  Wenn Sie den PH-Wert nicht messen wollen, dann geben Sie ca. 50 gr Natron ins Wasser.

- Zur Linderung der Schmerzen, zur Verhütung von Rezidiven und vor allem zur Entgiftung sollte außerdem ein **Cantharidenpflaster** zur Anwendung kommen, 1 bis mehrmals alle 20 Tage.

Alternativ dazu 4 bis 6 **Blutegel**, anfangs 2 bis 3 x/Woche paravertibral setzen, später dann alle 3 – 4 Wochen.

1.2.10 Chronische Polyarthris

Zuerst sollte eine **Entsäuerung** stattfinden:

2x/Tag 1 ML Alkala N Pulver in heißem Wasser auflösen
+ 2x/Tag 1 TL Sanuvis
einnehmen.

Während der oralen Therapie sollte 1x/Woche ein **Entsäuerungsbad** stattfinden:

Heißes Bad 30 – 40°; der Patient steigt schon während das Wasser einläuft in die Wanne; nach ca. 10 Minuten wird dem Wasser Na H_2CO_3 zugegeben, bis mittels Indikatorpapier PH 8 eingestellt ist.
Badezeit 15 Minuten bis 1 Stunde, je nach Kreislaufbelastung.
Nach dem Aussteigen wird das Badewasser nochmals gemessen. An dem niedrigeren PH-Wert ist zu ersehen, wieviel Säure ausgeschieden wurde.
Wenn Sie den PH-Wert nicht messen wollen, geben Sie ca. 50 gr Natron ins Wasser.

Es bietet sich die **Therapie mit sanum-Präparaten** an.

Ab Anfang der Behandlung:

Formasan 5 Tropfen 2 x/Tag über Monate
Exmykehl D3 Supp. 2x 1 Supp./Tag, 2 Wochen lang
Arthrokelan „A“ D6 (Holomed)* Tropfen nach Anweisung, über Monate

Nach 2 Wochen ab Beginn:

Exmykehl D3 Supp. werden **ersetzt** durch:
Fortakehl D5 (Bezug s. Seite 414) 2x 1 Tablette/Tag, 2 Wochen lang

Nach 3 Wochen ab Beginn:

Recarcin D6
+ Latensin D6
1x 1 Kapsel/Woche, im wöchentlichen Wechsel über Monate
Die Einnahme der sanum-Bakterienpräparate erfolgt auf nüchternen Magen. Danach 4 Stunden nüchtern bleiben, d. h. entweder mitten in der Nacht, wenn man sowieso mal aufwacht, oder morgens nicht frühstücken und stattdessen die Präparate einnehmen, danach 4 Stunden warten bis zum Mittagessen. Eventuell auch ein frühes Abendessen und die Präparate 5 – 6 Stunden danach einnehmen vorm Zubettgehen.

Nach 4 Wochen ab Beginn:

Mucokehl D5 1 Tablette morgens
Nigersan D5 je 1 Tablette mittags und abends

Diese Einnahme geht über Monate.

Oral, zusätzlich zur Sanum-Therapie:

Phönix Stellaria spag.
1. Woche 3x 10 Tropfen/Tag, 2. Woche 3x 20 Tropfen/Tag, 3. Woche 3x 30 Tropfen/Tag, dabei bleiben.

Gegen Schmerzen, falls keinerlei Anwendung zum Zug kommt, Mix aus:

Phönix Hydrargyrum spag.
+ Phönix Kalium nitricum spag.
  āā ad 50,0
1. + 2. Tag: alle 2 Stunden 30 Tropfen, weiterhin 3x 30 Tropfen/Tag, bei gutem Ansprechen
auf 4x 30 Tropfen/Tag steigern, über Wochen.

Weitere Verfahren:

- Gegen die Schmerzen empfehle ich warme **Umschläge** oder Packungen mit frischem, mit Heilerde gemischtem, oder altem **Urin**. Besser ist alter Urin, d. h. der Urin muss mindestens 4 Tage lang in einem Tongefäß gesammelt sein. Ebenfalls kann Serpalgin Salbe oder **Gelenköl** nach F. Viehauser (Rp. s. S. 393) benutzt werden.

- Ebenfalls ist eine **streng vegetarische Kost** unterstützend äußerst wichtig.
- Alternativ zu den Umschlägen können auch **Blutegel** gesetzt oder ein **Cantharidenpflaster** aufgelegt werden. Diese ausleitenden Maßnahmen dienen der Entgiftung und schützen vor Rezidiven.
- Zur Umstimmung ist in diesem Fall sehr gut eine **Eigenblut-Therapie** nach Harald Krebs, Heilpraktiker, geeignet. Diesen Vorschlag habe ich mehrfach mit gutem Erfolg angewandt.

Alle 5 Tage wird Eigenblut in ansteigender Dosierung zunächst subkutan später i.m. injiziert.

1 Amp. Rheuma Pasc. Injektionslösung
zuzüglich:
1. Injektion 0,2 ml Eigenblut
2. Injektion 0,3 ml Eigenblut
3. Injektion 0,5 ml Eigenblut
4. Injektion 1,0 ml Eigenblut
5. Injektion 1,5 ml Eigenblut
6. Injektion 2,0 ml Eigenblut
7. Injektion 2,5 ml Eigenblut
8. Injektion 3,0 ml Eigenblut

1.2.11 Knochenkrebs, Sarkom

Injektionen nach Prof. Müller als Immuntherapie:

Rp.
Lymphogranulomatose D30 Amp. V
+ Glandula lymphatica suis Heel Amp. V
+ Ubicinon comp. Heel Amp. V
+ Kohlhernie D30 Amp. V

Chondrosarkonium D30 Amp. V
+ Hepar suis Heel Amp. V
+ Coenzyme comp Heel Amp. V
+ Aqua pluvia Mai 86 D30 (Stauffen) Amp. V

Plasmozytom D30 Amp. V
+ Medulla ossis suis Heel Amp. V
+ Glyoxal Heel Amp. V
+ Bacillinum D30 = Tuberculinum D30 Amp. V

Corpus pinale Heel Amp. V
+ Cortison D30 Amp. V
+ Os suis Injeel Amp. V

Lymphograulomatose D200 Amp. V
+ Splen suis Heel Amp. V
+ Ubichinin comp Amp. V

Chondrosarkonium D200 Amp. V
+ Thalamus comp. Heel Amp. V
+ Coenzyme comp Heel Amp. V
+ Carbo animalis D200 Amp. V

Plasmozytom D200 Amp. V
+ Glandula Thymi Amp. V
+ Glyoxal Heel Amp. V
+ Bacillinum D200 = Tuberculinum D200 Amp. V

Cortison D200 Amp. V
+ Os suis Injeel Amp. V

Diese Arzneien dienen ausschließlich der Immunmodulation.

Diese Spritzen werden im wöchentlichen Wechsel 1x/Woche verabreicht, 4 Jahre lang, dann
alle 2 Wochen, später 1x/Monat, insgesamt 6 – 8 Jahre lang. Es werden die Amp. der Serien von 1 – 8, jeweils 2 – 4 Amp., zusammen aufgezogen und supraclaviculär, axillär oder inguinal im wöchentlichen Wechsel gespritzt. Es erfolgen jeweils 4 Einstiche in die **Nähe der Lymphknoten**.

Z. B.: 1. Sitzung: die Injektion erfolgt durch 4 Einstiche supraclaviculär
2. Sitzung: die Injektion erfolgt durch 4 Einstiche auxillär
3. Sitzung: die Injektion erfolgt durch 4 Einstiche inguinal

Und wieder von vorne, 1x/Woche, 4 Jahre lang usw.

Gegen **Schmerzen**:

Orale Medikation:

Hypericum D30
2 Globuli 1x/Tag, 5 Tage lang.

Anschließend:

Hypericum D4
4x 1 Tablette/Tag, 4 Wochen lang.

Zusätzlich:

Bang Nosode D30
2 Globuli 3x/Woche, 4 Wochen lang.

- Zur Schmerzausleitung und Entgiftung weitere Behandlung mit einem **Cantharidenpflaster** mehrfach im Abstand von 20 Tagen.
- Bei **starken Schmerzen**:

  3 ml Serpalgin

  zusammen aufziehen, i.m spritzen oder trinken.
- Falls der Erfolg unzureichend ist, sollte bei diesen schweren Erkrankungen die **Horvi-Enzym-Therapie** eingesetzt werden. Diese kann im Wechsel mit der anderen Therapie angewandt werden. Diese Horvi-Enzym-Therapie habe ich nach langer Ausbildung dem Horvi-Enzymed-Rezeptierbuch in Absprache mit dem Medizinischen Dienst entnommen und mit gutem Erfolg eingesetzt.

Injektionen:

Horvi-Enzym-C33
+ Horvi-Enzym-Crotalus forte
je 2 ml gleichzeitig, **getrennt**, i.m. oder tief s.c. injizieren, z. B. montags.

Horvi-Enzym-C300
+ Horvi-Enzym-Ammodytes forte
je 2 ml gleichzeitg, **getrennt**, i.m. oder tief s.c. injizieren, z. B. mittwochs.

Horvi-Enzym-C33
+ Horvi-Enzym-Lactromactan
je 2 ml gleichzeitig, **getrennt**, i.m. oder tief s.c. injizieren, z. B. freitags.

Bei Schmerzen zusätzlich:

Horvi-Enzym-Serpalgin
täglich **abends** 3 ml i.m. oder tief s.c. injizieren, dabei sollten die obigen Präparate dann **morgens** injiziert werden.

Orale Medikationen:

Horvi-Nukleozym comp. 3
+ Horvi-Enzym-PAT 9
3x täglich je 8 Tropfen, im Abstand von 5 bis 10 Minuten perlingual, vor dem Essen. Alle Tropfen mindestens 1 Minute im Mund behalten!

Horvi-Enzym-C33 liq.
+ Horvi-Enzym-Crotalus forte liq.
an injektionsfreien Tagen, DI und SA 3x täglich je 8 Tropfen, im Abstand von 5 bis 10 Minuten, perlingual, nach dem Essen.

Horvi-Enzym-C300 liq.
+ Horvi-Enzym-Ammodytes forte liq.
an injektionsfreien Tagen, DO und SO, 3x täglich je 8 Tropfen, im Abstand von 5 bis 10 Minuten, perlingual, nach dem Essen.

Lokale Therapie:

Horvi-Enzym-Chiroprac-Salbe
+ Horvi-Enzym-Serpalgin-Salbe
die Salben als Mischung, morgens und abends, an den schmerzenden Stellen einreiben.

1.2.12 Sudeck'sche Erkrankung

Entsäuerung:

2x/Tag 1 ML Alkala N Pulver in heißem Wasser auflösen
2x/Tag 1 TL Sanuvis
einnehmen.

Man kann obige Mittel auch als Bad oder Umschlag anwenden, entweder den Fuß in eine Schüssel stellen oder die Hand in eine kleine Wanne legen.

Injektionstherapie:

0,5 ml Blut entnehmen
+ 1 Amp. Traumeel
+ 1 Amp. Circulo Injeel
zusammen aufziehen, täglich i.m. spritzen, 3 Tage lang, danach 2x/Woche, 6 – 8 Wochen lang.

Zusätzlich:

2 Amp. Notakehl D5
zusammen aufziehen, täglich i.v. spritzen, 2 Wochen lang.

Danach:

1 Amp. Mucokehl D5
täglich i.v. spritzen, 6 Wochen lang.

Oral:

Mucokehl D4 morgens 1 Kapsel
+ Nigersan D4 abends 1 Kapsel
+ Osteoheel täglich nach Anweisung
+ Lymphomyosot Tropfen täglich nach Anweisung
über 2 Monate

Lokal:

Horvi-Enzym-Salbe 2x/Tag einreiben.

Bei starken Schmerzen:

Horvi-Enzym-Serpalgin-Salbe

Weitere Verfahren:

- Eine **streng vegetarische Kost** muß eingehalten werden.
- Eine **Cantharidenbehandlung** gegen die Schmerzen und vor allem zur Entgiftung.

- Die **Eigenurintherapie** hat sich in 40 Jahren Praxis sehr gut bewährt und zwar als Ganzkörpermassage. Der Urin wird im ganzen Körper eingerieben, muß einige (ca. 4 – 5) Stunden einwirken und wird dann abgewaschen; dies dient der Stoffwechselaktivierung.

  Gegen die Schmerzen eignen sich sehr gut Packungen oder Umschläge mit altem Urin. Alter Urin ist viel intensiver in der Wirkung. Alter Urin heißt: der Urin muß mindestens 4 Tage alt sein. Mann kann ihn in einem Tongefäß bedeckt sammeln. Einige Zeit einwirken lassen und dann abwaschen.

- Für den gestörten Stoffwechsel eignen sich Vitamin Präparate, z. B. **Vitamin B Komplex** von sanum, i.m. gespritzt, oder andere Vitamin B Präparate, i.m. oder i.v. gespritzt, ebenso die **HOT-Therapie** und **Ozon-Therapie**, beides 1x/Jahr, jeweils 10 Sitzungen 2x/Woche.

Langzeittherapie:

Propionibacterium avidum D5 (Holomed, Bezug s. Seite 414)
3x 1 Kapsel/Woche, später 2x/Woche.

Die Einnahme der sanum-Bakterienpräparate erfolgt auf nüchternen Magen. Danach 4 Stunden nüchtern bleiben, d. h. entweder mitten in der Nacht, wenn man sowieso mal aufwacht, oder morgens nicht frühstücken und stattdessen die Präparate einnehmen. Eventuell auch ein frühes Abendessen und die Präparate 5 – 6 Stunden danach einnehmen vorm Zubettgehen. Dies sollte ungefähr ¼ Jahr lang geschehen.

1.2.13 Knochenbruch

Injektion:

Bei Schmerzen täglich:
1 Amp. Traumeel
+ 1 Amp. Neralgo-Rheum-Injeel
+ 1 Amp. Notakehl D5
+ 1 Amp. Pefrakehl D6

zusammen aufziehen, i.v. spritzen, nach 3 Tagen noch 2x/Woche, über 2 – 3 Wochen.

Oral:

Symphytum D4
4x 1 Tablette/Tag, 1 Woche lang, danach 3x 1 Tablette/Tag, 3 Wochen lang.

Nach insgesamt 4 Wochen:

Calcoheel Tabletten
über 4 Wochen.

Falls weitere Therapie nötig:

Steirocall Tropfen
nach Anweisung, über Wochen.

Wenn die Injektionstherapie zu Ende ist, vielleicht nach 2 – 3 Wochen:

Mucokehl D4 morgens 1 Kapsel
+ Nigersan D4 abends 1 Kapsel
über Monate.

Lokal:

Sankombi
5 – 10 Tropfen/Tag über der Bruchstelle einreiben, über Monate.

Empfehlung:

- **HOT-Behandlung**, 2x/Woche, insgesamt 10 Sitzungen.

1.2.14 Bandscheibenvorfall

Die **Entsäuerung** ist sehr wichtig:

2x/Tag 1 ML Alkala N Pulver in heißem Wasser auflösen
2x/Tag 1 TL Sanuvis
einnehmen.

- Außerdem eine **streng vegetarische Ernährung, ohne jegliches tierisches Eiweiß.**

Injektionstherapie:

1 Amp. Traumeel
+ 1 Amp. Neralgo-Rheum-Injeel
+ 1 Amp. Lymphomyosot
+ 1 Amp. Circulo Injeel
zusammen aufziehen, i.v. spritzen, täglich 3 – 4 Tage lang, danach 2x/Woche.

Oral:

Osteoheel-S Tabletten
+ Zeel comp N Tabletten
beides täglich, nach Anweisung, über Monate.

- Es empfiehlt sich, auch mit der **Sanum-Therapie** zu behandeln, entweder zusätzlich oder im Wechsel:

  Notakehl D4

  1 Kapsel 2x/Tag, 2 Wochen lang.

  Anschließend:

  Mucokehl D4 morgens 1 Kapsel

  Nigersan D4 abends 1 Kapsel

  über Monate.

Zusätzliche Verfahren:

Das habe ich in meiner Praxis sehr oft mit gutem Erfolg angewandt:

Vitamin-C Infusionen laut Tabelle Seite 395. 15 g Vitamin C in 250 ml Nacl über 30 Minuten infundieren.

- Gegen die Schmerzen und zur Entgiftung **Cantharidenbehandlung**, eventuell mehrfach

  alle 3 Wochen, oder **Blutegelbehandlung**, 3x/Woche, 2 Wochen lang, dann alle 4 Wochen 1x. Die Blutegel werden paravertebral gesetzt.

- Ebenso ist an **Quaddelung** mit Traumeel und Zeel Ampullen zu denken, diese werden auch paravertebral gequaddelt.

- **Vitamin B** Präparate sind einen Versuch wert.
- Einreibungen mit Zeel + Traumeel Salbe; bei starken Schmerzen:

  Gelenköl nach F. Viehauser (Rp. s. S. 393) zur Anwendung bringen.
- Packungen oder Umschläge mit **altem Urin**. Alter Urin ist viel intensiver in der Wirkung. Alter Urin heißt: der Urin muß mindestens 4 Tage gesammelt sein. Mann kann ihn in einem Tongefäß bedeckt sammeln. Einige Zeit einwirken lassen und dann abwaschen.
- Auch die **Serpalgin** Salbe kann zum Einsatz kommen, diese nimmt die Schmerzen auch gut.
- Bei **ganz starken Schmerzen** Serpalgin Ampullen trinken, 2 Ampullen pro Tag, oder i.m. spritzen.

1.2.15 Bursitis (Schleimbeutelentzündung)

Injektionstherapie:

Gegen die Schmerzen:

1 Amp. Notakehl D5
+ 1 Amp. Traumeel
+ 1 Amp. Neralgo-Rheum-Injeel
zusammen aufziehen, i.v. spritzen, täglich über 3 Tage, danach 2x/Woche.

Oral:

Apis D4
4x 1 Tablette/Tag, 3 Tage bis 1 Woche, danach 3x 1 Tablette/Tag, insgesamt 4 Wochen lang.

Nach 10 Tagen der Apis-Einnahme:

Arthrokelan „A" D6
täglich 6 Tropfen in die Ellenbeuge einreiben, über Monate.

Nach 4 Wochen, wenn die Apis-Einnahme beendet ist:

Silicea D6 3x 1 Tablette/Tag, 6 Wochen lang.
+ Lymphomyosot Tropfen nach Anweisung, über 2 Monate

Lokal zusätzlich:

Nigersan D5
2x 5 Tropfen/Tag im Schmerzbereich einreiben.

Weitere Verfahren:

- **Umschläge** mit Retterspitzwasser oder Alkala N Pulver in heißem Wasser aufgelöst.

- **Ichthyol** Salbenverbände bieten sich an. Entweder mit Ichthyol pur oder Ichthyol 20%, je nachdem, was in der Apotheke erhältlich ist. Die Salbe messerrückendick auftragen, mit Watte abdecken und mit einer Mullbinde umwickeln. Der Verband soll 24 Stunden an Ort und Stelle bleiben und *eventuell* noch 1x wiederholt werden.

- Bei sehr starken Schmerzen **Serpalgin** Salbe zum Einsatz bringen, bzw. Packungen oder **Umschläge mit altem Urin**. Alter Urin ist durch den Ammoniakgehalt viel intensiver in der Wirkung. Alter Urin heißt: der Urin muß mindestens 4 Tage gesammelt sein. Mann kann ihn in einem Tongefäß bedeckt sammeln. Einige Zeit einwirken lassen und dann abwaschen.

- Gegen die Schmerzen und zur Entgiftung, bzw. Rezidivprophylaxe: **Cantharidenbehandlung**, alle 3 Wochen 1x, 6x insgesamt, oder **Blutegeltherapie**, anfangs 3x/Woche, 2 Wochen lang, dann auch alle 3 Wochen, 4x insgesamt.

1.2.16 Morbus Bechterew

Dieses Krankheitsbild verläuft oft sehr schlimm. Wegen der Schwere der Erkrankung muss die **Entsäuerung** unbedingt durchgeführt werden.

2x/Tag 1 ML Alkala N Pulver in heißem Wasser auflösen
2x/Tag 1 TL Sanuvis einnehmen.

- Unterstützend **Ozon-Behandlung**, 12 Sitzungen jährlich und **HOT-Therapie**, 10 Sitzungen jährlich, beides 2 x/Woche.

Sanum-Therapie:

Fortakehl D5
2x 1Tablette/Tag, 2 Wochen lang.

Anschließend:

Mucokehl D5 morgens 1 Tablette
+ Nigersan D5 mittags 1 Tablette
+ Nigersan D4 abends 1 Kapsel
über Monate

Zusätzlich, wenn nach 2 Wochen Fortakehl zu Ende ist:

Latensin D6
+ Utilin-S D6
im wöchentlichen Wechsel 1 Kapsel/Woche, über Monate.
Die Einnahme der sanum-Bakterienpräparate erfolgt auf nüchternen Magen. Danach 4 Stunden nüchtern bleiben, d. h. entweder mitten in der Nacht, wenn man sowieso mal aufwacht, oder morgens nicht frühstücken und stattdessen die Präparate einnehmen. Eventuell auch ein frühes Abendessen und die Präparate 5 – 6 Stunden danach einnehmen vorm Zubettgehen.

Außerdem **Nosoden-Therapie***:*

Luesinum D200
2 Globuli alle 4 Wochen, über ½ Jahr.

Zusätzlich zur Sanum-Therapie oder im Wechsel:

Rheumaheel-Tabletten
täglich, nach Anweisung.

Bei **Schmerzen**:
Colocynthus Hom. Tropfen
+ Rhododendroneel-S Tropfen
im täglichen Wechsel, nach Anweisung.

Injektionstherapie:

1 Amp. Cartilago suis Injeel
+ 1 Amp. Discus intervertebralis suis Injeel
+ 1 Amp. Neralgo-Rheum-Injeel
zusammen aufziehen, i.v. spritzen, 1x/Woche, am Wochenanfang.

Zusätzlich:

1 Amp. Harpagophytum procumbeus D30
i.v. spritzen, 1x/Woche, am Wochenende.

Außerdem:

1 Amp. Ubichinon comp.
i.m. spritzen, 1x/Woche.

Weitere Verfahren:

- Gegen **starke Schmerzen**, die häufig begleitend sind, 1 – 2 Horvi-Serpalgin-Ampullen trinken.

- Die gesamte **Wirbelsäule einreiben** mit Serpalgin Salbe oder mit einem Salbengemisch aus Horvi-Enzym-Chiropracs Salbe und Horvi-Enzym-Ammodytes Salbe, 2x/Tag, oder auch **Gelenköl** nach F. Viehauser (Rp. s. S. 393) anwenden.

- Zur **Ausleitung** bei starken Schmerzen und zur Entgiftung bietet sich wieder die **Cantharidenbehandlung** an. Alle 20 Tage ein Cantharidenpflaster zur Anwendung bringen, später seltener.

- Oder auch **Blutegeltherapie**. Am Anfang 2 – 3 x/Woche, später ungefähr alle 3 Wochen 4 Blutegel paravertebral ansetzen.

- Weitere Maßnahmen: trocken **schröpfen** im schmerzenden Gebiet, 8 – 10 Saugköpfe aufsetzen, 2x/Woche, insgesamt 10x.

- **Vitamin C Infusionen** sollten angewendet werden, laut Tabelle Seite 395.

1.2.17 Morbus Scheuermann

Entsäuerung:

2x/Tag 1 ML Alkala N Pulver in heißem Wasser auflösen
2x/Tag 1 TL Sanuvis einnehmen.

- Zusätzlich empfiehlt sich eine **HOT-Behandlung**, 10 Sitzungen, 2x/Woche, 1 – 2x/Jahr.
- Ganz wichtig bei diesem Krankheitsbild ist eine **streng vegetarische Kost, ohne jegliches tierisches Eiweiß**.
- Die ganze Wirbelsäule **einreiben** mit einer Mischung aus:

  Horvi-Enzym-Chiroprac Salbe

  + Horvi-Enzym-Ammodytes Salbe

  2x/Tag, im täglichen Wechsel mit:

  sankombi Tropfen etwa 8 – 10 Tropfen/Tag.

  + **Gelenköl** nach F. Viehauser (Rp. s. S. 393).

Orale Medikation:

Fortakehl D5
2x 1 Tablette/Tag, 5 Wochen lang.

Anschließend:

Sankombi Tropfen morgens 10 Tropfen
+ Nigersan D5 mittags und abends je 1 Tablette lutschen.

Nach 2 Wochen der Fortakehl-Einnahme kommt eine **Langzeittherapie** hinzu:

Latensin D6
+ Recarcin D6
+ Utilin-S D6
im wöchentlichen Wechsel, 1 Kapsel/Woche, 8 Wochen lang.
Danach Umstellung der Präparate auf die Potenz **D4**, ebenfalls im wöchentlichen Wechsel, 1 Kapsel/Woche, über Monate.

Die Einnahme der sanum-Bakterienpräparate erfolgt auf nüchternen Magen. Danach 4 Stunden nüchtern bleiben, d. h. entweder mitten in der Nacht, wenn man sowieso mal aufwacht, oder morgens nicht frühstücken und stattdessen die Präparate einnehmen. Eventuell auch ein frühes Abendessen und die Präparate 5 – 6 Stunden danach einnehmen vorm Zubettgehen.

- Eine erfolgreiche Therapie bietet sich auch mit **Heel-Präparaten** an, diese zusätzlich oder im Wechsel mit sanum-Präparaten einsetzen. Die Chronizität der Erkrankung erfordert mehrere Therapien.

  China Hom.

  \+ Ranunculus Hom.

  jeweils 3x 10 Tropfen/Tag, über viele Wochen.

- *Zusätzlich* Zeel paravertebral quaddeln, 2x/Woche, über mehrere Wochen.

- Bei **schweren Verläufen** oder im Anschluß an Zeel:

  1 Amp. Discus comp. N

  \+ 1 Amp. Kalmia

  \+ 1 ml Procain 0,5%

  zusammen aufziehen und paravertebral quaddeln.

1.2.18 Arthrose

Neuraltherapie:

- Quaddelung über dem erkrankten Gelenk mit Zeel-N Ampullen.

Lokal:

- sankombi Tropfen 5 – 10 Tropfen/Tag einreiben, auch entlang der Wirbelsäule.

- Einmassieren von frisch gelassenem Urin, solange bis die Haut wieder trocken ist.

Oral:

Rhus tox. D6 3x 1 Tablette/Tag, etwa 6 Wochen lang.

Anschließend:

Phönix Stellaria spag. nach Anweisung, über mehrere Wochen.

Später:

Arthrose „Gastreu" über Wochen.

Injektionen:

1 Amp. Coenzyme comp.
+ 1 Amp. Ubichinon comp.
zusammen aufziehen, i.m. spritzen, 2x/Woche, über 2 Monate.

Weitere Verfahren:

- Arthrokelan „A" D6 5 – 10 Tropfen/Tag in die Ellenbeuge einreiben.
- **Lebertee** (Rp. s. Seite 394).
- In hartnäckigen Fällen die **Morgenportion Urin** trinken.
- Zur *Ausleitung und Entgiftung* dringend **Cantharidenbehandlung** bzw. **Blutegel** zum Einsatz bringen.

2 Erkrankungen der Haut

2.1 Tumorerkrankungen

2.1.1 Malignes Melanom

Dies ist unter den malignen Geschwulsten der bösartigste Tumor. Zum Einsatz kommt die Immuntherapie nach Prof. Müller, Köln.

Injektionstherapie:

Rp.
Lymphogranulomatose D30 Amp. V
+ Glandula lymphatica suis Heel Amp. V
+ Ubicinon comp. Heel Amp. V
+ Kohlhernie D30 Amp. V

Chondrosarkonium D30 Amp. V
+ Hepar suis Heel Amp. V
+ Coenzyme comp Heel Amp. V
+ Aqua pluvia Mai 86 D30 (Stauffen) Amp. V

Plasmozytom D30 Amp. V
+ Medulla ossis suis Heel Amp. V
+ Glyoxal Heel Amp. V
+ Bacillinum D30 = Tuberculinum D30 Amp. V

Corpus pinale Heel Amp. V
+ Cortison D30 Amp. V
+ Cutis suis Injeel Amp. V

Lymphograulomatose D200 Amp. V
+ Splen suis Heel Amp. V
+ Ubichinin comp Amp. V

Chondrosarkonium D200 Amp. V
+ Thalamus comp. Heel Amp. V
+ Coenzyme comp Heel Amp. V
+ Carbo animalis D200 Amp. V

Plasmozytom D200 Amp. V
+ Glandula Thymi Amp. V
+ Glyoxal Heel Amp. V
+ Bacillinum D200 = Tuberculinum D200 Amp. V

Cortison D200 Amp. V
+ Cutis suis Injeel Amp. V

Diese Arzneien dienen ausschließlich der Immunmodulation.

Diese Spritzen werden im wöchentlichen Wechsel 1x/Woche verabreicht, 4 Jahre lang, dann
alle 2 Wochen, später 1x/Monat, insgesamt 6 – 8 Jahre lang. Es werden die Amp. der Serien von 1 – 8, jeweils 2 – 4 Amp., zusammen aufgezogen und supraclaviculär, axillär oder inguinal im wöchentlichen Wechsel gespritzt. Es erfolgen jeweils 4 Einstiche in die **Nähe der Lymphknoten**.

Z. B.: 1. Sitzung: die Injektion erfolgt durch 4 Einstiche supraclaviculär
2. Sitzung: die Injektion erfolgt durch 4 Einstiche axillär
3. Sitzung: die Injektion erfolgt durch 4 Einstiche inguinal

Und wieder von vorne, 1x/Woche, 4 Jahre lang usw.

Zusätzlich:

1 Amp. Nigersan D5
+ 1 Amp. Sanuvis
zusammen aufziehen, um den Tumorherd s.c. spritzen, 2x/Woche, 8 Wochen lang, dann 1x/Woche, über 1 – 2 Jahre.

Orale Medikation:

Hydrastis canadensis D2
+ Arsenicum Album D6
im täglichen Wechsel, 3x 1 Tablette/Tag.

Eine **Nosodentherapie** ist erforderlich:

Luesinum D200
2 Globuli 1x/Monat, 5x im Abstand von 4 Wochen.

- Eine Kur mit **Thymus-Milz-Frischextrakt** sollte zur Anwendung kommen:

  etwa 18 Injektionen i.m. jeweils 5 ml. Dies 5x/Woche, dann Wochenendpause, dann wieder von vorne. Ich gebe eine Kontaktadresse an, wo Sie weitere Infos erhalten:

  Praxis Dr. Schöbe (Bezug s. Seite 414).

- Als **Langzeittherapie** muss

  Latensin D6

  + Utilin-S D6

  im wöchentlichen Wechsel, 1 Kapsel/Woche, zum Einsatz kommen.

Die Einnahme der sanum-Bakterienpräparate erfolgt auf nüchternen Magen. Danach 4 Stunden nüchtern bleiben, d. h. entweder mitten in der Nacht, wenn man sowieso mal aufwacht, oder morgens nicht frühstücken und stattdessen die Präparate einnehmen. Eventuell auch ein frühes Abendessen und die Präparate 5 – 6 Stunden danach einnehmen vorm Zubettgehen.

Weitere Verfahren:

- Eine **streng vegetarische Ernährung** ist einzuhalten, absolut tierisch eiweißfrei. Den Eiweißbedarf decken Sie vom Frischkornbrei, den Sie täglich essen, auch in Hülsenfrüchten und in jeder Pflanze ist genug Eiweiß enthalten. Sojaprodukte sollten nicht öfter als 2x/Woche gegessen werden.

  Das Kernstück der vitalstoffreichen Vollwertkost ist der **Frischkornbrei** (s. Seite 395).

  Dieser Frischkornbrei wird 1x/Tag gegessen.

- Ausserdem meiden Sie bitte Haushaltszucker, tauschen Sie diesen gegen Honig aus. Essen Sie viel Frischkost, täglich 1 Pfund Rote Beete oder mehr. Wenn das nicht mehr klappt, dann gehen Sie auf die **Schwarze-Säfte-Kur** nach F. Viehauser über (s. Seite 395).

- Zusätzlich muss **Lebertee** zum Einsatz (Rp. s. Seite 394) kommen.

2.1.2 Spinaliom

Injektion:

1 Amp. Nigersan D5
+ 1 Amp. Sanuvis
zusammen aufziehen, um den Tumorherd s.c. spritzen, 2x/Woche.

Oral:

Es handelt sich unter den bösartigen Hautkrebsen um den relativ gutartigen. Falls dieser weit im gesunden excisiert wird und es nicht zu einem Rezidiv kommt, dann soll der Patient

Hydrastis canadensis D2
+ Arsenicum album D6
im täglichen Wechsel, 3x 1 Tablette/Tag lutschen, über 2 Monate.

Anschließend:

Thym-Uvocal oral
über mehrere Monate.

- **Lebertee** (Rp. s. Seite 394) trinken.

Immuntherapie:

Kommt es zu einem Rezidiv oder gar mehrfachen Rezidiven, dann sollen die unten aufgeführten Spritzen zum Einsatz kommen.
Rp.
Lymphogranulomatose D30 Amp. V
+ Glandula lymphatica suis Heel Amp. V
+ Ubicinon comp. Heel Amp. V
+ Kohlhernie D30 Amp. V

Chondrosarkonium D30 Amp. V
+ Hepar suis Heel Amp. V
+ Coenzyme comp Heel Amp. V
+ Aqua pluvia Mai 86 D30 (Stauffen) Amp. V

Plasmozytom D30 Amp. V

+ Medulla ossis suis Heel Amp. V
+ Glyoxal Heel Amp. V
+ Bacillinum D30 = Tuberculinum D30 Amp. V

Corpus pinale Heel Amp. V
+ Cortison D30 Amp. V
+ Cutis suis Injeel Amp. V

Lymphograulomatose D200 Amp. V
+ Splen suis Heel Amp. V
+ Ubichinin comp Amp. V

Chondrosarkonium D200 Amp. V
+ Thalamus comp. Heel Amp. V
+ Coenzyme comp Heel Amp. V
+ Carbo animalis D200 Amp. V

Plasmozytom D200 Amp. V
+ Glandula Thymi Amp. V
+ Glyoxal Heel Amp. V
+ Bacillinum D200 = Tuberculinum D200 Amp. V

Cortison D200 Amp. V
+ Cutis suis Injeel Amp. V

Diese Arzneien dienen ausschließlich der Immunmodulation.

Diese Spritzen werden im wöchentlichen Wechsel 1x/Woche verabreicht, 4 Jahre lang, dann alle 2 Wochen, später 1x/Monat, insgesamt 6 – 8 Jahre lang. Es werden die Amp. der Serien von 1 – 8, jeweils 2 – 4 Amp., zusammen aufgezogen und supraclaviculär, axillär oder inguinal im wöchentlichen Wechsel gespritzt. Es erfolgen jeweils 4 Einstiche in die **Nähe der Lymphknoten**.

Z. B.: 1. Sitzung: die Injektion erfolgt durch 4 Einstiche supraclaviculär
2. Sitzung: die Injektion erfolgt durch 4 Einstiche axillär
3. Sitzung: die Injektion erfolgt durch 4 Einstiche inguinal
Und wieder von vorne, 1x/Woche, 4 Jahre lang usw.

- Außerdem eine Kur mit **Thymus-Milz-Frischextrakt** zum Einsatz kommen. 18 Injektionen à 5 ml, von Montag bis Freitag, dann Wochenendpause, und wieder von MO – FR. Die Spritzen werden i.m. verabreicht oder tief s.c.
- Eine **streng vegetarische Ernährung** ist einzuhalten, absolut tierisch eiweißfrei. Aus sich 5x/Woche **schwitzen**. Viel **Bewegung** an der frischen Luft ist dringlich.
- Der Eiweißbedarf wird durch den **Frischkornbrei** (Rp. s. Seite 395) gedeckt, der das Kernstück der vitalstoffreichen Vollwertkost darstellt.
- Bei Rezidiven auch Rote Beete essen oder die **Schwarze-Säfte-Kur** nach F. Viehauser zum Einsatz bringen (s. Seite 395).

2.1.3 Basaliom

Dabei handelt es sich um einen semimalignen Tumor, d. h. er wächst infiltrativ, aber er setzt keine Metastasen. Deswegen kann man sich zunächst beim ersten Auftreten mit einer oralen Therapie begnügen.

Hydrastis canadensis D2
3x 1 Tablette/Tag lutschen, 8 Wochen lang.

Dann:

Arsenicum album D6
3x 1 Tablette/Tag lutschen, 6 Wochen lang.

Anschließend:

wobe mucos Tabletten
nach Anweisung, über Monate.

Injektionen:

1 Amp. Nigersan D6
+ 1 Amp. Sanuvis
zusammen aufziehen, den Tumor s.c. umspritzen, 2x/Woche, später 1x/Woche.

Wenn es sich um **Rezidive** handelt, dann wird folgende Spritzenserie durchgeführt:

Rp.
Lymphogranulomatose D30 Amp. V
+ Glandula lymphatica suis Heel Amp. V
+ Ubicinon comp. Heel Amp. V
+ Kohlhernie D30 Amp. V

Chondrosarkonium D30 Amp. V
+ Hepar suis Heel Amp. V
+ Coenzyme comp Heel Amp. V
+ Aqua pluvia Mai 86 D30 (Stauffen) Amp. V

Plasmozytom D30 Amp. V
+ Medulla ossis suis Heel Amp. V
+ Glyoxal Heel Amp. V
+ Bacillinum D30 = Tuberculinum D30 Amp. V

Corpus pinale Heel Amp. V
+ Cortison D30 Amp. V
+ Cutis suis Injeel Amp. V

Lymphograulomatose D200 Amp. V
+ Splen suis Heel Amp. V
+ Ubichinin comp Amp. V

Chondrosarkonium D200 Amp. V
+ Thalamus comp. Heel Amp. V
+ Coenzyme comp Heel Amp. V
+ Carbo animalis D200 Amp. V

Plasmozytom D200 Amp. V
+ Glandula Thymi Amp. V
+ Glyoxal Heel Amp. V
+ Bacillinum D200 = Tuberculinum D200 Amp. V

Cortison D200 Amp. V
+ Cutis suis Injeel Amp. V

Diese Arzneien dienen ausschließlich der Immunmodulation.

Diese Spritzen werden im wöchentlichen Wechsel 1x/Woche verabreicht, 4 Jahre lang, dann alle 2 Wochen, später 1x/Monat, insgesamt 3 Jahre lang. Es werden die Amp. der Serien von 1 – 8, jeweils 2 – 4 Amp., zusammen aufgezogen und supraclaviculär, axillär oder inguinal im wöchentlichen Wechsel gespritzt. Es erfolgen jeweils 4 Einstiche in die **Nähe der Lymphknoten**.

Z. B.: 1. Sitzung: die Injektion erfolgt durch 4 Einstiche supraclaviculär
2. Sitzung: die Injektion erfolgt durch 4 Einstiche axillär
3. Sitzung: die Injektion erfolgt durch 4 Einstiche inguinal

Und wieder von vorne, 1x/Woche, ½ Jahr lang, später seltener.

- Auf eine **streng vegetarische Ernährung**, völlig frei von tierischem Eiweiß, ist zu achten.

  Der Eiweißbedarf wird durch Frischkornbrei (Rp. s. Seite 395) und Hülsenfrüchte gedeckt, Soja darf nur 2x/Woche zu sich genommen werden.

  Das Kernstück der vitalstoffreichen Vollwertkost ist der **Frischkornbrei**.

2.2 Weitere Hautkrankheiten

2.2.1 Erysipel (Wundrose)

Rebas D4 Supp.
1 Supp. abends, täglich 4 – 6 Wochen lang.

Oral:

Belladonna Hom. Tropfen
nach Anweisung.

Nach 3 Wochen:

Rhus tox D4 3x 1 Tablette/Tag
+ Belladonna Hom. Tropfen nach Anweisung
im täglichen Wechsel.

Injektionstherapie:

1. Tag:
1 Amp. Lachesis D12
+ 1 Amp. Pyrogenium D30
+ 2 Amp. Notakehl D5
zusammen aufziehen, i.v. spritzen

2. Tag:
2 Amp. Notakehl D5
+ 1 Amp. Lachesis Injeel
+ 1 Amp. Streptococcus haemolyticus Injeel
zusammen aufziehen, i.v. spritzen

3. Tag:
1 Amp. Lachesis D12
+ 1 Amp. Pyrogenium D30
+ 2 Amp. Notakehl D5
zusammen aufziehen, i.v. spritzen

Nach diesen 3 Tagen:
1 Amp. Notakehl D5
+ 1 Amp. Pefrakehl D6
zusammen aufziehen, i.m. spritzen, täglich 1 Woche lang.

Lokal:

Notakehl D5 Tropfen
+ Pefrakehl D6 Tropfen
täglich jeweils 5 Tropfen auf den Herd einreiben.

Weitere Verfahren:

- Initial 3 Tage fasten mit **Basentee** nach Dr. Rau (Rp. s. Seite 394) zur Entsäuerung.
- Zur Ausleitung auch die **Darmreinigung** nicht vergessen, entweder mittels Klistier oder KernseifenSupp., die Kernseife dient der Entgiftung und Entfieberung.

  Schneiden Sie von der Kernseife ein Stück ab, bringen Sie es in die Form eines Supp.s, die Kanten sollen entfernt werden, und tauchen Sie es in Creme. Dann führen Sie es tief in den After ein. Nach etwa 10 bis 20 Minuten folgt die Stuhlentleerung.

Dies sollte 3 – 4x täglich geschehen.

Als **Langzeittherapie**, vor allem wenn die Wundrose familiär ist oder es sich ein Rezidiv handelt:

Latensin D6
+ Utilin-S D6
alle 10 Tage im Wechsel 1 Kapsel einnehmen.

Nach 10 Wochen gehen Sie bitte über auf:

Latensin D4
+ Utilin-S D4
ebenfalls alle 10 Tage im Wechsel 1 Kapsel einnehmen, über Monate.

Die Einnahme der sanum-Bakterienpräparate erfolgt auf nüchternen Magen. Danach 4 Stunden nüchtern bleiben, d. h. entweder mitten in der Nacht, wenn man sowieso mal aufwacht, oder morgens nicht frühstücken und stattdessen die Präparate einnehmen. Eventuell auch ein frühes Abendessen und die Präparate 5 – 6 Stunden danach einnehmen vorm Zubettgehen.

2.2.2 Hornhautbildung (vermehrt) an Händen und Füßen

Salzbäder:

1 Esslöffel Salz auf 1 Liter heißes Wasser
Die betroffenen Teile ¼ Stunde baden.

Oral:

Antimonium crudum D6
3x 1 Tablette/Tag, 6 – 8 Wochen lang.

Lokal:

Mucokehl D3 Salbe
auftragen.

2.2.3 Narbenkeloid

Injektionstherapie:

1 Amp. Mucokehl D5
+ ein Lokalanaesthetikum
2x/Woche die Narbe unterspritzen.

Lokal:

Mucokehl D3 Salbe

Zusätzlich:

Bach-Blüten-Narben-Salbe nach D. Krämer, HP:
Rp.
30 ml Salbengrundlage (z. B. Eucerin cum aqua, Zellstromcreme, Melkfett spez.)
je 6 Tropfen der Bach-Blüten 29 / 33
+ 1 Tropfen Narzissenöl
möglichst lange einrühren.
2x/Tag dünn auftragen.

- Außerdem die Narbe mit **Eigenurin** 2x/Tag einreiben, mit frischem oder mit altem Urin. Alter Urin ist auf Grund des Ammoniakgehaltes viel intensiver in der Wirkung. Alter Urin heißt: der Urin muß mindestens 4 Tage gesammelt sein. Mann kann ihn in einem Tongefäß bedeckt sammeln. Einige Zeit einwirken lassen und dann abwaschen.

Oral:

Graphites D6
+ Calcium fluoratum D6
im täglichen Wechsel, 3x 1 Tablette/Tag, 6 – 8 Wochen lang.

Dann:

Silicea D6
3x 1 Tablette/Tag, 8 Wochen lang.

2.2.4 Dornwarze Fuß

Lokal:

Thuja Ø im täglichen Wechsel mit altem oder frischem Urin zur Anwendung bringen.

Zusätzlich:

Sankombi
+ Mucokehl D5
im täglichen Wechsel, 1x/Tag je 2 Tropfen einmassieren.

Oral:

Antimum crudum D6
+ Berberis vulgaris D4
im täglichen Wechsel, 4x 1 Tablette/Tag, 2 Wochen lang, danach im täglichen Wechsel
3x 1 Tablette/Tag.

- Immer zum Erfolg führende Therapie ist folgende, da das Krankheitsbild doch hartnäckig ist:

  Täglich 1 rohe Kartoffel in Scheiben schneiden und die Scheiben über der Warze einreiben. Der frische **Kartoffelsaft** bringt die Warze nach einiger Zeit zum Verschwinden. Ich habe damit noch nie einen Mißerfolg erlebt.

- Bei Rezidiven morgens die **Urinportion** trinken.

2.2.5 Warzen

Oral:

Verruca vulgaris D12 SDF Glob.
2x 5 Globuli/Tag, 3 Tage lang hintereinander, dann 1x 5 Globuli.
+ Thuja D6
3x 1 Tablette/Tag lutschen, 5 – 6 Wochen lang.

- Morgenportion Urin trinken

  Abends:

  Nigersan D6

5 – 8 Tropfen auf den Warzen verteilen

Wenn die Warzen viral bedingt sind, dann zusätzlich *mittags:*

Quentakehl D5

über den Warzen einreiben

- Unbedingt frischen Urin einmassieren, mehrfach am Tag.

Weitere Therapien:

Horvi-Enzym-C33
+ Horvi-Enzym-X44
je 3x 8 Tropfen im Abstand von 5 – 10 Minute vor dem Essen auf der Zunge zergehen lassen.

Horvizym Salbe
+ Horvitrigon Salbe
im Wechsel einreiben.

2.2.6 Pityriasis versicolor

(Kleienpilzflechte)

Pityriasis Nos. D30 SDF
alle 2 Tage 2 Globuli lutschen, eventuell im Wechsel die Globuli in lauwarmem Wasser auflösen und über dem Herd einreiben.

Zusätzlich:

Sanukehl trich.
+ Sanukehl myc.
im täglichen Wechsel 2x 5 Tropfen, in laumwarmes Wasser geben und damit einreiben.

Exmykehl D3 Supp.
2x 1/Tag über 2 Wochen rektal einführen.

Citrokehl Tropfen
1x 10 Tropfen/Tag, über einige Wochen, bis die Ausheilung erfolgt ist.

2.2.7 Altersflecken, Runzeln, Altershaut

Lokal:

Rp.
50 ml Sanuvis D2
30 ml Citrokehl
10 ml Utilin-S D6
10 ml Sankombi
zusammen mischen, ca. 5 Tropfen 2x/Tag auf die Flecken einreiben, über Monate.

- Weitere zum Erfolg führende Möglichkeit, entnommen dem Buch:

  Die Eigenharnbehandlung von Johann Abele:

  Einmassieren von frischem oder altem Harn:

  Die indische Literatur empfiehlt sogar, den Harn zu kochen und auf zwei Drittel einzudicken. Damit massiere man gründlich. Wahrscheinlich erhöht man dadurch stark die Konzentration von Mineralien und Harnstoff und erhält Erfolge, wie sie im Kapitel „Harnstoff" beschrieben sind.

  Die Haut wird strahlend, glänzend, verliert ihre Risse und Schrunden, wird glatt und geschmeidig.

- Auch Einreibungen mit Aloe Vera Gel haben sich gut bewährt.

2.2.8 Sonnenbrand

Oral:

Belladonna D200
2 Globuli 1x/Tag, 2 Tage lang.

Injektion:

2 Amp. Notakehl D5
i.v. spritzen

- Falls die Injektionstherapie nicht erwünscht oder nicht möglich ist (z. B. am Urlaubsort), wird Belladonna D200 3 – 4x im Abstand von 2 Stunden gegeben, so lange, bis das Brennen und die starke Rötung abgeklungen ist.

Zusätzlich:

Cantharis D6
4x 1 Tablette/Tag am 1. und am 2. Tag, dann 3x 1 Tablette/Tag.

Lokal:

Notakehl D3 Salbe
+ Bach-Blüten Rescue Salbe
im Wechsel einreiben.

Immer zum Erfolg führend:
– Einreibungen mit **frischem Eigenurin**.

2.2.9 Sonnenallergie

Oral:

Natrium muriaticum D200
2 Globuli 4 Wochen vor Exposition lutschen.

Im **Akutfall**, bei Rötung, Jucken der brennenden Haut:

Natrium muriaticum D200
nochmals 2 Globuli
+ Arsenicum album D6
4x 1 Tablette/Tag am 1. und 2. Tag, danach 3x 1 Tablette/Tag.

Falls es zur **Blasenbildung** kommt:
Cantharis D6 **anstatt** Arsenicum album D6
4x 1 Tablette/Tag 3 Tage lang, dann 3x 1 Tablette/Tag

Lokal:

Notakehl D3 Salbe
oder Bach-Blüten Rescue Salbe
einreiben.

Und **vor allem** lokale Einreibungen mit Eigenurin.

Vorbeugend, bei Rezidiven:

- Wenn die Allergie immer wieder kommt, dann empfiehlt sich, die Morgenportion **Eigenurin** zu trinken, 4 Wochen vor der Exposition beginnen.
- Zusätzlich natürlich die oben genannten Globuli Natrium muriaticum D200 einnehmen.

Da es sich um eine Allergie handelt, die meist nicht nur einmalig auftritt, ist dringend geraten, auf Fleisch, Wurst, Haushaltszucker und Weißmehl zu verzichten.

Lichtschutzpaste zur Vorbeugung:

Sonnenblocker für extrem empfindliche Patienten nach Dr. med. Siegfried Felix, Kinderklinik, Norderney:
Rp.
Bol. rubr. 0,2
Ichthyol 1,0
Zinc. oxid. 20,0
Talc. 20,0
Paraffin subliquid 10,0
Vasel. alb. ad 100,0
S: bei Exposition auftragen.

2.2.10 Fußpilz

Ozon Salbe (Kastner, Bezug s. Seite 414)
+ Albicansan D5 Tropfen
beides 2x/Tag auf die betroffenen Stellen einreiben.

- Vorschlag von Dr. Konrad Werthmann:

  Baden Sie die Füße in einem Fußbad mit 1 Eßlöffel Natriumbicarbonat (Natron) ¼ Stunde bis 20 Minuten 1x/Tag.

- Die Socken und Schuhe mit einigen Tropfen Pefrakehl D6 benetzen.

- Außerdem die Füße mit frisch gelassenem **Eigenurin** einreiben und die Schuhe nachts ins Freie stellen (Sauerstoff!).

- Die **Diät** nach Dr. Konrad Werthmann soll unbedingt eingehalten werden (s. Seite 396).

- Wenn der Fußpilz abgeheilt ist, zur Nachbehandlung, bzw. im Intervall, morgens 5 – 10 Tropfen sankombi einreiben, abends im Wechsel 2 – 5 Tropfen Recarcin-N, bzw. Utilin-N, die Dosis der Tropfen bitte nicht erhöhen.

2.2.11 Nagelmykose

Ozonsalbe (Kastner, Bezug s. Seite 414)
ums Nagelbett einreiben und zusätzlich
Sanukehl trich. Tropfen (Holomed)*
auch auf und um den Nagel herum täglich einige Tropfen.

- Das **Wichtigste** ist (Nagelmykose ist sehr hartnäckig):

  Die Füße werden 1 – 2x täglich in altem Urin gebadet. Alter Urin ist viel intensiver in der Wirkung. Alter Urin heißt: der Urin muß mindestens 4 Tage gesammelt sein. Mann kann ihn in einem Tongefäß bedeckt sammeln. Bei einmaliger Anwendung pro Tag ca. 2 Stunden einwirken lassen, bei zweimaligem Baden nur 1 Stunde und dann abwaschen. Das ist eine sehr zuverlässige Methode, die in meiner 45-jährigen Praxis zuverlässig geholfen hat.

- Die **Diät** nach Dr. Konrad Werthmann (s. Seite 396) soll unbedingt eingehalten werden.

2.2.12 Windeldermatitis

Albicansan D3 Salbe
+ Pefrakehl D3 Salbe
+ Mucokehl D3 Salbe
+ Sanuvis D1 Salbe
im täglichen Wechsel einreiben, mehrere Wochen.

Nach 5 Tagen:

Fortakehl D5 Tropfen
2x/Tag um den Bauchnabel einreiben, 1 Tropfen pro Lebensjahr, 3 Wochen lang.

Nach weiteren 3 Wochen:

Sankombi D2 Tropfen
2x/Tag um den Bauchnabel einreiben, 1 Tropfen pro Lebensjahr, 3 – 4 Monate lang.

- Am besten läßt man den Säugling oder das Kleinkind zwischendurch 1 – 2 Stunden ohne Windeln, dem Sauerstoff ausgesetzt, liegen.
- Ganz **wichtig**: Die Kuhmilch- und Hühnereiweiß-freie Ernährung, auch dringend Verzicht auf Säugetierfleisch, vor allem Schweine- und Rindfleisch. Auch wenn die Mutter stillt, sollte diese Ernährung eingehalten werden. Falls die Windeldermatitis ständig rezidiviert, muß die noch strengere **Diät** eingehalten werden (s. Seite 396).

2.2.13 Urticaria

(Nesselsucht)

- Zunächst ist angezeigt 3 Tage zu **fasten**, je nach Schwere des Krankheitsbildes, eventuell auch eine Woche oder 10 Tage. Ausschließlich **Basentee** nach Dr. Rau (Rp. s. Seite 394) zu sich nehmen.
- Das **Wichtigste**:

  0,5 ml Eigenurin, frisch gelassen

  tief s.c. spritzen, meist nur einmalig nötig.

Therapievorschlag I:

Histamin D30
+ Apis D200
jeweils 1x 2 Globuli

Urtica urens D4
anfangs 4 – 5x 1 Tablette/Tag, danach 3x 1 Tablette/Tag, je nach Verlauf.

Therapievorschlag II:

Injektionstherapie:

1 Amp. Psorinum Injeel
+ 1 Amp. Urtica Injeel
+ 1 Amp. Histamin Injeel
zusammen aufziehen, i.v. spritzen, 1 – 2x/Tag, bis der Ausschlag verschwunden ist.

Zusätzlich:

Medusa D1000
2 Globuli, einmalig.

Achtung: Beide Rezepturen führen zuverlässig zum Erfolg, bitte nicht kombinieren.

Bei Rezidiven ist eine **Ernährungsumstellung** nach Dr. Werthmann nötig (s. Seite 396).

2.2.14 Hyperhidrose

- Salbeitee 1 Woche lang trinken, später im täglichen Wechsel mit **Lebertee** (Rp. s. Seite 394).

  5 Tassen im täglichen Wechsel mit dem Salbeitee trinken.

Nosodentherapie:

Tuberculinum Nos. D200
2 Globuli, 1x/Monat, 6x insgesamt.

- Falls die Schweißausbrüche nicht völlig zum Stillstand kommen, dann zusätzlich folgende **Langzeittherapie** zum Einsatz bringen:

  Fortakehl D5 Tropfen

  2x/Tag 2 Tropfen um den Bauchnabel einreiben (auch bei Erwachsenen), innerhalb einer Woche steigern auf 2x 5 Tropfen/-Tag. Diese sollte man je zur Hälfte einreiben und einnehmen. Dies 14 Tage lang.

  Danach:

  Sankombi D2 Tropfen

  2x 5 Tropfen/Tag einnehmen, dies innerhalb einer Woche steigern auf 2x 8 Tropfen/Tag.

  Samstag und Sonntag während dieser Kur *weiterhin*

  Fortakehl D5 Tropfen

  in der Anwendung wie oben einsetzen, dies über 2 – 3 Monate.

Zusätzlich:

Horvityl Tropfen (Horvi)
20 Tropfen auf 1 EL Wasser, 3 – 4x/Tag, lange im Mund behalten, bei Besserung 3x 10 Tropfen/Tag, später 2x 10 Tropfen/Tag.

2.2.15 Milchschorf

Das **Wichtigste**:

Falls es sich um ein Brustkind handelt: Spritzen Sie der Mutter 1 – 3x an aufeinander folgenden Tagen 0,5 ml Eigenurin (frisch gelassen) tief s.c. Dies allein führt meist schon zum gewünschten Erfolg.

Fortakehl D5 Tropfen
+ Sankombi Tropfen
im täglichen Wechsel, je 1 Tropfen pro Lebensjahr um den Bauchnabel einreiben.

Alkala N Pulver in warmem Wasser auflösen und die Kopfhaut im Wechsel mit Befelka Öl einreiben. Statt Alkala kann auch Natron genommen werden oder sanuvis D1 Salbe. Es geht um die Alkalisierung der Kopfhaut.

Oral:

Calcium carbonicum D6
2x 1 Tablette/Tag bei Säuglingen, 3x 1 Tablette/Tag bei Kleinkindern, 6 Wochen lang.

Führt diese Behandlung nicht zum völligen Verschwinden des Milchschorfs, muss
Graphites D6
+ Viola tricolor D6
im täglichen Wechsel, je 2x 1 Tablette/Tag, bzw. 3x 1 Tablette/Tag zum Einsatz kommen, auch dies über mehrere Wochen.

Falls noch nötig, eignet sich als **Langzeittherapie**:

Calcium carbonicum olplx
+ Aurum olplx
im täglichen Wechsel, nach Anweisung.

- Verzicht auf Kuhmilch und Hühnereier, bzw. deren Produkte, sowie Säugetierfleisch ist notwendig, auch bei der Mutter, falls es sich um ein Brustkind handelt.

2.2.16 Haarausfall

- Einreibungen mit frischem Urin, 1x/Woche Packungen mit altem Urin. Die Morgenportion Urin trinken.
- Zink- und Kieselsäure substituieren.

Orale Medikation:

Tuberculinum D200 2 Globuli 1x/Monat
+ Acidum salicyl D4 3x 1 Tablette/Tag, 5 Wochen lang.

Injektionstherapie, zusätzlich:

1 Amp. Cutis comp. Heel 3x/Woche.

- **Lebertee** (Rp. s. Seite 394)
- Falls dies nicht den gewünschten Erfolg bringt, dann im Anschluss die **Sanum-Therapie** einsetzen:

  Fortakehl D5 2x 5 Tropfen/Tag, 10 Tage lang.

  Dann:

  Sankombi SO – DO: 2x 5 Tropfen/Tag oral oder einreiben oder auch beides, dies über Monate.

  Fortakehl D5 FR + SA: 2x 5 Tropfen/Tag, dies über Monate.

  Nach 4 Wochen wird mit einer **Langzeittherapie** begonnen:

  Latensin D6 (Holomed, Bezug s. Seite 414)

  + Utilin-S D6 (Holomed)

  im wöchentlichen Wechsel, 1 Kapsel/Woche. Die Einnahme der sanum-Bakterienpräparate erfolgt auf nüchternen Magen. Danach 4 Stunden nüchtern bleiben, d. h. entweder mitten in der Nacht, wenn man sowieso mal aufwacht, oder morgens nicht frühstücken und stattdessen die Präparate einnehmen. Eventuell auch ein frühes Abendessen und die Präparate 5 – 6 Stunden danach einnehmen vorm Zubettgehen.

– Außerdem sollte eine von **Kuhmilch und Hühnereier freie Ernährung** eingehalten und kein Säugetierfleisch gegessen werden, vor allem Schweine- und Rindfleisch sollten gemieden werden.

2.2.17 Periorales Ekzem

Orale Medikation:

Antimonium crudum D6 3x 1 Tablette/Tag, 6 Wochen lang.

Anschließend, falls noch nötig:

Antimonium crudum D6 2x 1 Tablette/Tag
+ Natrium muriaticum D12 1x 1 Tablette/Tag
im täglichen Wechsel.

Lokal, bei Bedarf:

Echinacea Salbe

2.2.18 Mundecken

Orale Medikation:

Graphites D6 3x 1 Tablette/Tag
+ Natrium muriaticum D12 2x 1 Tablette/Tag
im täglichen Wechsel, 6 Wochen lang.

Anschließend, falls noch nötig:

Ferrum phosphoricum D6 3x 1 Tablette/Tag, 6 Wochen lang.

– Viel Frischhefeextrakt, Rote Beete, Honig essen.

Lokale Anwendung:

Albicansan Salbe
+ Propolis in etwas Olivenöl
auftragen.

2.2.19 Nägel, brüchig

Orale Medikation:

Sulphur D6
+ Antimonium crudum D6
im täglichen Wechsel, 3x 1 Tablette/Tag.

Lokale Anwendung:

sanukehl trich D6
das Nagelbett einreiben.

3 Erkrankungen des Ohres

3.1 Otosklerose

1 Amp. Mucokehl D5
2x/Woche, i.v. spritzen, 3 Wochen lang, dann 1x/Woche, später alle 14 Tage, 1 Jahr lang.

- Außerdem **Blutegel-Therapie** zum Einsatz bringen:

  Zu Beginn 1 – 3x/Woche und zwar immer 2 Blutegel ans Mastoid setzen, die Häufigkeit je nach Verheilung, dies 2 – 3 Wochen lang. Später dann nur noch alle 3 Wochen 1x.

Zusätzlich:

Propionibacterium avidum D5 (Holomed, Bezug s. Seite 414)
1 Kapsel 3x/Woche, über 3 Monate.
Die Einnahme der sanum-Bakterienpräparate erfolgt auf nüchternen Magen. Danach 4 Stunden nüchtern bleiben, d. h. entweder mitten in der Nacht, wenn man sowieso mal aufwacht, oder morgens nicht frühstücken und stattdessen die Präparate einnehmen. Eventuell auch ein frühes Abendessen und die Präparate 5 – 6 Stunden danach einnehmen vorm Zubettgehen.

und:

Mucokehl D4 1 Kapsel morgens schlucken
Nigersan D5 1 Tablette mittags lutschen
Nigersan D4 1 Kapsel abends schlucken

An den Tagen, an denen Blutegel gesetzt werden, soll Propionibacterium avidum D5 **nicht** eingenommen und die Spritze Mucokehl **nicht** gesetzt werden.

3.2 Gehörgangsfurunkel

Meist von starken Schmerzen begleitet.

Lokal:

Einen kleinen Streifen Mull in Alkohol tränken, auf den Furunkel legen und obendrauf
Notakehl Salbe D3
auftragen.

Bei andauernden Beschwerden oder Rezidiven
Fucidine Salbe statt Notakehl D3 Salbe.

Oral:

Staphisagria D4
3x 1 Tablette/Tag lutschen.

Injektionen zusätzlich:

1 Amp. Notakehl D5
i.v. spritzen.

Gleichzeitig:

1 Amp. Notakehl D5
+ 2 ml Eigenblut
vermischen, i.m. spritzen
Meist reichen 1 – 2 Anwendungen an aufeinanderfolgenden Tagen oder auch noch 1x am 3. Tag, bitte nicht öfter.

3.3 Otitis media, akut

Initial bei starken Schmerzen, wenn **Kälte** verlangt wird:

Aconit D30
2 Globuli, eventuell nach 2 Stunden wiederholen.

Wenn **Wärme** verlangt wird:

Belladonna D30
2 Globuli, eventuell nach 2 Stunden wiederholen.

- Gegen Fieber und zur Entgiftung bei den Kindern: **Suppositorien aus Kernseife**:

  Schneiden Sie von der Kernseife ein Stück ab, bringen Sie es in die Form eines Supp.s, die Kanten sollen entfernt werden, und tauchen Sie es in Creme. Dann führen Sie es tief in den After ein. Nach etwa 10 bis 20 Minuten folgt die Stuhlentleerung. Man bringt am besten 3x/Tag ein KernseifenSupp. zur Anwendung.

- Bei größeren Kindern und Erwachsenen kann man auch **Einläufe** machen, auch 3x/Tag.

  Sie füllen ein Gummiklistier mit hauchdünnem Kamillentee, 3 Tropfen Rescue Remedy und 1 Prise Salz. Führen Sie es in den After ein und entleeren Sie es kräftig.

Zusätzlich:

Aconit Ptk nach Anweisung
+ Notakehl D4 3x 1 Kapsel/Tag

Lokal:

In Nase und Ohr mehrfach täglich einige Tropfen frisch gelassenen Eigenurin träufeln, dies mittels einer Pipette, anschließend Watte in den Gehörgang geben.

Oder:

Traumeel Tropfen, leicht angewärmt, 5 Tropfen einreiben, im Wechsel mit
Notakehl D5, leicht angewärmt, 2 Tropfen/Tag, einträufeln.

- Bitte initial **fasten**, 1 – 3 Tage, nur **Basentee** nach Dr. Rau (Rp. s. Seite 394) trinken, dann werden die Kinder ganz schnell gesund.

  Wenn die Kinder keinen Appetit haben, dann soll man dies zur Kenntnis nehmen und keinesfalls die Nahrung aufdrängen.

- Bei hoch fieberhaften Verläufen von größeren Kindern oder Erwachsenen bietet sich eine Injektionstherapie an, am besten die **Dreier-Spritze** nach Karl-Heinz Friese, die ich jahrzehntelang mit bestem Erfolg in meiner Praxis angewandt habe.

  1 Amp. Lachesis D12

  + 1 Amp. Pyrogenium D30

  + 1 Amp. Echinacea D4,

  mischen, i.v. spritzen, 1x/Tag an 2 aufeinander folgenden Tagen.

  Diese Dreierspitze bringt jedes Fieber zum Sturz.

- Wenn der Verlauf schwierig ist und die Kinder haben lange Zeit starke Schmerzen, was selten ist, dann setzen Sie ein **Cantharidenpflaster**, knapp briefmarkengroß, aufs Mastoid. Wie beschrieben, das Cantharidenpflaster nach 12 – 20 Stunden entfernen, die Blase aufstechen und einen Salbenverband anlegen. Nach Cantharidenanwendung sind die Schmerzen immer schlagartig weg.

- Auch an die altbewährten **Zwiebelwickel** denken:

  Zwiebeln klein hacken, in ein Tuch wickeln, auf die schmerzhafte Stelle legen, ein Tuch zusätzlich um den Kopf binden; nicht vergessen, eine Wärmflasche aufzulegen.

3.4 Otitis media, chronisch rezidivierend

Eine **Ernährungsumstellung** nach Dr. Konrad Werthmann (s. Seite 396) muß erfolgen.

Medikation:

Notakehl D5
2x 5 Tropfen/Tag ums Ohr einreiben

+ Fortakehl D5
2x 5 Tropfen/Tag auf die Zunge
beides 10 Tage lang.

Danach:

Montags - freitags:
Mucokehl D4 1 Kapsel morgens schlucken
+ Nigersan D4 1 Kapsel abends schlucken

Samstags + sonntags:
Fortakehl D5
2x 5 Tropfen/Tag einnehmen.

Außerdem, von Anfang an:

Ferrum phosphoricum D6
3x 1 Tablette/Tag, 4 Wochen lang.

Anschließend:

Silicea D6
3x 1 Tablette/Tag, 8 Wochen lang.

Eine **Nosodentherapie** muss zum Einsatz kommen:

Sinusitis Nos. D30
+ Staphylococcus D30
+ Streptococcus hämolyticus D30
alle 5 Tage im Wechsel 2 Globuli, über 10 Wochen.

- Die **Entgiftungstherapie** und gleichzeitig Rezidivprophylaxe erfolgt mit **Cantharidenpflaster**. Alle 3 Wochen, 4x etwa, ein Cantharidenpflaster auf das Mastoid setzen, 12 – 20 Stunden belassen, entfernen, Blase aufstechen, Salbenverband anlegen.

  Bei immer wiederkehrenden Otitiden kann man das Cantharidenpflaster 1x/Monat über 1 Jahr zur Anwendung bringen, was meist nicht mehr nötig ist.

Zusätzlich:

Notakehl D5
2 x/Tag, morgens und abends etwa 5 – 6 Tropfen auf die Nasenlöcher verteilen und in die Nase hochziehen.

Euphorbium comp Nasenspray
sollte auch zum Einsatz kommen, auch wenn es nicht akut ist, beides über Wochen.

3.5 Ohrekzem

Lokal:

Einreibungen 2x/Tag **mit altem Urin** wegen des Ammoniakgehaltes. Ein Urin, der mindestens 4 Tage alt ist, wird als „alter Urin" bezeichnet. Man kann diesen in einem abgedeckten Tongefäß sammeln.

Oral:

Silicea D6 Tabletten
+ Petroleum D6 Tropfen
im täglichen Wechsel 3x 1 Tablette/Tag bzw. 3x 5 Tropfen/Tag, über 6 Wochen.

Zusätzlich:

Alle 2 – 3 Wochen **Blutegel** ans Mastoid setzen, 4x insgesamt.

- **Ernährungsumstellung**:

  Absolut striktes Verbot von Schweine- und Rindfleisch, Hühnereiprodukten und Milchprodukten.

3.6 Ohrmykose

Lokal:

Allium sativum D2 Tropfen (mittels einer Pipette auftragen)
+ Pefrakehl D6 Tropfen
im Wechsel, je nachdem wie groß die Stelle ist, 3 – 5 Tropfen verteilen, 2x/Tag.

- Zusätzlich **alten Urin einreiben**, der mindestens 4 Tage alt ist und in einem abgedeckten Tongefäß gesammelt wurde.

Oral:

Pefrakehl D6
1x morgens nüchtern 10 Tropfen, über 3 – 4 Wochen.

Zusätzlich:

Sanukehl cand. D6
nach Anweisung, über 6 Wochen.

Rektal:

Exmykehl D3 Supp.
1 Supp. abends einführen, über 3 – 4 Wochen.

- Bei Rezidiven 4x, im Abstand von 2 – 3 Wochen, 2 **Blutegel** ans Mastoid setzen.
- **Diät**:

  Striktes Verbot von Säugetierfleisch, einschließlich Kuhmilch- und Hühnereiprodukten!

3.7 Tinnitus

Injektionen:

2x/Woche Kurzinfusion mit 100 ml Nacl
1 Amp. Cralonin
+ 1 Amp. Circulo Injeel
+ 2 Amp. Ginkgobakehl (sanum)
+ 1 Amp. Mucokehl D5

Zusätzlich an den Processus Mastoideus s.c.
1 Amp. Mucokehl D5
bzw. 1 Amp. Nigersan D5
beides im Wechsel 1x/Woche quaddeln.

- **Streng vegetarische Kost** einhalten: Verzicht auf jegliches tierische Eiweiß.

Oral:

Mucokehl D4
2 Kapseln jeden Morgen auf nüchternen Magen

Collateral forte
nach Anweisung, über 3 – 4 Wochen.

Anschließend:

Secale Olplx
+ Vasomotoricum Olplx
im täglichen Wechsel, nach Anweisung, über 8 Wochen.

Langzeittherapie:

Propionibacterium avidum D5 (Holomed, Bezug s. Seite 414)
1 Kapsel 2x/Woche, über Monate (½ Jahr).
Die Einnahme der Bakterienpräparate erfolgt auf nüchternen Magen. Danach 4 Stunden nüchtern bleiben, d. h. entweder mitten in der Nacht, wenn man sowieso mal aufwacht, oder morgens nicht frühstücken und stattdessen die Präparate einnehmen. Eventuell auch ein frühes Abendessen und die Präparate 5 – 6 Stunden danach einnehmen vorm Zubettgehen.

Lokal:

Tinnitus-Salbe nach D. Krämer, HP:
30 ml **Salbengrundlage** (z. B. Zellstromcreme, Eucerin cum aqua, Melkfett spez.)
zuzüglich:
für das **rechte** Ohr: je 3 Tropfen der Bach-Blüten 9 / 15 / 20 lange einrühren, in einer Richtung, entweder mit oder gegen den Uhrzeigersinn

für das **linke** Ohr: je 3 Tropfen der Bach-Blüten 24 / 27 / 30 / 38 lange einrühren, in einer Richtung, entweder mit oder gegen den Uhrzeigersinn
Anwendung:
2x/Tag ans Mastoid oder besser noch ums ganze Ohr einreiben, monatelang.

Zusätzlich:

Mucokehl D5 Tropfen
1x 1 – 2 Tropfen/Tag in jedes Ohr geben.

3.8 Akuter Hörsturz

Injektion:

2 Amp. Ginkgobakehl
+ 1 Amp. Circulo Injeel
+ 1 Amp. Mucokehl D5

zusammen aufziehen, i.v. spritzen, oder am besten als Kurzinfusion mit 100 ml Nacl über 5 – 10 Minuten laufen lassen. Täglich, solange bis Besserung eintritt, dann 3x/Woche, dann 2x/Woche, insgesamt 12 – 15x.

Außerdem:

2 Blutegel am Mastoid ansetzen
3x/Woche, 2 Wochen lang, dann alle 14 Tage,
oder ersatzweise:

1 Amp. Mucokehl D5
ans Mastoid spritzen, 3x/Woche, dann 1x/Woche, später alle 3 Wochen.

Achtung: An den Tagen, an denen Blutegel gesetzt werden, keine Infusion und kein Mucokehl ans Mastoid spritzen.

Oral:

Collateral forte
über einige Wochen

Zusätzlich beim Hörsturz **links**:

Lachesis D6
3x 1 Tablette/Tag, 6 Wochen lang.

Zusätzlich beim Hörsturz **rechts**:

Lycopodium D6
3x 1 Tablette/Tag, 6 Wochen lang.

Lokal:

Rescue Tropfen ums Ohr mehrfach einreiben, solange die Sache akut ist. 2 – 3x täglich
2 – 3 Tropfen bis zu stündlich 2 Tropfen.

Mucokehl D5 Tropfen
1x 2 Tropfen/Tag ums Ohr einreiben.

– Zur **Langzeittherapie**, falls noch eine Restsymptomatik besteht, oder wenn die Hörstürze rezidivieren und der Patient vielleicht nur noch unter Schwindel leidet, 2 x/Woche eine Mischspritze aus:

1 Amp. Cralonin

+ 1 Amp. Circulo Injeel

+ 1 Amp. Ginkgobakehl D4

+ 1 Amp. Mucokehl D5

- **Ginkgopräparate** an den Tagen, an denen nicht gespritzt wird, oral geben,

  z. B. Tebonin, 1x/Tag.

- Die Spritze kann nach 4 Wochen abgesetzt werden und stattdessen kann zusätzlich 2x/Woche

  1 Kapsel Propionibacterium avidum D5 (Holomed, Bezug s. Seite 414)

  zur Anwendung kommen.

  Die Einnahme der Bakterienpräparate erfolgt auf nüchternen Magen. Danach 4 Stunden nüchtern bleiben, d. h. entweder mitten in der Nacht, wenn man sowieso mal aufwacht, oder morgens nicht frühstücken und stattdessen die Präparate einnehmen. Eventuell auch ein frühes Abendessen und die Präparate 5 – 6 Stunden danach einnehmen vorm Zubettgehen.

- **Blutegel** können 1x/Monat zur Anwendung kommen über 1 ganzes Jahr, ans Mastoid setzen, jeweils 2 Blutegel.

- Stattdessen kann auch ein **Cantharidenpflaster** aufgelegt werden.

- Eine **HOT-Behandlung** ist in dem Fall sehr zu empfehlen, 8 Sitzungen 1 – 2x/Jahr.

  Am Tag, an dem eine HOT-Sitzung erfolgt, keine Blutegel setzen.

- **Dringend** eine von Kuhmilch und Hühnereiern freie Ernährung einhalten. Kein Säugetierfleisch essen. (s. Seite 396)

3.9 Altersschwerhörigkeit

Oral:

Conium maculatum D6
3x 1 Tablette/Tag, über 6 Wochen.

Anschließend:

Capillaron Tropfen
3x 30 Tropfen/Tag, 14 Tage lang, dann 3x 20 Tropfen/Tag, über 6 Wochen.

Danach:

Secale Olplx
+ Capsicum Olplx
im täglichen Wechsel, über 2 Monate.

Weitere Verfahren:

- Zusätzlich sollte eine **HOT-Behandlung** erfolgen, 2x/Jahr jeweils 10 Sitzungen 2x/Woche.

  Ausleitungstherapie:

- **Cantharidenpflaster** über dem Mastoid anlegen, im 14-tägigen Wechsel mit 2 **Blutegeln**, 2 Monate lang, danach beides nur 1x/Monat.
- Mucokehl D5 Tropfen

  ums Ohr einreiben, täglich 2x 2 Tropfen, über Monate.
- Falls der Erfolg nicht zufriedenstellend ist, eine **weitere Rezeptur**:

  Leptospermusan Tropfen 2x 5 Tropfen/Tag auf die Zunge

  + Sankombi Tropfen 4 Tropfen/Tag ums Ohr einreiben

  Mucokehl D5

  1x 1 – 2 Tropfen/Tag einreiben oder ins Ohr geben.

  Propionibacterium avidum D5 (Holomed, Bezug s. Seite 414)

  2x/Woche 1 Kapsel einnehmen.

Die Einnahme der Bakterienpräparate erfolgt auf nüchternen Magen. Danach 4 Stunden nüchtern bleiben, d. h. entweder mitten in der Nacht, wenn man sowieso mal aufwacht, oder morgens nicht frühstücken und stattdessen die Präparate einnehmen. Eventuell auch ein frühes Abendessen und die Präparate 5 – 6 Stunden danach einnehmen vorm Zubettgehen.

– Auch bei diesem Krankheitsbild empfiehlt sich eine von Kuhmilch und Hühnereiern freie **Ernährung** sowie der Verzicht auf Säugetierfleisch.

4 Stoffwechselerkrankungen

4.1 Diabetes mellitus

Der Therapeut ist von Anfang an sehr stark auf die Mithilfe seines Patienten angewiesen. Ausreichend Bewegung an der frischen Luft, hauptsächlich Wandern, Radfahren, Schwimmen in offenen Seen. Dies dient zur Stoffwechselaktivierung. Ab Beginn der Behandlung streng vegetarische Ernährung einhalten, keine Eiweißmast wegen drohender Gefäßschäden an Augen, Nieren etc. Über 50% der täglichen Nahrung soll aus Frischkost bestehen. Rohcafé Tee, den man aus der Schweiz beziehen kann, Teufen: 0041-71334666, sollte unbedingt getrunken werden, täglich 1 Tasse schluckweise über den Tag verteilt. Er stabilisiert, schützt vor zu hohem Zucker und vor allem auch vor Hypoglycämie. Ich habe ihn Jahrzehnte in meiner Praxis angewandt.

Zusätzlich soll auch zwischendurch der **Tee** nach F. Viehauser zum Einsatz kommen, und zwar 6 Wochen lang, dann 6 Wochen Pause und wieder von vorne.

Tee bei Diabetes mellitus
Rp.
Fruct. Phaseoli sine semine cc.
Cort. Salicis cc.
Cort. Poterii spinosi rad. cc.
Fol. Myrtilli cc.
Herb. Agrimoniae cc.
Rad. Cichorii cc.
Flor. Crataegi tot.
Flor. Arnicae cc.
Flor. Stoechados tot.
Fol. Menthae pip. cc.
Fol. Melissae cc.

M.f. spec.
d.s. 4 x 1 Tasse/Tag mit einem Teelöffel Zitronensaft trinken. Tee aufkochen und 5 Minuten ziehen lassen.

Um drohende Gefäßschäden zu vermeiden, empfiehlt sich 1 x/Jahr eine **Ozonsauerstofftherapie** mit 10 Sitzungen und für die kleinen Gefäße (Auge, Ohr, Niere) zusätzlich 1 x/Jahr eine **Hämatogene Oxydationstherapie**, zu 8 Sitzungen, jeweils 2 x/Woche. Allerdings ersetzt dies nicht den **Sport an der frischen Luft**.

Injektionstherapie:

1 Amp. Horvi-Enzym-Crotalus forte
+ 1 Amp. Horvi-Curare 5
zusammen aufziehen, i.m. spritzen, gleichzeitig, **getrennt**, *zusätzlich*:
1 Amp. Horvi-Enzym-C 33

Orale Medikation:

Natrium chloratum D200
2 Globuli 1x/Monat, 5 x insgesamt.

Datisca cannabina D4
+ Syzygium jambolanum D2
im täglichen Wechsel, 3x 1 Tablette/Tag, 8 Wochen lang.

Im Anschluss:

Horvi-Enzym-Bufomarin forte liq.
+ Horvi-Nucleozym comp. 13 liq.
jeweils 3 – 5x 10 Tropfen/Tag im Abstand von 5 – 10 Minuten langsam auf der Zunge zergehen lassen, vor dem Essen, 2 Monate lang.

Langzeittherapie:

Myrtillus Olplx
+ Syzygium Komplex (Hanosan)
im täglichen Wechsel, nach Anweisung, über 2 – 3 Monate.

Danach kann *nochmals* zum Einsatz kommen:

Datisca cannabina D4
+ Syzygium jambolanum D2
im täglichen Wechsel, 3x 1 Tablette/Tag, über weitere 3 Monate.

Bei **drohenden Augen- und Nierenproblemen** ist 2x im Jahr eine **HOT-Behandlung** angesagt (kein Ozon mehr), je 8 Sitzungen.

Orale Medikation:

Phosphorus D200
2 Globuli, 1x/Monat, mehrere Monate.

Crotalus horridus D6
3x 1 Tablette/Tag, über etwa 6 Wochen.

Zusätzlich Injektionstherapie:

1 Amp. Ginkgobakehl D4 (sanum)
+ 1 Amp. Mucokehl D5
+ 1 Amp. Circulo Injeel
zusammen aufziehen, i.v. spritzen, 2x/Woche, über 2 Monate, anschließend 1x/Woche, über weitere 3 Monate.

Zusätzlich:

Propionibacterium avidum D5
1 Kapsel 2x/Woche, über ½ Jahr.
Die Einnahme der Bakterienpräparate erfolgt auf nüchternen Magen. Danach 4 Stunden nüchtern bleiben, d. h. entweder mitten in der Nacht, wenn man sowieso mal aufwacht, oder morgens nicht frühstücken und stattdessen die Präparate einnehmen. Eventuell auch ein frühes Abendessen und die Präparate 5 – 6 Stunden danach einnehmen vorm Zubettgehen.

Zusätzlich **Nierentee** (Rp. s. Seite 394) trinken.

Immer wieder zwischendurch:

1 Amp. Vitamin B12 + Folsäure (Hevert)
zusammen aufziehen, i.v. oder i.m. spritzen, zur Senkung des Hämatokrits, der bei den Diabetikern immer erhöht ist.

- Bei sehr schwierigen Fällen und jahrzehntelanger Diabetes empfiehlt sich eine **Kur mit Placenta-Frischextrakt**. Dies wird 10x gespritzt, jeweils 5x/Woche, Samstag und Sonntag Wochenend-Pause, jeweils 2 ml, i.m. oder tief s.c.

4.1.1 Hypoglycämie

Therapievorschlag:

Veratrum album D3
3x 5 Globuli im Abstand von ungefähr 10 Minuten falls zur Hand.

Zusätzlich:

Rescue Tropfen
2x 2 Tropfen ebenfalls im Abstand von 10 Minuten. Die Rescue Tropfen werden auf die Zunge oder auf die Lippe geträufelt.

Wenn **starker Schwindel** dabei ist, können Sie *zusätzlich oder anstatt* der Rescue Tropfen **Tabacum D6** alle 10 Minuten geben, jeweils 1 Tablette.

Nach der 2. Gabe Veratrum album D3 sind die hypoglykämischen Symptome meistens verschwunden.

4.1.2 Diabetische Gangrän

Geben Sie zunächst zum Säubern **Honig** und **Ozonsalbe** auf die Wunde. Die Ozonsalbe bekommen Sie von der Firma Kastner (s. Seite 414).
Außerdem ist eine **Ozon-Therapie** angesagt und zwar 12 Sitzungen, 2x/Woche.

Wenn die Wunde auf diese Weise nicht sauber wird, dann **Notakehl D3 Supp.** zum Schmelzen bringen, indem Sie diese auf die warme Innenfläche der Hand legen oder auf einen warmen Löffel. Dieses geschmolzene Supp. auf die Wunde geben und umwickeln, im täglichen Wechsel mit Ozonsalbe.

Wenn die Wunde dann endgültig sauber ist, was oft sehr lange dauern kann, und manchmal auch die Anwendung von Honig, Ozonsalbe und Notakehl D3 Supp. zusammen erfordert, dann legen Sie Salbenverbände an mit **Mucokehl D3 Salbe**.

Sollten in der Wunde jedoch noch Rückstände vorhanden sein, legen Sie Salbenverbände an mit

Mucokehl D3 Salbe
+ Notakehl D3 Salbe

im täglichen Wechsel, solange bis die Wunde sauber ist, dann nur noch Mucokehl D3 Salbe.

Außerdem:

1 Tannolact-Bad
täglich anwenden, wenn die Wunde sauber ist.

Oral:

Mucokehl D4 morgens und mittags je 1 Kapsel einnehmen
+ Nigersan D5 abends 1 Tablette lutschen
+ Aesculus comp. Heel
täglich, nach Anweisung.

Propionibacterium avidum D5
2x/Woche 1 Kapsel, über 2 – 3 Monate.
Die Einnahme der Bakterienpräparate erfolgt auf nüchternen Magen. Danach 4 Stunden nüchtern bleiben, d. h. entweder mitten in der Nacht, wenn man sowieso mal aufwacht, oder morgens nicht frühstücken und stattdessen die Präparate einnehmen. Eventuell auch ein frühes Abendessen und die Präparate 5 – 6 Stunden danach einnehmen vorm Zubettgehen.

Injektionstherapie:

1 Amp. Circulo Injeel
+ 1 Amp. Mucokehl D5
+ 1 Amp. Sanuvis
+ 2 Amp. Ginkgobakehl D4
zusammen aufziehen, 2x/Woche i.m. spritzen, über 3 Monate.

- **Hinweis**: An den Tagen, an denen Notakehl angewandt wird, kein Mucokehl einsetzen. Notakehl und Mucokehl heben sich gegenseitig in der Wirkung auf.

- Bei Therapieresistenz, was häufig vorkommt bei den Diabetikern, die 30 – 40 Jahre Diabetes haben, empfiehlt sich eine **Kur mit Placenta-Frischextrakt** (Bezug s. Seite 414). Es werden 10x je 2 ml an aufeinander folgenden Tagen gespritzt, 5x/Woche, dann Samstag und Sonntag Wochenend-Pause, dann wieder 5x/Woche. Die Placenta-Injektionen können dann alle 2 – 3 Wochen aufgefrischt werden.

4.2 Hyperurikämie, akuter Gichtanfall

Im akuten Fall:

1 Amp. Traumeel
+ 1 Amp. Neralgo Rheum Injeel
+ 2 Amp. Notakehl D5
1x/Tag, i.v. spritzen, bis Besserung eintritt.

Bei starken Schmerzen *zusätzlich*:

2 Amp. Serpalgin (Horvi)
i.m. spritzen.

Zusätzlich:

15 gr Vitamin C von der Firma Pascoe als Infusion in 250 ml Nacl. über 30 Minuten laufen lassen. Die Infusion wird anfangs 2 – 3x täglich zum Einsatz gebracht, dann 2x/Woche.

Orale Medikation:

Bryonia D6
+ Colchicum D6
im täglichen Wechsel, 4x 1 Tablette/Tag, etwa 3 – 4 Tage lang, dann 3x 1 Tablette/Tag,
6 Wochen lang.

Anschließend als **Langzeittherapie:**

Guajacum D2
+ Restructa forte
nach Anweisung, im täglichen Wechsel, sowie zwischendurch:
Iso-Gewebemittel Nr. 11

Weitere Verfahren:

- Außerdem Einreibungen mit Aconit Schmerzöl (Wala) oder Serpalgin Salbe oder auch **Gelenköl** nach F. Viehauser (Rp. s. Seite 393).
- **Fußbäder** im akuten Anfall mit Ascorbinsäurepulver, d. h. eine kleine Tasse auf ein Fußbad, und das täglich 2x.
- Ganz wichtig ist die **Ernährung**: 1 Woche fasten, nur **Basentee** nach Dr. Rau (Rp. s. Seite 394) trinken.

- Als **Langzeittherapie Lebertee** (Rp. s. Seite 394) und **Nierentee** (Rp. s. Seite 394) trinken oder Nierentee Fides, am besten im täglichen Wechsel.

- Außerdem purinfreie Kost, **Alkoholverzicht**, streng **vegetarische Ernährung**. 1 Tag pro Woche **fasten** und den **Basentee** (Rp. s. Seite 394) trinken.

- Was noch dringend zu empfehlen ist: Für ausreichend **Sport** an der frischen Luft sorgen, mindestens 3x/Woche aus sich **schwitzen**; besser täglich.

- Eine **Blutegelbehandlung** ist in diesem Fall von Vorteil:

  2x/Woche 2 Blutegel auf das erkrankte, entzündete oder gefährdete Gelenk setzen, 6 Wochen lang.

  Rp.

  6 Hirudines medicinalis

- In chronischen Fällen sind auch 2x/Woche **Entsäuerungs-Wannenbäder** zu empfehlen:

  Heißes Bad 30 – 40°; der Patient steigt schon während das Wasser einläuft in die Wanne; nach ca. 10 Minuten wird dem Wasser Na H_2CO_3 zugegeben, bis mittels Indikatorpapier PH 8 eingestellt ist. Badezeit 15 Minuten bis 1 Stunde, je nach Kreislaufbelastung.

  Nach dem Aussteigen wird das Badewasser nochmals gemessen. An dem niedrigeren PH-Wert ist zu ersehen, wieviel Säure ausgeschieden wurde.

4.3 Hypercholesterinämie, Hyperlipidämie

- **Lebertee** (Rp. s. Seite 394) und **Nierentee** (Rp. s. Seite 394) im täglichen Wechsel trinken.

  Man kann diese Tees auch mischen.

- **Streng vegetarische Ernährung**. Es empfiehlt sich, alle Salate mit Sesamöl zuzubereiten. Sesamöl wirkt speziell cholesterinsenkend. 4 Äpfel mit Schale sollen jeden Tag gegessen werden. Ausserdem wirken cholesterinsenkend: Knoblauch, Bärlauch (Teuto-Bärlauch Granulat), Artischocken (-saft), Nonisaft, KANNE-Brotdrunk und Vitamin C hochdosiert oder auch Vitamin C Infusionen (s. Seite 395).

Orale Medikation:

Chelidonium D6
+ Lycopodium D6
im täglichen Wechsel, 3x 1 Tablette/Tag, 6 Wochen lang.

Anschließend:

Hepar SL forte
über 2 Monate.

Anschließend:

Phönix Silybum spag.
4x 20 Tropfen, über 2 Monate.

Weitere Verfahren:

- Zusätzlich in hartnäckigen Fällen eine **Ozon-Sauerstofftherapie** 1 x/Jahr und eine **HOT** (Hämatogene Oxydationstherapie) 1x/Jahr, jeweils 10 Sitzungen, 2x/Woche.
- Auch Vitamin C 15 gr Pascoe Infusionen können zum Einsatz kommen, diese haben sich als sehr gut erwiesen. Insgesamt 12x über 30 Minuten laufen lassen. Den Einsatz können Sie dem Schema auf Seite 395 entnehmen.
- Außerdem dringend für **ausreichend Bewegung an der frischen Luft** sorgen, mindestens 3x/Woche aus sich **schwitzen**, besser täglich. Die beste Sportart ist in diesem Fall Bergwandern.

4.4 Osteoporose

Orale Medikation:

Tuberculinum Nos D200
alle 6 Wochen 2 Globuli, insgesamt 5 – 6x.

Calcium fluoratum D6
3x 1 Tablette/Tag, 6 Wochen lang.

Anschließend:

Calcium phosphoricum D6
3x 1 Tablette/Tag, 6 Wochen lang.

Danach:

Vermiculite D6
3x 1 Tablette/Tag, 8 Wochen lang.

Langzeittherapie:

Steirocall Tropfen
über Monate.

– Auch die **Sanum-Therapie** sollte in schweren Fällen zum Einsatz kommen, entweder parallel oder im Wechsel.

Exmykehl D3 Supp.
10 Tage lang abends 1 Supp. rektal einführen.

Anschließend:

Fortakehl D5
2x 1 Tablette/Tag, 3 Wochen lang,

Anschließend:

Sankombi Tropfen morgens 4 Tropfen, auf 10 Tropfen innerhalb von 14 Tagen steigern
Nigersan D4 abends 1 Kapsel
über 6 Monate.

Zusätzlich:

1 Amp. Recarcin D4 (Holomed, (Bezug s. Seite 414)
alle 14 Tage i.m. spritzen, über die Firma Holomed in Holland.

– Wichtig ist die **Entsäuerung**:

Sanuvis je 1 TL morgens und abends, Citrokehl 10 Tropfen abends

Langzeittherapie nach 3 Wochen ab Beginn der Sanum-Therapie:

Latensin D6
+ Utilin-S D6
im wöchentlichen Wechsel, 1 Kapsel/Woche.

Die Einnahme der sanum-Bakterienpräparate erfolgt auf nüchternen Magen. Danach 4 Stunden nüchtern bleiben, d. h. entweder mitten in der Nacht, wenn man sowieso mal aufwacht, oder morgens nicht frühstücken und stattdessen die Präparate einnehmen. Eventuell auch ein frühes Abendessen und die Präparate 5 – 6 Stunden danach einnehmen vorm Zubettgehen.

Weitere Verfahren:

- Im Schmerzbereich paravertebral 8 – 10 **Schröpfköpfe** aufsetzen, bitte trocken schröpfen, 1x/Woche, 6x insgesamt.
- Bei starken Schmerzen zusätzlich **Cantharidenbehandlung**. Das Cantharidenpflaster kann nach 20 Tagen erneut angelegt werden, anschließend dann zur Entgiftung und als Vorsorge 1x/Monat, im Wechsel mit den Schröpfköpfen.
- Gegen die Schmerzen lokal **Gelenköl** nach F. Viehauser (Rp. s. S. 393) oder Aconit Schmerzöl einreiben bzw. Umschläge, **Packungen** mit frischem, besser **altem Urin**. Alter Urin ist durch den Ammoniakgehalt viel intensiver in der Wirkung als frischer Urin. Alter Urin heißt: Der Urin muss mindestens 4 Tage gesammelt sein. Mann kann diesen in einem Tongefäß bedeckt sammeln. Einige Zeit einwirken lassen und dann abwaschen.
- Bei starken Schmerzen muss noch die **Serpalgin Salbe** erwähnt werden. Über der betroffenen schmerzenden Stelle Serpalgin Salbe einreiben, bei ganz starken Schmerzen kommen selbstverständlich auch die Serpalgin Ampullen zur Anwendung. Entweder 2 Ampullen i.m. spritzen oder die Ampullen trinken, 2 Ampullen/Tag.

5 Infektionskrankheiten und Kinderkrankheiten

5.1 Herpesinfektionen

5.1.1 Herpes labialis

Wenn die ersten Anzeichen einer Herpes Infektion zu verspüren sind (Kribbeln oder Brennen auf der Lippe), dann verteilen Sie 2 – 3 Tropfen Grifokehl D5 (Holomed, Bezug s. Seite 414) auf der Lippe und nehmen 5 Tropfen auf die Zunge. Sie werden wahrscheinlich keine Bläschen bekommen.

Wenn die Infektion schon ausgebrochen ist, dann zusätzlich zu Grifokehl D5

Rhus tox. D4
+ Ranunculus bulbosus D4
im täglichen Wechsel, anfangs 4x 1 Tablette/Tag, später 3x 1 Tablette/Tag.

Eine **Nosodentherapie** ist sehr sinnvoll; damit habe ich gute Erfahrungen gemacht:

Mallandrinum Nos. D30
2 Globuli 2x/Woche, solange bis der Herpes verschwunden ist, anschließend noch 1x/Woche,
3 Wochen lang.

- Gegen das Spannungsgefühl hilft Propolis Salbe.
- Bei den chronisch rezidivierenden Herpes Bläschen ist die Therapie nach Dr. Konrad Werthmann (Salzburg) zu empfehlen.

Eigenblutinjektionen:

1x wöchentlich 2,0 ml Eigenblut mit
1,0 ml Latensin D6

mischen, verschütteln und i.m. injizieren. Blutrest aus der Nadel zurückziehen in die Spritze, mit
1,0 ml Mucokehl D5
verdünnen, verschütteln und wieder i.m. injizieren, nochmals Blutrest aus der Nadel in die Spritze ziehen, mit
1,0 ml Nigersan D5
verdünnen, verschütteln und s.c. injizieren. 6x insgesamt.

Außerdem:

Recarcin D4
1 Kapsel/Woche, über 2 – 3 Monate.
Die Einnahme der sanum-Bakterienpräparate erfolgt auf nüchternen Magen. Danach 4 Stunden nüchtern bleiben. Dies kann entweder mitten in der Nacht geschehen oder anstatt eines Frühstücks oder man wartet, bis ein frühes Abendessen nach 6 Stunden verdaut ist, und schluckt dann die Kapsel vor dem Zubettgehen.

5.1.2 Herpes genitalis

Injektionen:

1 Amp. Engystol
+ 1 Amp. Mezereum Hom.
zusammen aufziehen, i.v. spritzen, 3 Tage lang täglich, dann 3x/Woche, dann 2x/Woche.

Oral:

Natrium chloratum D200
2 Globuli alle 4 Wochen, 4x insgesamt.

Rhus tox. D4 2x 1 Tablette/Tag
+ Thuja D4 3x 1 Tablette/Tag
im täglichen Wechsel.

1 Teelöffel Ascorbinsäurepulver mit Saft über den Tag verteilt trinken.

Lokal:

Grifokehl D5 (Holomed, Bezug s. Seite 414) einige Tropfen einreiben.

Zusätzlich bei starken Schmerzen:

Tegarome du Docteur Valnet (Ölmischung) nach Harald Krebs, HP. Grifokehl ist hierbei das Basismittel.

Langzeittherapie:

Recarcin D6
+ Latensin D6
+ Utilin D6
(alles Holomed)
im wöchentlichen Wechsel, 1 Kapsel/Woche, jedes Präparat wird 5x im Wechsel eingenommen
(= 1 Packung), insgesamt 15 Wochen, danach übergehen auf die Potenz D4 und ebenfalls alle
3 Präparate im wöchentlichen Wechsel einnehmen, über Monate.
Die Einnahme der Bakterienpräparate erfolgt auf nüchternen Magen. Danach 4 Stunden nüchtern bleiben, d. h. entweder mitten in der Nacht, wenn man sowieso mal aufwacht, oder morgens nicht frühstücken und stattdessen die Präparate einnehmen. Eventuell auch ein frühes Abendessen und die Präparate 5 – 6 Stunden danach einnehmen vorm Zubettgehen.

– Bei persistierender Infektion oder Rezidiven:

Bufo D12
2x 1 Tablette/Tag, über 5 Wochen.

5.1.3 Varicellen

Orale Medikation:

Antimonium crudum D4
3x 1 Tablette/Tag lutschen, ungefähr 4 Wochen lang.

Zusätzlich:

Bei starkem Juckreiz:

Sulfur D30
2 Globuli einmalig.

Bei starkem Brennen:

Cantharis D30
2 Globuli einmalig.

Eventuell nach 2 Tagen wiederholen, oder wenn das Beschwerdebild sehr schlimm ist, dann auch
2x/Tag 2 Globuli (das ist aber meistens nicht nötig).

Zusätzlich zu Antimon crudum D4:

Quentakehl D4
täglich je 1 Kapsel morgens und abends.

Kleinere Kinder lutschen statt der Kapsel Quentakehl D4

Quentakehl D5
2x 1 Tablette/Tag.

Nosodentherapie:

Herpes simplex Nos. D30
2 Globuli einmalig.

Nach einer Woche:

Herpes zoster Nos. D30
2 Globuli einmalig.

Lokal:

Grifokehl D5 (Holomed)
täglich 5 – 10 Tropfen einreiben.

Zusätzlich entweder Anaesthesulf-P Lotio oder Aconit Schmerzöl auftragen.

Weitere Verfahren:

- Geht die Erkrankung mit Fieber und Allgemeinsymptomen einher, dann sollten Sie dringend an die **Entgiftung** über den Darm denken:

3x täglich soll man dem Patienten 1 **Supp. aus Kernseife** rektal verabreichen.
Schneiden Sie von der Kernseife ein Stück ab, bringen Sie es in die Form eines Supp.s, die Kanten sollen entfernt werden, und tauchen Sie es in Creme. Dann führen Sie es tief in den After ein. Nach etwa 10 bis 20 Minuten folgt die Stuhlentleerung. Dies sollte man auch anwenden, wenn der Patient nichts ißt. Die Kernseife entgiftet und entfiebert.

Die Entfieberung setzt schnell ein. Lauwarme Abwaschungen sind zur Kräftigung geeignet.

Statt des KernseifenSupp.s können auch **Einläufe** Verwendung finden:

Sie füllen ein Gummiklistier mit hauchdünnem Kamillentee, 3 Tropfen Rescue Remedy und
1 Prise Salz. Führen Sie es in den After ein und entleeren Sie es kräftig. Das kann 3x täglich wiederholt werden.

5.1.4 Herpes zoster

Wenn sich der Virus im Gesicht austobt, dann geben Sie grundsätzlich

Aciclovir 800 (Zovirac 800).

Injektionstherapie:

1 Amp. Mezereum Hom.
i.v. spritzen,

2 ml Eigenblut entnehmen, mit
* 1 Amp. Quentakehl D5
vermischen, i.m. spritzen, an 3 aufeinander folgenden Tagen, anschließend 2x/Woche.

Orale Medikation:

Ranunculus bulbosus D4
+ Rhus tox. D6
im täglichen Wechsel, anfangs, bei starken Effluoreszensen und Schmerzen, 4 – 5x 1 Tablette/Tag, 1 – 2 Wochen lang, dann 3x 1 Tablette/Tag.

Weitere Verfahren:

- Eine **Ozon-Sauerstofftherapie** wegen der schlechten Abwehrlage ist angesagt, und zwar 10 Sitzungen, 2x/Woche.

- Zusätzlich dringend **Einreibungen** mit

Grifokehl D5 (Holomed, Bezug s. Seite 414) täglich, je nachdem wie groß der Bereich ist, 2x 5 – 10 Tropfen zum Einsatz bringen. Wenn der befallene Bereich klein ist, können die Tropfen auch verteilt eingerieben bzw. eingenommen werden.

– Gegen die **Schmerzen** kommt in Frage:

  Traumeel Salbe, Aconit Schmerzöl (Wala) oder, was auch gut austrocknet und die Schmerzen nimmt, Tegarome du Docteur Valnet. Dies ist eine Empfehlung von Harald Krebs, HP. Ich habe diese Ölmischung mit sehr gutem Erfolg in meiner Praxis jahrzehntelang angewandt. Das Leitmittel jedoch bleibt Grifokehl D5.

  Selbstverständlich kann auch Notakehl D3 Salbe zur Anwendung kommen.

– Sollten die Schmerzen sehr stark sein und nicht weichen (leider ist das bei der Gürtelrose oft der Fall, die Patienten landen häufig in der Schmerzklinik):

  1 Amp. Grifokehl D5 (Holomed)

  + 1 ml Lidocain 1%

  zusammen aufziehen und diese Mischung an die Effluoreszensen spritzen.

– Außerdem eine **Injektionsserie mit Eigenurin** zum Einsatz bringen:

  2 – 3x/Woche s.c. spritzen, das erstemal 0,2 ml spritzen, dann bei jeder weiteren Injektion um 0,2 ml steigern, bis 5 ml, dann die Dosis nicht mehr erhöhen.

– Außerdem mehrfach am Tag mit frischem, besser **altem Urin einreiben**. Alter Urin ist wegen seines Ammoniakgehaltes viel intensiver in der Wirkung. Alter Urin heißt: Der Urin muß mindestens 4 Tage gesammelt werden, am besten in einem bedeckten Tongefäß.

5.1.5 Pfeiffer'sches Drüsenfieber (Mononukleose)

Injektionen:

1 Amp. Quentakehl D5
+ 1 Amp. Lymphomyosot
+ 1 Amp. Engystol
+ 1 Amp. Glandula lymphatica suis Injeel
zusammen aufziehen, i.v. spritzen, 1x/Tag an drei aufeinander folgenden Tagen.

Orale Medikation:

Quentakehl D5
2x 1 Tablette/Tag

Zusätzlich Lokal:

Sanukehl serra D6 (Holomed, Bezug s. Seite 414)
täglich 5 Tropfen über den vergrößerten Lymphknoten einreiben.

Zusätzlich **Langzeittherapie**:

ebenfalls Holomed
Utilin D6
+ Utilin-S D6
+ Latensin D6
im wöchentlichen Wechsel, 1 Kapsel/Woche, über Monate. Wenn von jeder Sorte ein Päckchen à 5 Kapseln eingenommen wurden, dann gehen Sie auf die Potenz D4 über. Die Einnahmeart und -zeit ist dieselbe, mindestens ½ Jahr.
Die Einnahme der Bakterienpräparate erfolgt auf nüchternen Magen. Danach 4 Stunden nüchtern bleiben, d. h. entweder mitten in der Nacht, wenn man sowieso mal aufwacht, oder morgens nicht frühstücken und stattdessen die Präparate einnehmen. Eventuell auch ein frühes Abendessen und die Präparate 5 – 6 Stunden danach einnehmen vorm Zubettgehen.

Weitere Verfahren:

- Die Ausleitung über den Darm muss erfolgen, bei Kindern mittels **KernseifenSupp.**. Schneiden Sie von der Kernseife ein Stück ab, bringen Sie es in die Form eines Supp.s, die Kanten sollen entfernt werden, und tauchen Sie es in Creme. Dann führen Sie es tief in den After ein. Nach etwa 10 bis 20 Minuten folgt die Stuhlentleerung. Dies sollte man auch anwenden, wenn der Patient nichts isst. Die Kernseife entgiftet und entfiebert.

- Bei Erwachsenen bitte an einen **Einlauf** denken:

  Sie füllen ein Gummiklistier mit hauchdünnem Kamillentee, 3 Tropfen Rescue Remedy und 1 Prise Salz. Führen Sie es in den After ein und entleeren Sie es kräftig. Das sollte 3x täglich angewendet werden.

- Zur Immunmodulation und als Hilfe zu einem schnellen Genesungsverlauf empfehle ich **Vitamin C** hoch dosiert. Therapieschema für Vit.-C Pascoe Infusionen s. Seite 395.

- **Lebertee** (Rp. s. Seite 394) sollte ½ Jahr lang zur Ausleitung getrunken werden:

- Eine **Ernährungsumstellung** nach Dr. Werthmann sollte erfolgen. (s. Seite 396)

5.1.6 Ebstein-Barr Titer-Erhöhung

Orale Medikation:

Notakehl D6 Tropfen
+ Sanukehl serra D6 Tropfen
+ Sanukehl myk D6 Tropfen
+ Quentakehl D6 Tropfen
im täglichen Wechsel, 2x 5 Tropfen/Tag. Bei Notakehl und Quentakehl die Dosis nach einiger Zeit auf 2x 10 Tropfen erhöhen.

Zusätzlich von Holomed, Bezug s. Seite 414:

Latensin D6
+ Recarcin D6
+ Utilin-S D6
im wöchentlichen Wechsel, 1 Kapsel/Woche, von jeder Sorte 5 Kapseln (= 1 Packung). Wenn nach 15 Wochen diese Einnahme beendet ist, auf die Potenz D4 von allen 3 Präparaten übergehen und ebenfalls im wöchentlichen Wechsel 1 Kapsel/Woche einnehmen, dies über ein ¾ Jahr insgesamt.

Die Einnahme der Bakterienpräparate erfolgt auf nüchternen Magen. Danach 4 Stunden nüchtern bleiben, d. h. entweder mitten in der Nacht, wenn man sowieso mal aufwacht, oder morgens nicht frühstücken und stattdessen die Präparate einnehmen. Eventuell auch ein frühes Abendessen und die Präparate 5 – 6 Stunden danach einnehmen vorm Zubettgehen.

5.2 Röteln

Orale Medikation:

Zincum met. D200
initial 2 Globuli (damit sich die Krankheit auf der Haut abspielt und nicht innen, der Ausschlag wird kurz heftiger).

Zusätzlich:

Aconitum D30
2 Globuli 2x/Tag, solange bis der Ausschlag zurück geht, dann 2 Tage warten,
dann:
Sulfur D30
2 Globuli einmalig.

Weitere Verfahren:

Quentakehl D5 Tropfen
täglich 5 Tropfen in die Ellenbeuge im Wechsel re + li einreiben.

- Bei fieberhaften Verläufen den Kindern 3x/Tag ein **Supp. aus Kernseife** rektal verabreichen:

  Schneiden Sie von der Kernseife ein Stück ab, bringen Sie es in die Form eines Supp.s, die Kanten sollen entfernt werden, und tauchen Sie es in Creme. Dann führen Sie es tief in den After ein. Nach etwa 10 bis 20 Minuten folgt die Stuhlentleerung.

5.3 Mumps (Ziegenpeter)

Orale Medikation:

Quentakehl D4
2x 1 Kapsel/Tag

Zusätzlich:

Wenn es sich um einen **Jungen** handelt:
Plumbum met. D6
3x 1 Tablette/Tag lutschen, 4 Wochen lang.

Wenn es sich um ein **Mädchen** handelt:
Pulsatilla D6
3x 1 Tablette/Tag lutschen, 4 Wochen lang.

Bei **hohem Fieber** initial 2 Globuli
Belladonna D30

Weitere Verfahren:

- Dringend für die Ausscheidung über den Darm sorgen, **Supp. aus Kernseife** einführen oder **Einläufe**.

  KernseifenSupp.:

  Schneiden Sie von der Kernseife ein Stück ab, bringen Sie es in die Form eines Supp.s, die Kanten sollen entfernt werden, und tauchen Sie es in Creme. Dann führen Sie es tief in den After ein. Nach etwa 10 bis 20 Minuten folgt die Stuhlentleerung.

  Einlauf:

  Sie füllen ein Gummiklistier mit hauchdünnem Kamillentee, 3 Tropfen Rescue Remedy und 1 Prise Salz. Führen Sie es in den After ein und entleeren Sie es kräftig. Das kann 3x täglich wiederholt werden.

- Zu Beginn der Krankheit 2 Tage **fasten**, der Patient hat sowieso meist keinen Appetit, nehmen Sie dies zur Kenntnis und zwingen Sie nichts zum Essen auf, nur dünnen Tee trinken oder **Basentee** nach Dr. Rau (Rp. s. Seite 394).

  Bei Erwachsenen zusätzlich Injektionen:

1 Amp. Quentakehl D5

+ 1 Amp. Engystol

+ 1 Amp. Parotis suis Injeel

zusammen aufziehen, i.v. spritzen, 1x täglich an 3 aufeinander folgenden Tagen.

5.4 Masern

Orale Medikation:

Quentakehl D4 *Bei Kleinkindern:* Quentakehl D5
2x 1 Kapsel/Tag. 2x 1 Tablette/Tag.

+ Bryonia D6
3x 1 Tablette/Tag.

Weitere Verfahren:

Bei **Conjunctivis**, die meistens vorhanden ist:
Euphrasia Augentropfen
Zusätzlich:
Notakehl D5
2x/Tag 1 – 2 Tropfen ums Auge und über dem Augenlid einreiben. Ich selbst habe Notakehl D5 Tropfen Jahrzehnte auch als Augentropfen verwandt. Ich habe jeweils 1 – 2 Tropfen in den äußeren Augenwinkel gegeben. Das hilft besser als alle anderen Augentropfen. Es brennt ein kleines bißchen, das geht aber sofort wieder weg. Ich hatte damit hervorragende Erfahrungen.

– Bei **hohem Fieber** initial:

Belladonna D30
2 Globuli einmalig.

– 2 Tage **fasten**, nur dünnen Früchtetee geben, besser aber **Basentee** nach Dr. Rau (Rp. s. Seite 394).

– Und dringend über den Darm ausleiten; das Fieber fällt dann rasch ab. 3x/Tag ein **KernseifenSupp.**:

Schneiden Sie von der Kernseife ein Stück ab, bringen Sie es in die Form eines Supp.s, die Kanten sollen entfernt werden, und tauchen Sie es in Creme. Dann führen Sie es tief in den After ein. Nach etwa 10 bis 20 Minuten folgt die Stuhlentleerung.

Oder **Einläufe**:

Sie füllen ein Gummiklistier mit hauchdünnem Kamillentee, 3 Tropfen Rescue Remedy und 1 Prise Salz. Führen Sie es tief in den After ein und entleeren Sie es kräftig. Das kann 3x täglich wiederholt werden.

5.5 Keuchhusten

Orale Medikation:

Drosera D6
+ Cuprum met. D6
je 2 Tabletten/Tag, abwechselnd, z. B. 7 Uhr 1 Tablette Drosera D6, 11 Uhr 1 Tablette
Cuprum met. D6, 16 Uhr 1 Tablette Drosera D6, 21 Uhr 1 Tablette Cuprum met. D6.
Diese Uhrzeiten müssen nicht eingehalten werden, aber immer alle 4 – 5 Stunden
1 Tablette im Wechsel.

Sollte sich der Husten im Liegen stark verschlimmern und nachts unerträglich sein, dann geben Sie statt Drosera D6 + Cuprum met. D6 *abends und zur Nacht* je 1 Tablette
Hyoscyamus niger D6

Weitere Verfahren:

- Die Ausleitung über den Darm anregen: Bei Kindern durch **KernseifenSupp.**:

  Schneiden Sie von der Kernseife ein Stück ab, bringen Sie es in die Form eines Supp.s, die Kanten sollen entfernt werden, und tauchen Sie es in Creme. Dann führen Sie es tief in den After ein. Nach etwa 10 bis 20 Minuten folgt die Stuhlentleerung.

  Bei älteren Kindern eventuell auch durch **Einläufe**:

  Sie füllen ein Gummiklistier mit hauchdünnem Kamillentee, 3 Tropfen Rescue Remedy und 1 Prise Salz. Führen Sie es tief in den After ein und entleeren Sie es kräftig. Das kann 3x täglich wiederholt werden.

- Ganz zuverlässige Hilfe bekommen Sie durch Injektionen mit frisch gelassenem **Eigenurin**, 0,5 ml jeden 2. Tag, eventuell jedesmal um 0,1 ml steigern, die Injektion erfolgt s.c. Nach einigen wenigen Behandlungen setzt der verblüffende Erfolg ein, und weitere Injektionen erübrigen sich. Eventuell bei Kindern 1 Tropfen Lokalanaesthetikum zusetzen. Kleinkindern hilft man am einfachsten mit einem Bleibeklistier von 20 ml Harn und 20 ml Wasser nach der Reinigung mit Kernseife oder Einlauf.

- Anfangs 2 – 3 Tage fasten und **Basentee** nach Dr. Rau trinken (Rp. s. Seite 394).

- Danach eine **vegetarische Ernährung** einhalten, kein Säugetierfleisch, keine Kuhmilch- und Hühnereiprodukte.

- Bei langwierigem Verlauf oder wenn eine chronisch rezidivierende Bronchitis zurück bleibt, dann die gesamte **Diät** nach Dr. K. Werthmann einhalten. (s. Seite 396)

5.6 Grippaler Infekt

1 Amp. Grippheel
+ 1 Amp. Engystol
zusammen aufziehen und i.v. spritzen
Am Anfang 2x/Tag, 1 – 2 Tage, dann 1x/Tag bis zur Besserung.

Basentee nach Dr. Rau (Rp. s. Seite 394) 3 Tage trinken, nichts essen.

Zusätzlich:

Notakehl D5
+ Quentakehl D5
im täglichen Wechsel, 2x 10 Tropfen/Tag, entweder in die Nasenlöcher geben und hochziehen
oder oral. Bei Kindern pro Lebensjahr 1 Tropfen 2x/Tag.

5.7 Hoch fieberhafter Virusinfekt bei Erwachsenen, Sepsis

Injektionstherapie:

1 Amp. Quentakehl D5
täglich i.m. spritzen.

Zusätzlich die Dreierspritze nach Dr. med. Karl-Heinz Friese:

1 Amp. Echinacea D4
+ 1 Amp. Lachesis D12
+ 1 Amp. Pyrogenium D30
zusammen aufziehen, i.v. spritzen, 1x täglich, 2 – 3 Tage lang, dann seltener.
Die Temperatur fällt sehr rasch und das Krankheitsgefühl schwindet.

Alternativ kommt die **Waag'sche Bombe** in Frage:

1 Amp. Echinacea comp. Heel
+ 1 Amp. Lachesis D30
+ 1 Amp. Pyrogenium D20
+ 1 Amp. Acid. formic. Injeel
zusammen aufziehen, i. v. spritzen, 1x täglich, 2 – 3 Tage.

Ich bin mit der Dreierspritze gut hingekommen, manche ziehen aber auch die Waag'sche Bombe vor, probieren Sie es aus.

Anschließend orale Medikation:

Quentakehl D5
+ Notakehl D5
im täglichen Wechsel, 2x 10 Tropfen/Tag, 2 Wochen lang.

Außerdem:

Sanukehl serra D6
2x 5 Tropfen/Tag, steigern bis 2x 10 Tropfen/Tag, über **4** Wochen.

Weitere Verfahren:

- Die **Ausleitung** über den Darm anregen, am besten mit **Einläufen**:

  Sie füllen ein Gummiklistier mit hauchdünnem Kamillentee, 3 Tropfen Rescue Remedy und 1 Prise Salz. Führen Sie es tief in den After ein und entleeren Sie es kräftig. Das kann 3x täglich wiederholt werden.

- Initial 3 Tage **fasten** mit **Basentee** nach Dr. Rau (Rp. s. Seite 394).

5.8 Pseudokrupp

Als Anfangsmittel *immer*:

Aconitum D30
3 Globuli einmalig.

Dann *vor Mitternacht*:

Spongia D3
alle 10 Minuten 1 Tablette, bis Besserung, dann seltener.

Dauert der Husten oder die Anfälle *nach Mitternacht* noch an, dann:

Drosera D4
alle 10 Minuten 1 Tablette, bis Besserung, dann seltener.

Zusätzlich:

Hepar sulfuris D200
2 Globuli einmalig.

Falls nötig:

Spascupreel Supp. oder auch Spritzen,
wenn die Krampfneigung sehr groß ist.

Weitere Verfahren:

- Bei Rezidiven Umschläge in der Halsgegend mit frisch gelassenem **Eigenurin** machen, Harneinläufe oder eine Spritzenserie s.c., 3x/Woche, mit 0,5 ml beginnen, um 0,1 ml steigern bis auf 3 ml. Bei Kleinkindern nur Einläufe und Umschläge. Überzeugen Sie sich vom Erfolg.

5.9 Vorbeugung von Infektionskrankheiten

Röteln (in der Umgebung):

Aconitum D30
1x morgens 2 Globuli,
zusätzlich:
Quentakehl D5
1x 5 Tropfen/Tag, über 2 Wochen.

Masern (in der Umgebung):

Belladonna D30
1x morgens 2 Globuli,
zusätzlich:
Quentakehl D5
1x 5 Tropfen/Tag.

Scharlach:

Belladonna D30
täglich 2 Globuli,
zusätzlich:
Notakehl D5
1x 5 Tropfen/Tag.

Keuchhusten:

Belladonna D30
täglich 2 Globuli,
zusätzlich:
Notakehl D5
1x 5 Tropfen/Tag.(Bezug s. Seite 414)

Varicellen:

Herpes simplex Nos. D30
1x täglich 2 Globuli,
zusätzlich:
Quentakehl D5
1x 5 Tropfen/Tag.

5.10 Chronisch rezidivierende Infektneigung bei Erwachsenen

Orale Medikation:

Fortakehl D5 1x 10 Tropfen morgens
+ Notakehl D5 1x 10 Tropfen abends
insgesamt 2 Wochen lang.

Danach von MO – FR:

Mucokehl D5 1 Tablette morgens
+ Nigersan D5 1 Tablette abends

SA + SO:

Fortakehl D5 1x 10 Tropfen morgens
+ Notakehl D5 1x 10 Tropfen abends

Zusätzlich **von Anfang an**:

Sanukehl serra D6
1x 5 Tropfen täglich in die Ellenbeuge einreiben
+ Rebas D4
2x 1 Kapsel/Tag, 10 Tage lang, dann 1 Kapsel/Tag, weitere 3 Wochen.

Außerdem:
3 Wochen nach Beginn der Therapie mit folgender Medikation beginnen:

Utilin D6
+ Latensin D6
+ Recarcin D6
im wöchentlichen Wechsel, 1 Kapsel/Woche. Wenn von jeder Sorte 5 Kapseln (= 1 Packung) geschluckt sind (nach 15 Wochen), dann auf die Potenz D4 übergehen und alle 3 Präparate ebenfalls im wöchentlichen Wechsel zu 1 Kapsel/Woche einnehmen, über weitere 3 Monate.

Die Einnahme der sanum-Bakterienpräparate erfolgt auf nüchternen Magen. Danach 4 Stunden nüchtern bleiben, d. h. entweder mitten in der Nacht, wenn man sowieso mal aufwacht, oder morgens nicht frühstücken und stattdessen die Präparate einnehmen. Eventuell auch ein frühes Abendessen und die Präparate 5 – 6 Stunden danach einnehmen vorm Zubettgehen.

Weitere Verfahren:

- Eine weitere Therapie, falls keine ausreichende Wirkung erzielt wird, geht man auf eine **Kur mit THX Frischextrakt** (Labor Dr. Schöbe, Bezug s. Seite 414) über:

  MO – FR je 5 ml THX Frischextrakt i.m. spritzen,

  dann eine Wochenend-Pause von 2 Tagen und wieder MO – FR, 15 – 20x insgesamt.

- Zusätzlich eine **Injektionsserie** mit

  Arthrokelan „U“ D6 (Holomed, Bezug s. Seite 414)

  zur Anwendung bringen, mit 0,2 ml beginnen und steigern bis 1,0 ml im Normalfall.

5.11 Chronische Infektneigung bei Säuglingen, Klein- und Schulkindern

Recarcin-N
+ Utilin-N
in 3-tägigem Wechsel, je 1 Tropfen/Lebensjahr in die Ellenbeuge oder um den Bauchnabel einreiben,

Schulkinder bekommen außerdem:

Rebas D4
2x 1 Kapsel/Tag, 10 Tage lang, 1x 1 Kapsel/Tag, weitere 10 Tage,

zusätzlich oral:

Arthrokelan „U“ D6 Tropfen
nach Anweisung.

5.12 Gastroenteritis

Orale Medikation:

Veratrum Ptk
nach Anweisung

Zusätzlich:

Arsenicum album D30
1 – 2 Globuli/Tag
+ Bacterium dysenteriae Nos. D30
1 – 2 Globuli/Tag
+ Carbo animalis D30
2x 2 Globuli/Tag
je nach Verlauf.

Weitere Verfahren:

- **Diät:**

  1. + 2. Tag:

  Dünner Schwarztee mit 1 Prise Salz, evtl. Salzstängchen und getrocknete Heidelbeeren (Bioladen oder Reformhaus).

  3. + 4. Tag:

  wie am 1. + 2. Tag, zusätzlich gekochte Karotten, durchpassiert.

  Nach 4 Tagen:

  Aufbaudiät mit Toast, weich gekochtem Ei und Hafersuppe.

5.13 Salmonellen-Infektion

Injektionen:

1 Amp. Salmonella Injeel forte
+ 1 Amp. Mucosa comp Injeel
zusammen aufziehen, täglich 1 – 2x.

Zusätzlich Oral:

1 Amp. Bacterium Gärtner-Stauffen
trinken, 1 – 2x/Tag,

+ Carbo animalis D30
2x 2 Globuli/Tag,

+ Arsenicum album D6
5x 1 Tablette/Tag in den ersten Tagen, dann 3x 1 Tablette/Tag für 2 – 3 Wochen.

6 Kopfbereich und innere Organe

6.1 Erkrankungen des Kreislaufsystems

6.1.1 Hypotoner Symptomenkomplex

6.1.1.1 Hypotonie, akut

(mit Schwindel, Flimmerskotom, Gangunsicherheit)

Therapievorschlag:

Veratrum album D3
im Abstand von 10 Minuten 3 x 5 Tropfen pur auf die Zunge geben bzw. 3 x 5 Globuli (was in der Apotheke vorrätig ist).

Zusätzlich:

2 Tropfen Rescue (Bach-Blüten-Notfalltropfen).
Diese 3 x im Abstand von ¼ Stunde. Es können auch 6 Tropfen in ½ Glas stilles Wasser (oder Leitungswasser) getropft werden. Diese Mischung sollte schluckweise innerhalb ½ Stunde verabreicht werden, dabei jeden Schluck lange im Mund behalten.

In extrem schweren Fällen kann man auch zusätzlich einmalig 2 Globuli
Carbo vegetabilis D200
geben. Der Patient erlangt schnell das Bewusstsein.

Injektionstherapie:

1 Amp. Veratrum Injeel forte
\+ 1 Amp. Carbo vegetabilis forte
zusammen aufziehen, mischen, i.v. spritzen. Z. B. am Unfallort; der Patient kommt sehr schnell wieder zu sich.

6.1.1.2 Hypotonie, chronisch

Therapievorschlag I:

Horvi-Enzym-Bufomarin forte liq.
+ Phönix Rosmarinus spag.
im täglichen Wechsel, nach Anweisung, über einige Wochen, je nach Erfolg.

Anschließend:

Aurum metallicum D6
3x 1 Tablette/Tag, 6 Wochen.

Therapievorschlag II, ersatzweise:

Bei älteren Menschen mit Herzinsuffizienz

Cralonin
3x 20 Tropfen/Tag über Monate
+ Thymokehl D6
2x 1 Kapsel/Tag.

Langzeittherapie:

Aurum Heel Tropfen
nach Anweisung.

Weitere Verfahren:

- Gefäßgifte wie Kaffee, Grüntee, Alkohol sollten gemieden werden. Ausserdem empfiehlt sich bei hypotoner Kreislaufsituation ausreichend Bewegung an der frischen Luft, Bergwandern, Radfahren, Schwimmen in offenen Seen.

6.1.1.3 Morbus Menière

Initial:

1 Amp. Mucokehl D6
+ 1 Amp. Ginkgobakehl (sanum)
+ 1 Amp. Circulo Injeel
+ 1 Amp. Vertigoheel
zusammen aufziehen, i.v. spritzen, 3 Tage lang 1x täglich, später eventuell 2x/Woche bei Bedarf.

Orale Medikation:

Rescue Tropfen
stündlich 2 Tropfen pur auf die Zunge, bei Besserung 3 – 4x/Tag 2 Tropfen.

Vertigoheel Tropfen
nach Anweisung,

+ Cocculus D6
3x 1 Tablette/Tag,
beides täglich, 4 Wochen etwa.

Anschließend:

Xanthoxylon-S Olplx
nach Anweisung, über 8 Wochen.

Langzeittherapie:
Von Anfang an zusätzlich:

Trebonin intens (Ginkgopräparat)
1 Filmtablette/Tag, einige Monate.

Propionibacterium avidum D5 (Holomed, Bezug s. Seite 414)
2 Kapseln/Woche, insgesamt 6 – 8 Wochen lang.
Die Einnahme der sanum-Bakterienpräparate erfolgt auf nüchternen Magen. Danach 4 Stunden nüchtern bleiben, d. h. entweder mitten in der Nacht, wenn man sowieso mal aufwacht, oder morgens nicht frühstücken und stattdessen die Präparate einnehmen. Eventuell auch ein frühes Abendessen und die Präparate 5 – 6 Stunden danach einnehmen vorm Zubettgehen.

Weitere Verfahren:

- Das Gehirn muß vorübergehend entlastet werden, der Patient soll abgedunkelt liegen. Gefäßgifte wie Alkohol, Kaffee, Grüntee und Schwarztee sind zu meiden.

- Bei rezidivierenden Anfällen empfiehlt sich:

  1 Amp. Mucokehl D5

  2x/Woche über dem Mastoid der erkrankten Seite zu quaddeln; bzw.

Mucokehl D5 Tropfen

(jedoch an beiden Seiten) 2 Tropfen 2x/Tag um jedes Ohr einzureiben.

- Alternativ:

  1 – 2 **Blutegel** aufs Mastoid setzen. Anfangs kann man die Blutegel 3x/Woche setzen, 2 Wochen lang; dann 1x alle 4 Wochen. An den Tagen, an denen Blutegel gesetzt werden, keinerlei Mucokehl zur Anwendung bringen. Die Blutegel fallen meist nach 40 – 60 Minuten ab. Das Mastoid ist eine sehr stark durchblutete Stelle; wenn die Blutung zu stark wird oder zu lange dauert, länger als 12 – 16 Stunden, dann geben Sie dem Patienten jeweils 2 Globuli der folgenden Arzneien mit:

  Phosphorus D30

  + Trillium pend. D30

  + Erigeron D30

  Diese werden zusammen im Notfall gelutscht.

  Zusätzlich kann 1 Tropfen Propolis auf der Wunde zum Einsatz kommen oder Flint-Spray.

6.1.2 Schwindel

6.1.2.1 Cervikogener Schwindel

Gelsemium D6
Anfänglich 4x 1 Tablette/Tag, bei Besserung 3x 1 Tablette/Tag.

Außerdem:

Rescue Tropfen
2 Tropfen pur auf die Zunge, alle 10 Minuten wiederholen, bis die Besserung eintritt.

Zusätzlich

1 Amp. Vertigoheel
+ 1 Amp. Circulo Injeel
zusammen aufziehen, i.v. spritzen, täglich 1 – 2x bis zur Besserung, dann 2x/Woche.

6.1.2.2 Kreislaufbedingter Schwindel

Veratrum album D3
4x 5 Globuli über den Tag verteilt; die beiden ersten Gaben im Abstand von 10 Minuten, anschließend über 1 – 2 Wochen bei Bedarf 2 Globuli, 3x/Tag bis zu stündlich.

Rescue Tropfen
3x 2 Tropfen pur auf die Zunge im Abstand von 15 Minuten. Eventuell nach 2 Stunden nochmals wiederholen.

Zusätzlich Injektionstherapie:

1 Amp. Vertigoheel
1 – 2x/Tag, bis Besserung eintritt.

Weitere Möglichkeiten:

Tebonin intens
1x 1 Tablette/Tag,
+ Cocculus Olplx
nach Anweisung.

6.1.3 Hypertonie

Blutentziehende Maßnahmen:

Entweder 4 **Blutegel** im Nacken ansetzen, alle 2 – 3 Wochen, 3x insgesamt. Im späteren Verlauf
alle 6 Wochen über 3 Monate, bzw. **Aderlässe** 1x/Woche: 150 – 200 ccm, 6x insgesamt.

Zusätzlich orale Medikation:

Natrium chloratum D6
4x 1 Tablette/Tag bis zur Besserung, dann 3x 1 Tablette/Tag, über Wochen.

- Bei Patienten mit **hochrotem Kopf** und cholerischem Temperament **statt** Natr. chlor. D6:

  Phönix Aurum spag. nach Anweisung.

Anschließend:

Glonoinum Hom.
+ Melilotus Hom.
im täglichen Wechsel, nach Anweisung.

Zusatztherapie bei hartnäckigen Fällen:

Rauwolfia comp. Heel Ampullen
3x/Woche 1 Ampulle mit etwas Wasser trinken oder auch i.m. spritzen.

- In diesen hartnäckigen Fällen empfehle ich die **Horvi-Enzym-Therapie**, mit der ich oft sehr gute Erfolge hatte. Die Rezeptur ist dem Horvi-Enzymed-Rezeptierbuch entnommen.

Injektionen:

2 ml Horvi-Enzym-Crotalus forte
+ 3 ml Horvi-Enzym-Naja mite
gleichzeitig, **getrennt**, i.m. oder tief s.c. injizieren, wobei dem Crotalus forte jeweils
1 ml Horvi-Curare 4
beigemischt werden sollte. Diese Präparate im fortlaufenden Wechsel mit folgenden Präparaten
MO, MI, FR, MO usw. injizieren:

2 ml Horvi-Enzym-Triturus
+ 2 ml Horvi-Enzym-Lactromactan
gleichzeitig, **getrennt**, i.m. oder tief s.c. injizieren.

Orale Medikation:

Horvi-Enzym-AP 7
+ Horvi-Nukleozym comp. 11
3x täglich je 8 Tropfen, im Abstand von 5 – 10 Minuten auf der Zunge zergehen lassen, vor dem Essen.

Weitere Verfahren:

- **Vorsorge** bei Hypertonie:

  Streng vegetarische Ernährung und Reduzierung von Kochsalz, ausreichend Bewegung an der frischen Luft, am besten Wandern und Bergwandern.

- Zur Kräftigung alter Menschen hat sich eine Kur mit koreanischem **Ginseng** bewährt, in Form von Trinkampullen oder noch besser als Wurzel, 1 – 2x/Tag ½ cm abschneiden und lutschen.

6.1.4 Hypertensive Krise

RR: 250 – 200/100 mg Quecksilber Hg

Orale Medikation:

Glonoinum D3 (Weleda oder Stauffen Pharma SDF)

Bei alten schwachen Menschen:

Glonoinum D4

jeweils 10 – 15 Tropfen auf der Zunge zergehen lassen, 10 Minuten sitzen bleiben, dann wieder messen lassen. Eventuell 5 Tropfen nachgeben. Der Blutdruck normalisiert sich zuverlässig sehr schnell.

Weitere Verfahren:

- Bei hypertoner Kreislaufsituation dringend die **Ernährung** umzustellen, streng kochsalzreduziert essen, **Verzicht** auf Kaffee, Alkohol, Grüntee, Schwarztee. **Eiweißfasten** ist angesagt, sowohl fleischlos als auch Kuhmilch- und Hühnerei-freie Kost. 1x/Woche einen **Fastentag** einlegen, nur **Basentee** nach Dr. Rau (Rp. s. Seite 394) trinken.
- Ausreichend **Bewegung** an der frischen Luft: Bei Hypertonie empfiehlt sich ganz speziell Bergwandern.

6.1.5 Gefäßerkrankungen

6.1.5.1 Apoplexie: Nachbehandlung

Injektionen:

2 Amp. Ginkgobakehl
+ 1 Amp. Circulo Injeel
+ 1 Amp. Mucokehl D6
zusammen mischen, 2x/Woche 1 Infusion, über ungefähr 2 Monate.

Orale Medikation:

Cralonin
3x 20 Tropfen/Tag, 8 Wochen lang.

Zusätzlich:

Leptospermusan Tropfen (Holomed, Bezug s. Seite 414)
2x 5 Tropfen/Tag, über 2 – 3 Monate.

Nach 8 Wochen:

Aurum iodatum D6
+ Barium carbonicum D6
im täglichen Wechsel, 3x 1 Tablette/Tag, 6 Wochen lang.

Nach diesen 6 Wochen:

Arnica D6
3x 1 Tablette/Tag, für weitere 2 Monate.

Langzeittherapie:

Propionibacterium avidum D5 (Holomed)
2x/Woche 1 Kapsel, über ½ Jahr.
Die Einnahme der sanum-Bakterienpräparate erfolgt auf nüchternen Magen. Danach 4 Stunden nüchtern bleiben, d. h. entweder mitten in der Nacht, wenn man sowieso mal aufwacht, oder morgens nicht frühstücken und stattdessen die Präparate einnehmen. Eventuell auch ein frühes Abendessen und die Präparate 5 – 6 Stunden danach einnehmen vorm Zubettgehen.

Außerdem:

Sanukehl acne
1x 5 Tropfen über den Schläfen einreiben, im Wechsel rechte Schläfe, linke Schläfe, 6 – 8 Wochen lang.

Weitere Verfahren:

- Die **Sanum-Therapie** bietet sich an, und zwar zusätzlich oder auch im Wechsel, über Monate:

  Mucokehl D4 morgens 1 Kapsel

  + Nigersan D4 abends 1 Kapsel

  Das ist eine Basistherapie. Auf die homöopathischen Arzneien kann nicht verzichtet werden.

- Ich habe auch gute Erfahrungen gemacht mit **Vitamin C Infusionen** von Pascoe. Therapieschema für Vit.-C Pascoe Infusionen s. Seite 395.

- Bei Gefäßerkrankungen, Arteriosklerose, muß die **Ernährung** streng vegetarisch sein, Eiweißfasten, viel Knoblauch, Zwiebel, Äpfel essen. Statt Zucker Honig verwenden.

- Für ausreichend **Bewegung** an der frischen Luft sorgen, Wandern, lange Spaziergänge, Langlauf mit Skiern. Es geht in diesem Fall nicht um Leistungssport sondern um **Ausdauersport**.

- Zur Kräftigung bei verzögerter Rekonvaleszenz empfehle ich eine **Kur mit THX-Frischextrakt** (Labor Dr. Schöbe, Bezug s. Seite 414), 20 Injektionen i.m. oder s.c., jeweils 5 ml von MO – FR, dann Wochenendpause.

- Auch der koreanische **Ginseng*** leistet gute Dienste.

6.1.5.2 Schlaganfallprophylaxe

Vorbeugende Maßnahmen:

– Eiweißfasten, nicht zuviel Fett, viel Knoblauch, Zwiebel, Rohkost, Äpfel.

Injektionstherapie:

1 Amp. Mucokehl D5
+ 1 Amp. Nigersan D5
+ 1 Amp. Circulo Injeel
+ 1 Amp. Ginkgobakehl
zusammen aufziehen, i.v. spritzen, anfangs 2x/Woche, dann 1x/Woche.

Orale Medikation:

Mucokehl D4 morgens 1 Kapsel
+ Nigersan D4 abends 1 Kapsel
über Monate.

Cralonin Tropfen
3x 20 Tropfen/Tag, über 8 Wochen,
+ Sanuvis Tropfen

3x 1 Teelöffel/Tag, über Monate.

Propionibacterium avidum D5 (Holomed, Bezug s. Seite 414)
3x 1 Kapsel/Woche, über Monate, *anschließend*:

Tebonin intens
1 Filmtablette/Tag, auch über Monate.
Die Einnahme der sanum-Bakterienpräparate erfolgt auf nüchternen Magen. Danach 4 Stunden nüchtern bleiben, d. h. entweder mitten in der Nacht, wenn man sowieso mal aufwacht, oder morgens nicht frühstücken und stattdessen die Präparate einnehmen. Eventuell auch ein frühes Abendessen und die Präparate 5 – 6 Stunden danach einnehmen vorm Zubettgehen.

Lokal:

sanukehl acne D6
+ Mucokehl D5
im täglichen Wechsel, je 5 – 10 Tropfen über die Schläfen verteilt einreiben. Mit 5 Tropfen beginnen und auf 10 Tropfen steigern.

Weitere Verfahren:

- **Blutegelbehandlung**: 4 – 6 Egel auf die Halswirbelsäule setzen, 1x/Monat

  Oder:

- **Aderlässe** (die Menge richtet sich nach der Konstitution), anfangs 1x/Woche, 6x, dann 1x/Monat, ebenfalls 6x.

6.1.5.3 Arteriosklerose

Im Abstand von 3 Wochen 4 **Blutegel** im Nacken ansetzen, über 3 Monate.

Injektionstherapie:

1 Amp. Circulo Injeel
+ 1 Amp. Mucokehl D5
+ 1 Amp. Nigersan D5
+ 1 Amp. Ginkgobakehl D4
zusammen aufziehen, i.v. spritzen, 1x/Woche, über 2 – 3 Monate.

Medikation:

sanukehl acne D6
10 Tropfen/Tag, zur Hälfte in die Ellenbeuge einreiben, die andere Hälfte einnehmen, über
8 Wochen.

Secale Olplx Tropfen
nach Anweisung einnehmen, über 6 Wochen.

Anschließend:

Aurum iodatum D6
3x 1 Tablette/Tag, über weitere 6 Wochen.

Danach:

Horvi-Nukleozym comp. 5
+ Horvi-Nukleozym comp. 20
3x täglich je 8 Tropfen, im Abstand von 5 – 10 Minuten auf der Zunge zergehen lassen.

Langzeittherapie:

Propionibacterium avidum D5 (Holomed, Bezug s. Seite 414)
3x 1 Kapsel/Woche vor dem Schlafengehen, über 4 Monate.

Später:

Tebonin intens
1 Kapsel/Tag, im täglichen Wechsel mit
Leptospermusan Tropfen (Holomed)*
nach Anweisung.

6.1.5.4 Claudicatio intermittens

(arterielle Verschlusskrankheit, AVK)

Injektionstherapie:

1 Amp. Mucokehl D6
+ 1 Amp. Circulo Injeel
+ 1 Amp. Ginkgobakehl D4

zusammen aufziehen, i.v. spritzen, 3x/Woche, nach 2 Wochen 2x/Woche, über 6 – 8 Wochen.

Anschließend:

1 Amp. Mucokehl D5
+ 1 Amp. sanuvis
zusammen aufziehen, i.m. spritzen, 2x/Woche, über Monate.

Orale Medikation:

Horvi-Nukleozym comp. 8
+ Horvi-Nukleozym comp. 5
3x/Tag jeweils 8 Tropfen, im Abstand von 5 – 10 Minuten auf der Zunge zergehen lassen, siehe Anweisung, über 6 Wochen.

Anschließend:

Secale Olplx
nach Anweisung, ebenfalls über 6 Wochen.

Weiterhin als **Langzeittherapie:**

Leptospermusan Tropfen (Holomed, Bezug s. Seite 414) 2x 5 Tropfen/Tag.
+ Propionibacterium avidum D5 2x 1 Kapsel/Woche, über Monate.
Die Einnahme der sanum-Bakterienpräparate erfolgt auf nüchternen Magen. Danach 4 Stunden nüchtern bleiben. Dies kann entweder mitten in der Nacht geschehen oder anstatt eines Frühstücks oder man wartet, bis ein frühes Abendessen nach 6 Stunden verdaut ist, und schluckt dann die Kapsel vor dem Zubettgehen.

Wichtig:

- Eine Ernährungsumstellung ist dringend erforderlich, d. h. Verzicht auf tierisches Eiweiß jeder Art, statt Zucker Honig verwenden, täglich Frischkornbrei essen, das Kernstück der vitalstoffreichen Vollwertkost. (Rp. s. Seite 395)

6.1.5.5 Füße kalt

(stets kalte Füße, häufige Klagen von Patienten)

Orale Medikation:

Propionibacterium avidum D5 (Holomed, Bezug s. Seite 414)
3x/Woche 1 Kapsel, über 2 Monate.

Zusätzlich:

Calcium carbonicum D6
3x 1 Tablette/Tag, 6 Wochen lang.

Anschließend:

Capillaron
nach Anweisung.

Weitere orale Therapiemöglichkeiten:

Secale Olplx Tropfen
Vaseolastica neu (Enzypharm) abends 35 Tropfen
Silicea D12 2x 1 Tablette/Tag
+ Collateral forte nach Anweisung

Injektionstherapie:

1 Amp. Circulo Injeel
+ 1 Amp. Mucokehl D5
+ 1 Amp. Ginkgobakehl D4
+ 1 Amp. Arteria suis Injeel
zusammen aufziehen, i.v. spritzen, 2x/Woche, über 4 Wochen.

6.1.5.6 Thrombophlebitis

Therapievorschlag:

Injektionstherapie:

1 Amp. Mucokehl D5
+ 1 Amp. Sanuvis
zusammen aufziehen, i.m. spritzen. Täglich 4 – 6 Tage lang.

Zusätzlich:

1 Amp. Mucokehl D5

+ 1,0 ml Procain 1%
zusammen aufziehen, entlang der entzündeten Vene spritzen.

Lokal:

Zusätzlich einen Quarkwickel über der entzündeten Stelle anlegen, nach 2 Stunden entfernen und Mucokehl D3 Salbe auftragen, 2x/Tag.

Orale Medikation:

Lachesis D30
2 Globuli 2x/Woche lutschen, 4 – 5 Wochen lang (je nach Besserung).
+ Hamamelis Hom. Tropfen
nach Anweisung.

Anschließend **Langzeittherapie***:*

Aesculus Heel Tropfen
nach Anweisung, über Monate.

Zusätzlich:

Mucokehl D4 morgens 1 Kapsel
+ Nigersan D4 abends 1 Kapsel
über Monate.

Ausleitungstherapie:

– 4 **Blutegel** neben (nicht auf) die Vene setzen.

Das **Wichtigste**:

- Streng vegetarische Ernährung
- Rezidivprophylaxe:

  Viel Wandern, Laufen, Radfahren, Schwimmen in offenen Gewässern, Barfuß gehen und Treppen steigen.
- Eine weitere vorbeugende Maßnahme ist eine **Ozontherapie**, 2x/Jahr,

  10 – 12 Anwendungen, 2x/Woche.
- Bei chronischer Venenreizung 2x/Tag **Einreibungen mit frisch gelassenem Eigenurin**.

6.1.5.7 Analthrombose

Orale Medikation:

Lachesis D30
2 Globuli, in der 1. Woche 2x/Woche, dann 1x/Woche, insgesamt 4 Wochen.
+ Crotalus horridus D6
3x 1 Tablette/Tag, 6 Wochen lang.

Langzeittherapie:
zur Rezidivprophylaxe

Aesculus Ptk D Tropfen
nach Anweisung.

Lokal:

Mucokehl D3 Supp.
1x/Tag abends 1 Supp. rektal einführen.

Mucokehl D3 Salbe die befallene Stelle einreiben
+ Rescue Salbe eventuell im Wechsel einsetzen

Injektionstherapie:

1 Amp. Mucokehl D5
+ 1 Amp. Nigersan D6
+ 1 Amp. sanuvis
zusammen aufziehen, i.m. spritzen, 2x/Woche 14 Tage lang, dann 1x/Woche, um Rezidive zu vermeiden.

Weitere Verfahren:
– **Lebertee** (Rp. s. Seite 394) trinken.

6.1.5.8 Augenvenenthrombose

Mucokehl A-T
3x 1 Tropfen/Tag in den äußeren Augenwinkel des befallenen Auges geben, nach 1 Woche 2x 1 Tropfen/Tag.

Zusätzlich:

Lachesis D6
3x 1 Tablette/Tag, 4 Wochen lang.

Danach:

Crotalus horridus D6
3x 1 Tablette/Tag, 6 Wochen lang.

Langzeittherapie:

Ginkgobakehl D4 Tropfen (sanum)
nach Anweisung, über Monate

Sankombi
2x/Tag 5 – 8 Tropfen (steigernd) über den Schläfen verteilt einreiben.

Weitere Verfahren:

- Eine **HOT**-Therapie (hämatogene Oxydationstherapie) ist sehr hilfreich, auch vorbeugend,

  2x/Woche, insgesamt 8 Sitzungen.

- Wenn kein HOT-Gerät vorhanden ist, können statt dessen **Vitamin C Pascoe Infusionen** zum Einsatz kommen. Therapieschema s. Seite 395.

  Auf eine streng vegetarische Ernährung ist zu achten!

6.1.5.9 Varikosis

Orale Medikation:

Aesculus hippocastanicus D3 3x 1 Tablette/Tag
+ Calcium fluoratum D12 1 Tablette/Tag
im täglichen Wechsel, 8 Wochen lang.

Danach:

Hamamelis Hom. Tropfen
+ Blutgefäßtropfen CM
im täglichen Wechsel, nach Anweisung, über 8 Wochen

Langzeittherapie:

Aesculus Ptk Tropfen, nach Anweisung.

Injektionstherapie:

1 Amp. Mucokehl D5

+ 1 Amp. Nigersan D6
+ 1 Amp. sanuvis
zusammen aufziehen, i.m. spritzen, 2x/Woche.

Lokal:

Sankombi Tropfen
4 – 10 Tropfen, je nachdem wie groß die Stelle ist, täglich 2x einreiben, 6 Wochen lang,
dann:
frisch gelassenen Eigenurin
morgens und abends vom Knöchel ausgehend in Richtung Knie einreiben, 4 Wochen lang,
dann wiederholen: Sankombi 6 Wochen lang und wieder 4 Wochen lang Eigenurin.

Weitere Verfahren:

- **Lebertee** (Rp. s. Seite 394) trinken.
- **Blutegeltherapie:** 4 – 6 Egel 1x/Monat ansetzen.

6.1.5.10 Morbus Raynaud, Endarteriitis obliterans

Je 1x/Jahr **HOT**-Therapie und **Ozon-Therapie**, jeweils 10 Sitzungen, 2x/Woche.

Injektionstherapie:

1 Amp. Ginkgobakehl
+ 1 Amp. Circulo Injeel
+ 1 Amp. Mucokehl D5
zusammen aufziehen, i.v. spritzen, 2x/Woche.

Orale Medikation:

Blutgefäßtropfen CM
über längere Zeit.

Lokal:

Sanukehl acne D6
+ Mucokehl D5

je 5 Tropfen/Tag im Wechsel einreiben.

Zusätzlich eine Sanum-Therapie:

Fortakehl D5
2x 1 Tablette/Tag, 1 Woche lang,
dann:

Mucokehl D3 Supp. morgens
+ Nigersan D3 Supp. abends
rektal einführen.

Langzeittherapie:

Propionibacterium avidum D5
1 Kapsel 2x/Woche.
Die Einnahme der sanum-Bakterienpräparate erfolgt auf nüchternen Magen. Danach 4 Stunden nüchtern bleiben, d. h. entweder mitten in der Nacht, wenn man sowieso mal aufwacht, oder morgens nicht frühstücken und stattdessen die Präparate einnehmen. Eventuell auch ein frühes Abendessen und die Präparate 5 – 6 Stunden danach einnehmen vorm Zubettgehen.

Zusätzlich:

1 Amp. Mucokehl D5
i.m. spritzen, 2x/Woche.

Da es sich um eine langwierige Erkrankung handelt, empfehle ich eine **Therapie mit Horvi-Enzymen**. Damit habe ich beste Erfahrungen gemacht. Diese Therapie kann zwischendurch zum Einsatz kommen, dann später wieder die Sanum-Therapie. Sie kann auch zusätzlich angewandt werden.

Injektionen:

2 ml Horvi-Enzym-Crotalus forte **mit** 1 ml Horvi-Curare 5 **mischen**
+ 2 ml Horvi-Enzym-Latromactan
gleichzeitig, **getrennt**, i.m. oder tief s.c. injizieren.
Diese Präparate werden im fortlaufenden Wechsel mit den folgenden Präparaten MO, MI, FR, MO usw. injiziert:

2 ml Horvi-Enzym-Horvitrigon forte

+ 2 ml Horvi-Enzym-Bitis forte
gleichzeitig, **getrennt**, i.m. oder tief s.c. spritzen.

Orale Medikation:

Horvi-Nukleozym comp. 8
+ Horvi-Nukleozym comp 21
3x 8 Tropfen/Tag im Abstand von 5 – 10 Minuten, auf der Zunge zergehen lassen, vor dem Essen.

Horvi-Enzym-Crotalus forte
+ Horvi-Enzym-Latromactan liq.
an injektionsfreien Tagen, DI und SA, 3x 8 Tropfen/Tag, im Abstand von 5 – 10 Minuten, auf der Zunge zergehen lassen, nach dem Essen.

Horvi-Enzym-Horvitrigon forte liq.
+ Horvi-Enzym-Bitis forte liq.
an injektionsfreien Tagen, DO und SO, 3x 8 Tropfen/Tag, im Abstand von 5 – 10 Minuten, auf der Zunge zergehen lassen, nach dem Essen.

Lokal:

Mucokehl D5 Tropfen
+ Sanukehl acne D6 Tropfen
im täglichen Wechsel, je 5 Tropfen über den befallenen Stellen einreiben.

6.1.6 Hitzschlag, Sonnenstich

Orale Medikation:

Lachesis D200
2 Globuli einmalig.

Apis D4
stündlich 1 Tablette bis zur Besserung, danach 2 – 3 Stunden Abstand.

Oder:

Glonoinum D12
2x 5 Tropfen/Tag im Abstand von 1 Stunde, eventuell wiederholen.

6.1.7 Migräne

Migräneanfall:

im Akutfall 1 Mischspritze aus:

1 Amp. Ferrum phosphoricum Injeel
+ 1 Amp. Gelsemium Hom.
+ 1 Amp. Spigelon
+ 1 Amp. Aconit Hom.
+ 1 Amp. Belladonna Hom.
+ 0,5 ml Procain 1%
langsam i.v. spritzen, dann löst sich der Anfall fast immer.

Sollte sich damit kein Erfolg einstellen, dann im Anfall
1 Amp. Horvi-Curare 5
+ 2 Amp. Horvi-Enzym-Crotalus forte
gleichzeitig, **getrennt**, i.m. spritzen.

Bei ganz starken Schmerzen *zusätzlich*:

2 ml Serpalgin
auch gleichzeitig i.m. spritzen oder 2 ml trinken.

- Ansonsten die **Ausleitung** über den Darm nicht vergessen und Schiele **Fußbäder** zur Anwendung bringen.

Als **Migränetherapie** im Intervall, als Prophylaxe, im täglichen Wechsel:

Spigelon Tropfen (Heel)
nach Anweisung
+ Gelsemium D6
anfangs 4x 1 Tablette/Tag, dann 3x 1 Tablette/Tag, 6 Wochen lang.

Dann:

Cyclamen Ptk
oder:
Cyclamen Olplx
Mit beiden Präparaten hatte ich schon sehr guten Erfolg. Auch das wird wieder 6 Wochen lang eingenommen.

Zusätzlich von Anfang an nach dem Anfall:

Lymphomyosot
täglich nach Anweisung.

- Im Intervall hat auch die **Eigenbluttherapie** gute Erfolge, zunächst 1x/Woche.

  In der *1. Woche*: 0,5 ml Eigenblut
  + 1 Amp. Mucedokehl D5
  + 1 Amp. Gelsemium Hom.

  zusammen aufziehen, i.m. spritzen.

  In der *2. Woche*: 1,0 ml Eigenblut
  + 1 Amp. Mucedokehl D5
  + 1 Amp. Gelsemium Hom.

  zusammen aufziehen, i.m. spritzen.

  In der *3. Woche*: 1,5 ml Eigenblut
  + 1 Amp. Mucedokehl D5
  + 1 Amp. Gelsemium Hom.

  zusammen aufziehen, i.m. spritzen.

  In der *4. Woche*: 2,0 ml Eigenblut
  + 1 Amp. Mucedokehl D5
  + 1 Amp. Gelsemium Hom.

  zusammen aufziehen, i.m. spritzen.

  In der *5. Woche*: 3,0 ml Eigenblut
  + 1 Amp. Mucedokehl D5
  + 1 Amp. Gelsemium Hom.

  zusammen aufziehen, i.m. spritzen.

  Danach: 3,0 ml Eigenblut
  + 1 Amp. Mucedokehl D5
  + 1 Amp. Gelsemium Hom.

  zusammen aufziehen, i.m. spritzen, alle 14 Tage, über Monate.

- **Ausleitung** mit Aschner-Verfahren:

  Trocken schröpfen im Nacken, und zwar 6 Schröpfköpfe im Nacken ansetzen und dies 1x/Woche,

  8 – 10 Wochen lang.

Langzeittherapie*:*

Propionibacterium avidum D5
1 Kapsel 2x/Woche.
Die Einnahme der sanum-Bakterienpräparate erfolgt auf nüchternen Magen. Danach 4 Stunden nüchtern bleiben, d. h. entweder mitten in der Nacht, wenn man sowieso mal aufwacht, oder morgens nicht frühstücken und stattdessen die Präparate einnehmen. Eventuell auch ein frühes Abendessen und die Präparate 5 – 6 Stunden danach einnehmen vorm Zubettgehen.

- Ganz wichtig: **Stressvermeidung**, viel **Bewegung** an der frischen Luft, **Verzicht** auf Zucker, Käse, Süßigkeiten jeder Art. Viel **vegetarische Rohkost** essen und Salz reduzieren.
- Und nicht zuletzt die Ausleitung über den Darm: Kleine **Einläufe**, 2x/Tag, über einige Wochen:

  Sie füllen ein Gummiklistier mit hauchdünnem Kamillentee, 3 Tropfen Rescue Remedy und 1 Prise Salz. Führen Sie es in den After ein und entleeren Sie es kräftig. Das kann 3 x täglich wiederholt werden.
- Als Zusatztherapie hat sich bewährt:

  Nachtkerzenöl + Borretschöl
- Außerdem ist eine **Entsäuerungstherapie** zu empfehlen, für längere Zeit:

  Citrokehl 2x 10 Tropfen/Tag

  + sanuvis 2x 1 Teelöffel/Tag.

6.2 Erkrankungen des Blutes

6.2.1 Hämatokriterhöhung

Das Wichtigste: Blutentziehende Methoden

I **Aderlässe**, anfangs 1x/Woche, 4x hintereinander, etwa 100 – 150 ccm pro Sitzung, später alle 4 Wochen 1x. Dann kann die Blutmenge auf 200 ml oder mehr erhöht werden.

II **Blutegeltherapie**: 4 – 6 Blutegel alle 3 Wochen entweder im Nacken oder über dem Steiß ansetzen, am besten im Wechsel, dies über ½ Jahr oder länger.

Injektionstherapie:

1 Amp. Mucokehl D5
täglich i.v. spritzen, 1 Woche lang, dann 2x/Woche.

Zusätzlich:

Mucokehl D4
2 Kapseln morgens nüchtern schlucken.

- **Vitamin B** Präparate i.m. verabreichen. Am besten Vitamin B Komplex von sanum.
- Ebenfalls **Vitamin C Infusionen** von Pascoe, 1x/Jahr. Therapieschema für Vit.-C Pascoe Infusionen s. Seite 395.
- Auch die **Ozon-Therapie** bringt große Erleichterung, 10 Sitzungen, 2x/Woche,

  1 – 2x/Jahr.
- Außerdem **blutverdünnend** wirken: Ananas, Äpfel mit Schale, jede Frischkost, Vitamin B und C Präparate, Knoblauch, Bärlauchgranulat, Noni-Saft, Schwarzkümmelöl, Borretschölkapseln, Blut spenden.

Das **Wichtigste**: 1 ½ l Leitungswasser täglich schluckweise über den Tag verteilt trinken, vor dem Genuß 20 Minuten köcheln lassen.

6.2.2 Homocysteinerhöhung

Injektionen:

Vitamin B12 + Folsäure Hevert
i.v. spritzen, 3x/Woche, später 2x/Woche.

- Zusätzlich ein Vitamin B Präparat oral.
- Streng vegetarische Ernährung einhalten, von der Nahrung sollen 60% vegetarische Rohkost sein.

Außerdem:

sanuvis 1x 60 Tropfen(= 1 TL)/Tag
+ sankombi Tropfen 2x 5 Tropfen/Tag in der 1. Woche,
ab der 2. Woche 2x 10 Tropfen/Tag, über Monate.

6.2.3 Eisenmangelanämie

Orale Medikation:

Natrium chloratum D200
2 Globuli alle 4 Wochen, 5x insgesamt.
+ sanuvis
2x 60 Tropfen(=1 TL)/Tag.

Zusätzlich:

Ferrum metallicum D6
3x 1 Tablette/Tag, 4 Wochen,

dann:

Ferrum phosphoricum D6
3x 1 Tablette/Tag, 6 Wochen.

Zusätzlich von Anfang an:

Urtica dioica ferro culta D12
1 Tablette/Tag.

In schweren Fällen:

Pinikehl D4 (sanum)
1 Kapsel/Tag, am besten um die Mittagszeit, über 2 Monate.

- Bei starker Müdigkeit anfangs Kräuterblutsaft mit Eisen, ein Ginsengpräparat oder Gelee Royale pur als Paste vom Imker.

6.2.4 Schwangerschaftsanämie

Phönix Ferrum spag. Tropfen
nach Anweisung.

Eventuell zusätzlich:

Urtica dioica ferro culta D2
3x 1 Tablette/Tag.

6.2.5 Perniciöse Anaemie

Therapievorschlag:

Parenteral:

Vitamin B12 + Folsäure (Hevert)
anfangs: 3 Amp./Woche, i.v. spritzen oder auch i.m., nach ungefähr 3 Wochen 2 Amp./Woche, einige Wochen lang (Blutbildkontrolle).

Zusätzlich:

2 – 3 Wochen lang Kräuterblutsaft mit Eisen wegen des erhöhten Eisenbedarfs.

Eventuell *Zusatztherapie*, je nach Verlauf:

Mucokehl D3 Supp. morgens
Nigersan D3 Supp. abends
je 1 Supp./Tag rektal verabreichen, über Monate.

6.2.6 Polycythaemia vera

1x/Monat 200 ccm Eigenblut durch **Aderlass** entnehmen, bei kräftigen, jungen Patienten bis zu 300 ccm.

Orale Medikation:

Mucokehl D4 morgens 1 Kapsel schlucken, am besten nüchtern.
Zusätzlich:

Hydrastis canadensis D4 3x 1 Tablette/Tag, 3 Monate lang.

Injektionstherapie nach Prof. Müller, Köln:
Rp.
Lymphogranulomatose D30 Amp. V
+ Glandula lymphatica suis Heel Amp. V
+ Ubicinon comp. Heel Amp. V
+ Kohlhernie D30 Amp. V

Chondrosarkonium D30 Amp. V
+ Hepar suis Heel Amp. V
+ Coenzyme comp Heel Amp. V
+ Aqua pluvia Mai 86 D30 (Stauffen) Amp. V

Plasmozytom D30 Amp. V
+ Medulla ossis suis Heel Amp. V
+ Glyoxal Heel Amp. V
+ Bacillinum D30 = Tuberculinum D30 Amp. V

Corpus pinale Heel Amp. V
+ Cortison D30 Amp. V
+ Medulla ossis suis Injeel Amp. V

Lymphograulomatose D200 Amp. V
+ Splen suis Heel Amp. V
+ Ubichinin comp Amp. V

Chondrosarkonium D200 Amp. V
+ Thalamus comp. Heel Amp. V
+ Coenzyme comp Heel Amp. V
+ Carbo animalis D200 Amp. V

Plasmozytom D200 Amp. V
+ Glandula Thymi Amp. V
+ Glyoxal Heel Amp. V
+ Bacillinum D200 = Tuberculinum D200 Amp. V

Cortison D200 Amp. V
+ Medulla ossis suis Injeel Amp. V

(In der Serie 4 + 8 kommt das entsprechende Schwachorgan zum Einsatz, z. B. bei der Diagnose Polyposis coli *Colòn suis Injeel*, bei einer Präcancerose der Haut *Cutis suis Injeel*)

Diese Arzneien dienen ausschließlich der Immunmodulation.

Diese Spritzen werden im wöchentlichen Wechsel 1x/Woche verabreicht, 4 Jahre lang, dann alle 2 Wochen, später 1x/Monat, insgesamt 6 – 8 Jahre lang. Es werden die Amp. der Serien von 1 – 8, jeweils 2 – 4 Amp., zusammen aufgezogen und supraclaviculär, axillär oder inguinal im wöchentlichen Wechsel gespritzt. Es erfolgen jeweils 4 Einstiche in die **Nähe der Lymphknoten**.

Z. B.: 1. Sitzung: die Injektion erfolgt durch 4 Einstiche supraclaviculär
2. Sitzung: die Injektion erfolgt durch 4 Einstiche axillär
3. Sitzung: die Injektion erfolgt durch 4 Einstiche inguinal

Und wieder von vorne, 1x/Woche, 4 Jahre lang usw.

Weitere Therapien:

- Es empfiehlt sich außerdem eine **Kur mit THX-Frischextrakt** (Labor Dr. Schöbe, Bezug s. Seite 414). Es werden 4 Wochen lang von MO – FR täglich 5 ml THX-Frischextrakt i.m. gespritzt. SA und SO Wochenendpause.
- **Horvi-Enzym-Therapie**:

  Wegen der Schwere der Erkrankung möchte ich dringend auf die Horvi-Enzym-Therapie hinweisen, die ich bei ungenügendem Erfolg oder auch als alleinige Therapie zum Einsatz brachte.

  Nachfolgende Medikation ist dem Horvi-Enzymed-Rezeptierbuch entnommen:

  Injektionen:

  Horvi-Enzym-C 33

  + Horvi-Enzym-Mokassin forte

  je 2 ml gleichzeitig, **getrennt**, i.m. oder tief s.c. injizieren, z. B. montags.

  Horvi-Enzym-C 300

  + Horvi-Enzym-Crotalus forte

  je 2 ml gleichzeitg, **getrennt**, i.m. oder tief s.c. injizieren, z. B. mittwochs.

  Horvi-Enzym-C 33

  + Horvi-Enzym-Mokassin forte

  je 2 ml gleichzeitig, **getrennt**, i.m. oder tief s.c. injizieren, z. B. freitags.

  Orale Medikationen:

  Horvi-Nukleozym comp. 9

  + Horvi-Nukleozym comp. 13

  3x/Tag je 8 Tropfen, im Abstand von ca. 5 – 10 Minuten auf der Zunge zergehen lassen, vor dem Essen.

Horvi-Enzym-C 33 liq.

+ Horvi-Enzym-Mokassin forte liq.

an injektionsfreien Tagen, DI + SA, 3x/Tag je 8 Tropfen, im Abstand von ca. 5 – 10 Minuten auf der Zunge zergehen lassen, nach dem Essen.

Horvi-Enzym-C 300 liq.

+ Horvi-Enzym-Crotalus forte liq.

an injektionsfreien Tagen, DO + SO, 3x/Tag je 8 Tropfen, im Abstand von ca. 5 – 10 Minuten auf der Zunge zergehen lassen, nach dem Essen.

Nach Absprache mit der medizinischen Beratungsstelle der Firma Horvi habe ich auch diese Spritzenserie mit gutem Erfolg eingesetzt.

- *Ernährungsumstellung*: **Verzicht auf tierische Produkte**, wenig Zucker, viel Frischkost, täglich 1x den **Frischkornbrei** (Rp. s. Seite 395) essen, das Kernstück der vitalstoffreichen Vollwertkost.

6.2.7 Plasmozytom, multiples Myelom

Injektionstherapie nach Prof. Müller, Köln:
Rp.
Lymphogranulomatose D30 Amp. V
+ Glandula lymphatica suis Heel Amp. V
+ Ubicinon comp. Heel Amp. V
+ Kohlhernie D30 Amp. V

Chondrosarkonium D30 Amp. V
+ Hepar suis Heel Amp. V
+ Coenzyme comp Heel Amp. V
+ Aqua pluvia Mai 86 D30 (Stauffen) Amp. V

Plasmozytom D30 Amp. V
+ Medulla ossis suis Heel Amp. V
+ Glyoxal Heel Amp. V
+ Bacillinum D30 = Tuberculinum D30 Amp. V

Corpus pinale Heel Amp. V
+ Cortison D30 Amp. V
+ Medulla ossis suis Injeel Amp. V

Lymphograulomatose D200 Amp. V
+ Splen suis Heel Amp. V
+ Ubichinin comp Amp. V

Chondrosarkonium D200 Amp. V
+ Thalamus comp. Heel Amp. V
+ Coenzyme comp Heel Amp. V
+ Carbo animalis D200 Amp. V

Plasmozytom D200 Amp. V
+ Glandula Thymi Amp. V
+ Glyoxal Heel Amp. V
+ Bacillinum D200 = Tuberculinum D200 Amp. V

Cortison D200 Amp. V
+ Medulla ossis suis Injeel Amp. V

(In der Serie 4 + 8 kommt das entsprechende Schwachorgan zum Einsatz, z. B. bei der Diagnose Polyposis coli *Colon suis Injeel*, bei einer Präcancerose der Haut *Cutis suis Injeel*)
Diese Arzneien dienen ausschließlich der Immunmodulation.

Diese Spritzen werden im wöchentlichen Wechsel 1x/Woche verabreicht, 4 Jahre lang, dann alle 2 Wochen, später 1x/Monat, insgesamt 6 – 8 Jahre lang. Es werden die Amp. der Serien von 1 – 8, jeweils 2 – 4 Amp., zusammen aufgezogen und supraclaviculär, axillär oder inguinal im wöchentlichen Wechsel gespritzt. Es erfolgen jeweils 4 Einstiche in die **Nähe der Lymphknoten**.

Z. B.: 1. Sitzung: die Injektion erfolgt durch 4 Einstiche supraclaviculär
2. Sitzung: die Injektion erfolgt durch 4 Einstiche axillär
3. Sitzung: die Injektion erfolgt durch 4 Einstiche inguinal

Und wieder von vorne, 1x/Woche, 4 Jahre lang usw.

Medikation:

Hydrastis canadensis D2 bzw. D4 (sollte D2 nicht erhältlich sein)
3x 1 Tablette/Tag, 2 Monate lang.

Zusätzlich:

Exmykehl D3 Supp.
10 Tage lang 1x/Tag rektal einführen.

Danach:

Mucokehl D3 Supp. morgens 1 Supp. rektal einführen
+ Nigersan D5 abends 1 Tablette lutschen
über Monate.

Langzeittherapie*:*

Latensin D6
+ Utilin-S D6
im wöchentlichen Wechsel 1x/Woche 1 Kapsel schlucken. Nach 5 Kapseln (= 1 Packung) von jeder Sorte auf die Potenz D4 übergehen, ebenfalls im wöchentlichen Wechsel 1 Kapsel/Woche, über Monate. Die Einnahme der sanum-Bakterienpräparate erfolgt auf nüchternen Magen. Danach 4 Stunden nüchtern bleiben, d. h. entweder mitten in der Nacht, wenn man sowieso mal aufwacht, oder morgens nicht frühstücken und stattdessen die Präparate einnehmen. Eventuell auch ein frühes Abendessen und die Präparate 5 – 6 Stunden danach einnehmen vorm Zubettgehen.

- **Wichtig**: **Eiweißfasten** ist angesagt, **streng vegetarische Ernährung**, 1x/Tag **Frischkornbrei** (Rp. s. Seite 395) essen, das Kernstück der vitalstoffreichen Vollwertkost
- **Horvi-Enzym-Therapie:**

  Das ist eine weitere Therapie, die ich bei ungenügendem Erfolg zusätzlich im Wechsel oder auch als alleinige Therapie zum Einsatz brachte.

  Injektionen:

  Horvi-Enzym-Crotalus forte

  + Horvi-Enzym-C 33

  je 2 ml gleichzeitig, **getrennt**, i.m. oder tief s.c. injizieren. Diese Präparate im fortlaufenden Wechsel mit folgenden Präparaten MO, MI, FR, MO usw. injizieren:

  Horvi-Enzym-Horvitrigon forte

+ Horvi-Enzym-Mokassin forte

je 2 ml gleichzeitig, **getrennt**, i.m. oder tief s.c. injizieren.

Orale Medikation:

Horvi-Nukleozym comp. 7

+ Horvi-Enzym-X 44

3x/Tag je 8 Tropfen im Abstand von 5 – 10 Minuten auf der Zunge zergehen lassen, vor dem Essen.

Horvi-Enzym-Crotalus forte liq.

+ Horvi-Enzym-C 33 liq.

an injektionsfreien Tagen, DI + SA, 3x/Tag je 8 Tropfen im Abstand von 5 – 10 Minuten auf der Zunge zergehen lassen, nach dem Essen.

Horvi-Enzym-Horvitrigon forte liq.

+ Horvi-Enzym-Mokassen forte liq.

an injektionsfreien Tagen, DO + SO, 3x/Tag je 8 Tropfen im Abstand von 5 – 10 Minuten auf der Zunge zergehen lassen, nach dem Essen.

Horvi-Orocid-Tabletten

abends 2 Tabletten.

6.2.8 Leukozytose

Mucokehl D5 morgens 2 Tabletten
Nigersan D5 abends 2 Tabletten

Utilin-S D6 1 Kapsel am Wochenanfang (MO)
+ Latensin D6 1 Kapsel am Wochenende (FR)
5 Kapseln (= 1 Packung) von jeder Sorte einnehmen (5 Wochen), dann übergehen auf
Utilin-S D4
+ Latensin D4
im wöchentlichen Wechsel 1 Kapsel/Woche, über 3 Monate.

Die Einnahme der sanum-Bakterienpräparate erfolgt auf nüchternen Magen. Danach 4 Stunden nüchtern bleiben, d. h. entweder mitten in der Nacht, wenn man sowieso mal aufwacht, oder morgens nicht frühstücken und stattdessen die Präparate einnehmen. Eventuell auch ein frühes Abendessen und die Präparate 5 – 6 Stunden danach einnehmen vorm Zubettgehen.

6.2.9 Leukopenie

Mucokehl D5 morgens 1 Tablette lutschen
+ Nigersan D5 abends 1 Tablette lutschen

Utilin-S D6 1 Kapsel am Wochenanfang (MO)
+ Latensin D6 1 Kapsel am Wochenende (FR)
5 Kapseln (= 1 Packung) von jeder Sorte einnehmen(5 Wochen), dann übergehen auf
Utilin-S D4
+ Latensin D4
im wöchentlichen Wechsel 1 Kapsel/Woche, über 3 Monate.
Die Einnahme der sanum-Bakterienpräparate erfolgt auf nüchternen Magen. Danach 4 Stunden nüchtern bleiben, d. h. entweder mitten in der Nacht, wenn man sowieso mal aufwacht, oder morgens nicht frühstücken und stattdessen die Präparate einnehmen. Eventuell auch ein frühes Abendessen und die Präparate 5 – 6 Stunden danach einnehmen vorm Zubettgehen.

Auch die **Therapie mit Horvi-Enzymen** hat sich als erfolgreich erwiesen:

Injektionen:

Horvi-Enzym-C 300
+ Horvi-Enzym-Crotalus forte
je 2 ml gleichzeitig, **getrennt**, i.m. oder tief s.c. injizieren. Diese Präparate im fortlaufenden Wechsel mit folgenden Präparaten MO, MI, FR, MO usw. injizieren:

Horvi-Enzym-C 33
+ Horvi-Enzym-Horvitrigon forte
je 2 ml gleichzeitig, **getrennt**, i.m. oder tief s.c. injizieren.

An den *injektionsfreien Tagen DI + SA* kommt eine *Oral-Therapie* hinzu:

Horvi-Enzym-Mokassin forte liq.
+ Horvi-Enzym-Crotalus forte liq.
3x/Tag je 8 Tropfen im Abstand von 5 – 10 Minuten auf der Zunge zergehen lassen, nach dem Essen.

Wiederum an *injektionsfreien Tagen DO + SO*

Horvi-Enzym-C 33 liq.
+ Horvi-Enzym-Horvitrigon forte liq.
3x/Tag 8 Tropfen im Abstand von 5 – 10 Minuten auf der Zunge zergehen lassen, vor dem Essen.

Täglich zusätzlich:

Horvi-Enzym-X 44
3x/Tag 8 Tropfen auf der Zunge zergehen lassen, vor dem Essen.

Als **homöopathisches Einzelmittel** kommt in Frage:

Lachesis D12

im täglichen Wechsel: 2x 1 Tablette/Tag, 1x 1 Tablette/Tag, 6 Wochen lang.

6.2.10 Thrombopenie

Orale Medikation:

Hirudo D200
2 Globuli, 1x/Monat.

Lachesis D12
im täglichen Wechsel: 2x 1 Tablette/Tag, 1x 1 Tablette/Tag.

Falls der Erfolg nicht zufriedenstellend ist, dann auf die **Horvi-Enzym-Therapie** übergehen:

Orale Medikation:

Horvi-Nukleozym comp. 6
+ Horvi-Enzym-X 44
3x/Tag je 8 Tropfen im Abstand von 5 – 10 Minuten auf der Zunge zergehen lassen, vor dem Essen.

Horvi-Enzym-C 33
+ Horvi-Enzym-Russelli forte liq.
2x/Woche (z. B. DI + FR), 1x pro Tag je 8 Tropfen im Abstand von 5 – 10 Minuten auf der Zunge zergehen lassen, nach dem Essen.

Horvi-Enzym-Horvitrigon forte liq.
+ Horvi-Enzym-Mokassin forte liq.
2x/Woche (z. B. MO + DO), 1x pro Tag je 8 Tropfen im Abstand von 5 – 10 Minuten auf der Zunge zergehen lassen, nach dem Essen.

6.2.11 Thrombozythämie

Orale Medikation:

Phosphor-Homaccord-Tropfen (Heel)
nach Anweisung.

Falls dies nicht zum gewünschten Erfolg führt, bietet sich eine **Horvi-Therapie** an, entnommen dem Horvi-Enzymed-Rezeptierbuch und mehrfach mit sehr gutem Erfolg in meiner Praxis eingesetzt.

Injektionen:

Horvi-Enzym-C 33
+ Horvi-Enzym-Mokassin forte
je 2 ml gleichzeitig, **getrennt**, i.m. oder tief s.c. injizieren. Diese Präparate im fortlaufenden Wechsel mit folgenden Präparaten MO, MI, FR, MO usw. injizieren:

Horvi-Enzym-C 300
+ Horvi-Enzym-Crotalus forte
je 2 ml gleichzeitig, **getrennt**, i.m. oder tief s.c. injizieren.

Orale Medikation:

Horvi-Nukleozym comp. 9
+ Horvi-Enzym-X 44
3x/Tag je 8 Tropfen im Abstand von 5 – 10 Minuten auf der Zunge zergehen lassen, vor dem Essen.

Horvi-Enzym-C 33 liq.
+ Horvi-Enzym-Mokassin forte liq.

an injektionsfreien Tagen, DI + SA, 3x/Tag je 8 Tropfen im Abstand von 5 – 10 Minuten auf der Zunge zergehen lassen, nach dem Essen.

Horvi-Enzym-C 300 liq.
+ Horvi-Enzym-Crotalus forte liq.
an injektionsfreien Tagen, DO + SO, 3x/Tag je 8 Tropfen im Abstand von 5 – 10 Minuten auf der Zunge zergehen lassen, nach dem Essen.

– *Ernährungsumstellung*: **Eiweißfasten**, 1x täglich **Frischkornbrei** (Rp. s. Seite 395) essen, das Kernstück der vitalstoffreichen Vollwertkost.

6.2.12 Leukämien

6.2.12.1 Chronisch myeloische Leukämie

Therapievorschlag

Injektionstherapie:
Rp.
Lymphogranulomatose D30 Amp. V
+ Glandula lymphatica suis Heel Amp. V
+ Ubicinon comp. Heel Amp. V
+ Kohlhernie D30 Amp. V

Chondrosarkonium D30 Amp. V
+ Hepar suis Heel Amp. V
+ Coenzyme comp Heel Amp. V
+ Aqua pluvia Mai 86 D30 (Stauffen) Amp. V

Plasmozytom D30 Amp. V
+ Medulla ossis suis Heel Amp. V
+ Glyoxal Heel Amp. V
+ Bacillinum D30 = Tuberculinum D30 Amp. V

Corpus pinale Heel Amp. V
+ Cortison D30 Amp. V
+ Medulla ossis suis Injeel Amp. V

Lymphograulomatose D200 Amp. V
+ Splen suis Heel Amp. V
+ Ubichinin comp Amp. V

Chondrosarkonium D200 Amp. V
+ Thalamus comp. Heel Amp. V

+ Coenzyme comp Heel Amp. V
+ Carbo animalis D200 Amp. V

Plasmozytom D200 Amp. V
+ Glandula Thymi Amp. V
+ Glyoxal Heel Amp. V
+ Bacillinum D200 = Tuberculinum D200 Amp. V

Cortison D200 Amp. V
+ Medulla ossis suis Injeel Amp. V

(In der Serie 4 + 8 kommt das entsprechende Schwachorgan zum Einsatz, z. B. bei der Diagnose Polyposis coli *Colon suis Injeel*, bei einer Präcancerose der Haut *Cutis suis Injeel*)
Diese Arzneien dienen ausschließlich der Immunmodulation.
Diese Spritzen werden im wöchentlichen Wechsel 1x/Woche verabreicht, 4 Jahre lang, dann alle 2 Wochen, später 1x/Monat, insgesamt 6 – 8 Jahre lang. Es werden die Amp. der Serien von 1 – 8, jeweils 2 – 4 Amp., zusammen aufgezogen und supraclaviculär, axillär oder inguinal im wöchentlichen Wechsel gespritzt. Es erfolgen jeweils 4 Einstiche in die **Nähe der Lymphknoten**.

Z. B.: 1. Sitzung: die Injektion erfolgt durch 4 Einstiche supraclaviculär
2. Sitzung: die Injektion erfolgt durch 4 Einstiche axillär
3. Sitzung: die Injektion erfolgt durch 4 Einstiche inguinal

Und wieder von vorne, 1x/Woche, 4 Jahre lang usw.

Außerdem:

Hydrastis canadensis D2 bzw. D4 (sollte D2 nicht erhältlich sein)
3x 1 Tablette/Tag, 3 Monate lang.

Zusätzlich:

Rebas D4
1 Kapsel/Tag, 6 Wochen lang.

Mucokehl D3 Supp. morgens 1 Supp. rektal einführen
+ Nigersan D4 abends 1 Kapsel lutschen
über Monate.

Langzeittherapie*:*

Latensin D6
+ Utilin-S D6
im wöchentlichen Wechsel, 1 Kapsel/Woche. Wenn von jeder Sorte 5 Kapseln (= 1 Packung) geschluckt wurden, auf die Potenz D4 übergehen, ebenfalls im wöchentlichen Wechsel
1 Kapsel/Woche, 4 Monate lang.
Die Einnahme der sanum-Bakterienpräparate erfolgt auf nüchternen Magen. Danach 4 Stunden nüchtern bleiben, d. h. entweder mitten in der Nacht, wenn man sowieso mal aufwacht, oder morgens nicht frühstücken und stattdessen die Präparate einnehmen. Eventuell auch ein frühes Abendessen und die Präparate 5 – 6 Stunden danach einnehmen vorm Zubettgehen.

Weitere Verfahren:

- Bei der myeloischen Leukämie hat sich auch der **THX-Frischextrakt** (Bezug s. Seite 414) besonders gut bewährt. Es werden täglich von MO – SA (SO Pause) je 5 ml i.m. gespritzt, 3 Wochen lang.
- Gegen die Erschöpfung empfehle ich **Gelee Royale** pur als Paste (in der Apotheke oder beim Imker erhältlich).
- *Ernährungsumstellung*: **Verzicht** auf Kuhmilch- und Hühnereiprodukte, Schweinfleisch und Rindfleisch.

6.2.12.2 Chronisch lymphatische Leukämie

Therapievorschlag:

Immuntherapie nach Prof. Müller, Köln:

Rp.
Lymphogranulomatose D30 Amp. V
+ Glandula lymphatica suis Heel Amp. V
+ Ubicinon comp. Heel Amp. V
+ Kohlhernie D30 Amp. V

Chondrosarkonium D30 Amp. V
+ Hepar suis Heel Amp. V
+ Coenzyme comp Heel Amp. V
+ Aqua pluvia Mai 86 D30 (Stauffen) Amp. V

Plasmozytom D30 Amp. V
+ Medulla ossis suis Heel Amp. V
+ Glyoxal Heel Amp. V
+ Bacillinum D30 = Tuberculinum D30 Amp. V

Corpus pinale Heel Amp. V
+ Cortison D30 Amp. V
+ Glandula lymphatica suis Injeel Amp. V

Lymphograulomatose D200 Amp. V
+ Splen suis Heel Amp. V
+ Ubichinin comp Amp. V

Chondrosarkonium D200 Amp. V
+ Thalamus comp. Heel Amp. V
+ Coenzyme comp Heel Amp. V
+ Carbo animalis D200 Amp. V

Plasmozytom D200 Amp. V
+ Glandula Thymi Amp. V
+ Glyoxal Heel Amp. V
+ Bacillinum D200 = Tuberculinum D200 Amp. V

Cortison D200 Amp. V
+ Glandula lymphatica suis Injeel Amp. V

(In der Serie 4 + 8 kommt das entsprechende Schwachorgan zum Einsatz, z. B. bei der Diagnose Polyposis coli *Colon suis Injeel*, bei einer Präcancerose der Haut *Cutis suis Injeel*)
Diese Arzneien dienen ausschließlich der Immunmodulation.

Diese Spritzen werden im wöchentlichen Wechsel 1x/Woche verabreicht, 4 Jahre lang, dann alle 2 Wochen, später 1x/Monat, insgesamt 6 – 8 Jahre lang. Es werden die Amp. der Serien von 1 – 8, jeweils 2 – 4 Amp., zusammen aufgezogen und supraclaviculär, axillär oder inguinal im wöchentlichen Wechsel gespritzt. Es erfolgen jeweils 4 Einstiche in die **Nähe der Lymphknoten**.

Z. B.: 1. Sitzung: die Injektion erfolgt durch 4 Einstiche supraclaviculär

2. Sitzung: die Injektion erfolgt durch 4 Einstiche axillär
3. Sitzung: die Injektion erfolgt durch 4 Einstiche inguinal

Und wieder von vorne, 1x/Woche, 4 Jahre lang usw.

Das Wichtigste:

Hydrastis canadensis D2 bzw. D4 (sollte D2 nicht erhältlich sein)
3x 1 Tablette/Tag, 2 Monate lang.

Danach:

Phytolacca D6
3x 1 Tablette/Tag, 6 Wochen lang.

Danach:

Lachesis D6
3x 1 Tablette/Tag, 6 Wochen lang.

Zusätzlich:

Rebas D4
1 Kapsel/Tag, 6 Wochen lang.

Mucokehl D3 Supp. morgens 1 Zäpchen rektal einführen
+ Nigersan D5 abends 1 Tablette lutschen
über Monate.

Latensin D6
+ Utilin-S D6
im wöchentlichen Wechsel 1 Kapsel/Woche. Wenn von jeder Sorte 5 Kapseln (= 1 Packung) geschluckt wurden, auf die Potenz D4 übergehen, ebenfalls im wöchentlichen Wechsel
1 Kapsel/Woche, 4 Monate lang.
Die Einnahme der sanum-Bakterienpräparate erfolgt auf nüchternen Magen. Danach 4 Stunden nüchtern bleiben, d. h. entweder mitten in der Nacht, wenn man sowieso mal aufwacht, oder morgens nicht frühstücken und stattdessen die Präparate einnehmen. Eventuell auch ein frühes Abendessen und die Präparate 5 – 6 Stunden danach einnehmen vorm Zubettgehen.

Weitere Verfahren:

- Gegen die Erschöpfung empfehle ich **Gelee Royale** pur als Paste (in der Apotheke oder beim Imker erhältlich) oder auch **Ginseng** in beliebiger Form.
- Eine Kur aus **THX-Frischextrakt** (Bezug s. Seite 414) hat sich gut bewährt. 2x/Jahr eine Spritzenserie von 15 – 20 Spritzen: Es werden von MO – SA täglich 5 ml i.m. injiziert (SO Pause), 3 – 4 Wochen lang.
- *Ernährungsumstellung*: **Verzicht** auf Kuhmilch- und Hühnereiprodukte, Schweinfleisch und Rindfleisch, viel Frischkost, täglich **Frischkornbrei** (Rp. s. Seite 395) essen, das Kernstück der vitalstoffreichen Vollwertkost.

6.3 Erkrankungen des lymphatischen Systems

6.3.1 Morbus Hodgkin, Lymphogranulomatose

Immuntherapie nach Prof. Müller, Köln:

Rp.
Lymphogranulomatose D30 Amp. V
+ Glandula lymphatica suis Heel Amp. V
+ Ubicinon comp. Heel Amp. V
+ Kohlhernie D30 Amp. V

Chondrosarkonium D30 Amp. V
+ Hepar suis Heel Amp. V
+ Coenzyme comp Heel Amp. V
+ Aqua pluvia Mai 86 D30 (Stauffen) Amp. V

Plasmozytom D30 Amp. V
+ Medulla ossis suis Heel Amp. V
+ Glyoxal Heel Amp. V
+ Bacillinum D30 = Tuberculinum D30 Amp. V

Corpus pinale Heel Amp. V
+ Cortison D30 Amp. V
+ Glandula lymphatica suis Injeel Amp. V

Lymphograulomatose D200 Amp. V
+ Splen suis Heel Amp. V
+ Ubichinin comp Amp. V

Chondrosarkonium D200 Amp. V
+ Thalamus comp. Heel Amp. V
+ Coenzyme comp Heel Amp. V
+ Carbo animalis D200 Amp. V

Plasmozytom D200 Amp. V
+ Glandula Thymi Amp. V
+ Glyoxal Heel Amp. V
+ Bacillinum D200 = Tuberculinum D200 Amp. V

Cortison D200 Amp. V
+ Glandula lymphatica suis Injeel Amp. V

(In der Serie 4 + 8 kommt das entsprechende Schwachorgan zum Einsatz, z. B. bei der Diagnose Polyposis coli *Colon suis Injeel*, bei einer Präcancerose der Haut *Cutis suis Injeel*)
Diese Arzneien dienen ausschließlich der Immunmodulation.

Diese Spritzen werden im wöchentlichen Wechsel 1x/Woche verabreicht, 4 Jahre lang, dann alle 2 Wochen, später 1x/Monat, insgesamt 6 – 8 Jahre lang. Es werden die Amp. der Serien von 1 – 8, jeweils 2 – 4 Amp., zusammen aufgezogen und supraclaviculär, axillär oder inguinal im wöchentlichen Wechsel gespritzt. Es erfolgen jeweils 4 Einstiche in die **Nähe der Lymphknoten**.

Z. B.: 1. Sitzung: die Injektion erfolgt durch 4 Einstiche supraclaviculär
2. Sitzung: die Injektion erfolgt durch 4 Einstiche axillär
3. Sitzung: die Injektion erfolgt durch 4 Einstiche inguinal

Und wieder von vorne, 1x/Woche, 4 Jahre lang usw.

Orale Medikation:

Hydrastis canadensis D4
3x 1 Tablette/Tag, 8 Wochen.

+ Lymphomyosot
3x 10 Tropfen/Tag.

Außerdem zur Immunmodulation und für die Blutzusammensetzung:

Utilin D6
+ Latensin D6
+ Recarcin D6
im wöchentlichen Wechsel 1 Kapsel/Woche. Wenn von jeder Sorte je 5 Kapseln geschluckt wurden (nach 15 Wochen), bei jedem Präparat auf die Potenz D4 übergehen, auch im wöchentlichen Wechsel 1 Kapsel/Woche, 4 Monate lang.
Die Einnahme der sanum-Bakterienpräparate erfolgt auf nüchternen Magen. Danach 4 Stunden nüchtern bleiben, d. h. entweder mitten in der Nacht, wenn man sowieso mal aufwacht, oder morgens nicht frühstücken und stattdessen die Präparate einnehmen. Eventuell auch ein frühes Abendessen und die Präparate 5 – 6 Stunden danach einnehmen vorm Zubettgehen.

- Auf die geschwollenen Lymphknoten täglich 5 – 10 Tropfen **Sankombi** verteilt einreiben. Am besten verteilt man das auf 2x/Tag 5 Tropfen.
- **Lebertee** (Rp. s. Seite 394) trinken.
- Eine weitere vielversprechende Injektionstherapie ist eine **Kur mit Milz-Thymus-Frischextrakt** (Bezug s. Seite 414). 15 – 20 Injektionen à 5 ml von MO – FR, dann Wochenendpause.

6.3.2 NON Hodgkin Lymphom

Therapie: Siehe Morbus Hodgkin

6.4 Erkrankungen des Herzens

6.4.1 Cardiomyopathie

Es gilt, den Herzmuskel zu stärken, ansonsten symptomatisch zu behandeln, Rhythmusstörungen und Ödeme zu bekämpfen.

Langzeittherapie*:*

Crataegutt novo 450 1x 1 Tablette/Tag
+ Strophantus D4 (sanum) 2x 5 Tropfen/Tag

Bei Rhythmusstörungen zusätzlich:

Spongia D6
3x 1 Tablette/Tag, 6 Wochen lang.

Im Anschluss:

Spartium Ptk H Tropfen nach Anweisung, über 2 Monate

Langzeittherapie:

Cralonin Tropfen
3x 20 Tropfen/Tag, über ½ Jahr.

Bei Beinödemen zusätzlich:

Natrium chloratum D6
anfangs4 x 1 Tablette/Tag, dann 3x 1 Tablette/Tag, 6 Wochen lang.

Anschließend:

Phosphorus D6
3x 5 Globuli oder 3x 5 Tropfen/Tag, ebenfalls 6 Wochen lang.

- *Zusätzlich* dringend **Vitamin B12**, i.m. spritzen, z. B. Vitamin B12 + Folsäure (Hevert), oder Vitamin B Komplex sanum.
- Wenn keine Spritzen gewünscht werden oder bei Marcumareinnahme:

  Horviton Kapseln

  anfangs 3x 2 Kapseln/Tag, dann 3x 1 Kapsel/Tag.
- Längere Spaziergänge, viel Bewegung an der frischen Luft, Ausdauertraining so weit möglich.

  Bei Schwächeanfällen:

  Herzkraft Dr. Sieghert

  +/oder Veratrum album D3

  2x 5 Globuli im Abstand von 10 Minuten.

  2 – 3 Tropfen Rescue

  über dem Herzchakra einreiben, im Abstand von 10 Minuten. Das hat sich sehr gut bewährt.

– Eine **HOT-Therapie**, 2x/Jahr 10 Sitzungen, ist empfehlenswert.

Lokal:

Zur täglichen Therapie empfiehlt sich

Horvizym Salbe

einzureiben, sowohl in die linke Ellbeuge als auch über der Herzgegend, an beiden Stellen 2x/Tag ca. erbsengroß.

Nach einigen Wochen:

Mucokehl D5 Tropfen

5 Tropfen morgens über dem Herzchakra einmassieren, dies über Wochen, dann wieder Horvizym Salbe, oder beide Mittel von Anfang an im täglichen Wechsel.

Bei schwerem, chronischem Verlauf rate ich zur **Horvi-Enzym-Therapie**:

Injektionen:

2 ml Horvi-Enzym-Horvitrigon forte
+ 2 ml Horvi-Enzym-Latromactan
gleichzeitig, **getrennt**, i.m. oder tief s.c. injizieren. Diese Präparate im fortlaufenden Wechsel mit folgenden Präparaten MO, MI, FR, MO usw. injizieren:

2 ml Horvi-Enzym-Crotalus forte
+ 3 ml Horvi-Enzym-Naja mite
gleichzeitig, **getrennt**, i.m. oder tief s.c. injizieren.

Orale Medikation:

Horvi-Enzym-AP 7
+ Horvi-Enzym-Cardox
3x/Tag, je 8 Tropfen im Abstand von 5 – 10 Minuten auf der Zunge zergehen lassen, vor dem Essen.

Horvi-Enzym-Horvitrigon forte liq.
+ Horvi-Enzym-Latromactan
an injektionsfreien Tagen, DI + SA, 3x/Tag je 8 Tropfen im Abstand von 5 – 10 Minuten auf der Zunge zergehen lassen, nach dem Essen.

Horvi-Enzym- Crotalus forte liq.

+ Horvi-Enzym-Naja forte liq.
an injektionsfreien Tagen, DO + SO, 3x/Tag je 8 Tropfen im Abstand von 5 – 10 Minuten auf der Zunge zergehen lassen, nach dem Essen.

Diese Rezeptur ist dem Horvi-Enzymed-Rezeptierbuch entnommen.

6.4.2 Herzinsuffizienz

Therapievorschlag:

Crataegutt novo
1 Tablette/Tag.

Bei Ödemen:

Natrium chloratum D6
3x 1 Tablette/Tag, 6 Wochen lang.

Anschließend:

Phosphorus D6
3x 5 Tropfen/Tag oder 3x 5 Globuli/Tag, 6 Wochen lang.

Danach **Langzeittherapie** *bei Ödemen:*

Cralonin Tropfen
3x 20 Tropfen/Tag, über Monate.

Bei Rhythmusstörungen:

Spongia D6
3x 1 Tablette/Tag, 4 Wochen lang.

Anschließend:

Spartium Ptk H Tropfen
nach Anweisung.

Langzeittherapie:

Tromcardin forte nach Anweisung
Q-10 100 mg 1 Tablette/Tag
im täglichen Wechsel, für weitere Monate.

Vitamin B12 + Folsäure (Hevert)

i.v. oder i.m. spritzen, 2x/Woche ist dringend angeraten.

Bei Schwächeanfällen empfiehlt sich:
Veratrum album D3 3x 5 Globuli im Abstand von 10 Minuten

oder:

Herzkraft (Dr. Sieghert) nach Anweisung.

Bei Bedarf zusätzlich:
Rescue Tropfen
3x 2 Tropfen, im Abstand von ¼ Stunde.

Lokal:
Horvizym Salbe 2x/Tag erbsengroß über der Herzgegend und der linken Ellenbeuge abwechselnd einreiben.
+ Mucokehl D5 Tropfen 5 Tropfen/Tag über der Herzgegend einreiben.
Beide Präparate im täglichen Wechsel.

Weitere Verfahren:

- Leichtes **Ausdauertraining**, Spaziergänge sind empfehlenswert.
- Außerdem 1x/Jahr eine Behandlung mit **Ozon** und 1x/Jahr eine Behandlung mit **HOT**, jeweils 10 Sitzungen zu 2x/Woche.

6.4.3 Cor nervosum

Bei Herzklopfen, Herzstichen, Herzangst usw. habe ich folgende Mischspritze zum Einsatz gebracht, die mich nicht ein einziges Mal im Stich gelassen hat.

Therapievorschlag:
1 Amp. Cralonin
+ 1 Amp. Neuro Injeel
zusammen aufziehen, i.v. spritzen.

Zusätzlich 1 kleines Glas stilles Wasser mit 6 Tropfen Rescue langsam schluckweise austrinken lassen, über ½ Stunde verteilt.

Orale Medikation:

Zincum valerianum (Hevert)
täglich, nach Anweisung, über 6 Wochen.

Danach:

Ignatia Ptk H Tropfen nach Anweisung
+ Horvi-Enzym-Psy 4 comp. 1 3x/Tag, 8 Tropfen
im täglichen Wechsel.

6.4.4 Extrasystolen

Akut:

Veratrum album D3
2x 5 Globuli, im Abstand von 10 Minuten.

Zusätzlich:

Rescue Tropfen
2x 2 Tropfen, im Abstand von 15 Minuten.

Langzeittherapie:

Spartiol Tropfen
nach Anweisung.

Injektionstherapie:

Cor forte Injektopas
nach Anweisung.

6.4.5 Koronare Herzkrankheit, Koronarsklerose

Angina pectoris, akut:

1 Amp. Neuro Injeel
+ 1 Amp. Cralonin
zusammen aufziehen, i.v. spritzen.

Rescue Tropfen
2 Tropfen über dem Herz einreiben. Diesen Vorgang nach 10 Minuten wiederholen.

Mucokehl D3 Supp.

alle 20 – 30 Minuten 1 Supp. bis zur Besserung rektal einführen.

– Eventuell Herzkraft Dr. Sieghert zusätzlich zum Einsatz bringen, was aber in den meisten Fällen nicht mehr nötig ist.

Langzeittherapie:

Ozon-Therapie und **HOT**-Behandlung, beides 1x/Jahr, jeweils 10 Sitzungen, 2x/Woche.

Strophantus Ø
+ Ammi visnaga Ø
āā ad 50,0
3x 10 Tropfen/Tag, über 6 Wochen.

Anschließend:

Cactus Ptk D Tabletten
nach Anweisung, 6 Wochen.

Danach:

Cralonin Tropfen
3x 20 Tropfen/Tag, über Monate.

Zusätzlich kommt eine **Mischspritze** zur Anwendung:

1 Amp. Cralonin
+ 1 Amp. Circulo Injeel
+ 1 Amp. Ginkgobakehl
zusammen aufziehen, i.v. spritzen, anfangs 2x/Woche, später 1x/Woche.

– **Vitamin B12** parenteral zum Einsatz bringen.

sanukehl acne D6
2x 5 Tropfen/Tag, täglich über der Herzgegend einreiben.

Weitere Möglichkeiten:

Tromcardin forte, Strophantus D4 (sanum), Aurum „Gastreu" und Q-10 100 mg.

Das **Wichtigste**:

- Eine streng **vegetarische Ernährung**
- Ausreichend **Bewegung** an der frischen Luft
- **Stressvermeidung**.

6.4.6 Myocarditis, chronisch

Cralonin Tropfen
3x 20 Tropfen/Tag, über Monate

Zusätzlich:

Strophantus comp. Heel Ampullen
2x/Woche 1 Ampulle trinken oder i.m. spritzen, 6 Wochen lang.

Dann:

Cor comp. Heel Ampullen
2x/Woche 1 Ampulle trinken oder i.m. spritzen, 6 Wochen lang.

Dann wieder Strophantus comp. und weiter im Wechsel alle 6 Wochen.

Zusätzlich:

Orthocor Tabletten
nach Anweisung.

Vitamin B12 + Folsäure (Hevert)
i.v. oder i.m. spritzen, anfangs 2x/Woche, später 1x/Woche.

Horvi-Enzym-Naja-Salbe
2x/Tag über der Herzgegend und in der Ellenbeuge einreiben, im Wechsel.

Wegen der Schwere der Erkrankung und des chronischen Verlaufs möchte ich zusätzlich auf die **Horvi-Enzym-Therapie** hinweisen, auch diese wurde in meiner Praxis mit bestem Erfolg eingesetzt.

Der **Therapievorschlag** wurde dem Horvi-Enzymed-Rezeptierbuch entnommen:

Injektionen:

2 ml Horvi-Enzym-Horvitrigon forte
+ 2 ml Horvi-Enzym-Latromactan
gleichzeitig, **getrennt**, i.m. oder tief s.c. injizieren. Diese Präparate im fortlaufenden Wechsel mit folgenden Präparaten MO, MI, FR, MO usw. injizieren:

2 ml Horvi-Enzym-Crotalus forte
+ 3 ml Horvi-Enzym-Naja mite
gleichzeitig, **getrennt**, i.m. oder tief s.c. injizieren.

Orale Medikationen:

Horvi-Enzym-Bufomarin
+ Horvi-Enzym-Serpalgin liq.
3x/Tag je 8 Tropfen, im Abstand von 5 – 10 Minuten auf der Zunge zergehen lassen, vor dem Essen.

Horvi-Enzym-Horvitrigon forte liq.
+ Horvi-Enzym-Latromactan liq.
an injektionsfreien Tagen, DI + SA, 3x/Tag je 8 Tropfen, im Abstand von 5 – 10 Minuten auf der Zunge zergehen lassen, nach dem Essen.

Horvi-Enzym-Crotalus forte liq.
+ Horvi-Enzym-Naja forte liq.
an injektionsfreien Tagen, DO + SO, 3x/Tag je 8 Tropfen, im Abstand von 5 – 10 Minuten auf der Zunge zergehen lassen, nach dem Essen.

Lokale Therapie:

Horvi-Enzym-Naja-Salbe
täglich morgens und abends die Herzgegend und beide Armbeugen einreiben.

6.5 Augenkrankheiten

6.5.1 Katarakt

Mucokehl D5 AT
2x/Tag 1 – 2 Tropfen in den äußeren Augenwinkel geben.

Injektionstherapie:

1 Amp. Mucokehl D6
+ 1 Amp. Circulo Injeel
+ 1 Amp. Ginkgobakehl
+ 1 Amp. Oculus totalis suis Injeel
zusammen aufziehen, i.v. spritzen, 2x/Woche, über Wochen bis Monate.

- 1x/Monat **Aderlass**

Orale Therapie:

Phosphorus D6
3x 5 Tropfen/Tag auf die Zunge geben oder 3x 5 Globuli lutschen, 6 Wochen lang.

Anschließend:

Calcium fluoratum D6
3x 1 Tablette/Tag, 4 Wochen lang.

Dann:

Magnesium fluoratum D6
3x 1 Tablette/Tag, 6 Wochen lang.

Zusätzlich zur homöopathischen Therapie muß

Sanukehl myc.
3x 5 Tropfen/Tag oral, 2 Monate, zum Einsatz kommen

Langzeittherapie:

Propionibacterium avidum D5
3x 1 Kapsel/Woche, 3 Monate lang.
Die Einnahme der sanum-Bakterienpräparate erfolgt auf nüchternen Magen. Danach 4 Stunden nüchtern bleiben, d. h. entweder mitten in der Nacht, wenn man sowieso mal aufwacht, oder morgens nicht frühstücken und stattdessen die Präparate einnehmen. Eventuell auch ein frühes Abendessen und die Präparate 5 – 6 Stunden danach einnehmen vorm Zubettgehen.

Eventuelle **Zusatztherapie**, je nach Verlauf:

Mucokehl D5 morgens 1 Tablette lutschen
+ Nigersan D5 abends 1 Tablette lutschen
über 3 Monate.

Als **Langzeittherapie** ist zu einer **Vitamin-C**-15g-Pascoe-Kur zu raten. Therapieschema s. Seite 395.

Oder ersatzweise **Vitamin C oral hoch dosiert** bis zur Durchfallgrenze.

Wichtig: Eiweißfasten und Purgation

6.5.2 Glaukom

Zu Beginn 4 Wochen lang *Injektionen*, 1 – 2x/Woche **Mischspritze** aus:

1 Amp. Mucokehl D5
+ 1 Amp. Circulo Injeel
+ 1 Amp. Ginkgobakehl
+ 1 Amp. Oculus totalis suis Injeel
zusammen aufziehen, i.v. spritzen.

Anschließend:

Blutegelbehandlung: alle 6 Wochen 2 – 3 Blutegel hinter jedem Ohr ansetzen

und:

Ozon-Therapie, 1 – 2x/Jahr, jeweils 10 Sitzungen, 2x/Woche.

– Außerdem eventuell **Vitamin-C**-15g-Pascoe Infusionen. Therapieschema s. Seite 395.

Orale Therapie:

Phosphorus D6
3x 5 Tropfen/Tag oder 3x 5 Globuli/Tag, 6 Wochen lang.

Anschließend:

Aurum metallicum D6
3x 1 Tablette/Tag, 6 Wochen lang.

Danach:

Glonoinum Hom. Tropfen
nach Anweisung, über Wochen.

Langzeittherapie:

Propionibacterium avidum D5
anfangs 3x 1 Kapsel/Woche, später 2x/Woche 1 Kapsel, über längere Zeit.
Die Einnahme der sanum-Bakterienpräparate erfolgt auf nüchternen Magen. Danach 4 Stunden nüchtern bleiben, d. h. entweder mitten in der Nacht, wenn man sowieso mal aufwacht, oder morgens nicht frühstücken und stattdessen die Präparate einnehmen. Eventuell auch ein frühes Abendessen und die Präparate 5 – 6 Stunden danach einnehmen vorm Zubettgehen.

Lokal:

Mucokehl D5 Augentropfen
2x/Tag 1 Tropfen in jedes Auge geben, in den äußeren Augenwinkel, und je 1 Tropfen über jeder Schläfe einreiben.

Wichtig: Eiweißfasten ist dringlich, Vermeidung von Kaffee, Grüntee und Schwarztee, außerdem Cola.

Als **Schmerztherapie**, falls der Druck sehr hoch ist und der Patient über Kopfschmerzen klagt:

Gelsemium Hom. Tropfen
+ spigelon Tropfen
nach Anweisung (selbstverständlich fachärztliche Kontrolle)

6.5.3 Diabetische Retinopathie mit drohender Netzhautablösung

HOT-Therapie 2x/Jahr, 10 Sitzungen, 2x/Woche. Es kann auch *im Wechsel* eine **Ozon-Therapie** und eine **HOT-Behandlung** je 1x/Jahr, 10 Sitzungen, 2x/Woche, durchgeführt werden.

Orale Medikation:

Crotalus horridus D200
2 Globuli alle 6 Wochen, über 6 Monate.

+ Phosphorus D6
3x 5 Tropfen/Tag oder 3x 5 Globuli/Tag, 6 Wochen lang.

Anschließend:

Arnica D6
3x 1 Tablette/Tag, 6 Wochen lang.

Lokal:

Mucokehl D5 Augentropfen
3x 1 Tropfen/Tag in den äußeren Augenwinkel geben.

Injektionen:

1 Amp. Mucokehl D6
+ 1 Amp. Sanuvis
zusammen aufziehen, 1x/Woche i.m. spritzen.

Zusätzlich:

1 Amp. Circulo Injeel
+ 1 Amp. Ginkgobakehl
+ 1 Amp. Retina suis Injeel
zusammen aufziehen, i.v. spritzen, anfangs 2x/Woche, 4 Wochen lang, dann 1x/Woche.

6.5.4 Netzhautblutung akut

Orale Medikation:

Hamamelis D200
2 Globuli einmalig

+ Phosphorus D6
4x 5 Tropfen oder 5 Globuli/Tag.

Weitere Möglichkeiten:

Calvakehl D3
nach Anweisung, bzw:

Cinnamonium Hom. (Heel)
nach Anweisung.

6.5.5 Netzhautblutung, drohend, Vorbeugung

Orale Medikation:

Phosphorus D6
4x 5 Tropfen oder 4x 5 Globuli/Tag, über Wochen, je nach Befund.

Anschließend:

Lachesis D6
3x 1 Tablette/Tag, ungefähr 4 Wochen lang.

Dann:

Arnica D6
3x 1 Tablette/Tag, über Wochen.

6.5.6 Sehschwäche

2x/Jahr 10 HOT-Sitzungen, 2x/Woche, oder je 1x/Jahr 10 HOT-Behandlungen sowie 10 Ozonanwendungen, 2x/Woche.

Injektionstherapie:

1 Amp. Mucokehl D5
+ 1 Amp. Oculis totalis Injeel
zusammen aufziehen, i.v. spritzen, 2x/Woche, 4 Wochen lang, dann 1x/Woche über ½ Jahr.

Orale Therapie:

Phosphorus D6
3x 5 Tropfen oder 5 Globuli/Tag, 6 Wochen lang.

Anschließend:

Gelsemium D6
3x 1 Tablette/Tag, 6 Wochen lang.

Langzeittherapie:
Anschließend oder auch von Anfang an dazu, je nachdem wie das Beschwerdebild ist:

sankombi
2x 5 Tropfen/Tag oral und 1 Tropfen auf jede Schläfe einreiben.

Zusätzlich:

Propionibacterium avidum D5
2x 1 Kapsel/Woche, über Monate.
Die Einnahme der sanum-Bakterienpräparate erfolgt auf nüchternen Magen. Danach 4 Stunden nüchtern bleiben. Dies kann entweder mitten in der Nacht geschehen oder anstatt eines Frühstücks oder man wartet, bis ein frühes Abendessen nach 6 Stunden verdaut ist, und schluckt dann die Kapsel vor dem Zubettgehen.

Weitere Verfahren:

- Mucokehl **Augentropfen** zum Einsatz bringen, 2x/Tag 1 Tropfen in jedes Auge geben, in den äußeren Augenwinkel.

- **Aschner-Verfahren:**

  1x/Monat 1 – 2 **Blutegel** hinter jedes Ohr setzen, an diesen Tagen kein Mucokehl zur Anwendung bringen, auch keine sankombi Tropfen.

6.5.7 Conjunctivitis, akut

– Initial 1 **Aderlass** von ca. 200 ccm.

Oral:

Belladonna D30
2x 2 Globuli/Tag.

Zusätzlich Injektionstherapie:

2 Amp. Notakehl D5
zusammen aufziehen, i.v. spritzen, 1x/Tag, an 2 aufeinander folgenden Tagen.

Zusätzlich oral:

Notakehl D5 morgens 10 Tropfen
+ Nigersan D5 abends zunächst 5 Tropfen, dann auf 10 Tropfen steigern

Lokal:

Notakehl D5 Tropfen
+ Pefrakehl D6 Tropfen
Abwechselnd von jedem Mittel über den Tag verteilt 2x 1 Tropfen in den äußeren Augenwinkel geben.

Beide Mittel sind nicht als ausgesprochene Augentropfen zugelassen. Ich habe diese jedoch jahrzehntelang auch in diesem Sinne angewandt mit bestem Erfolg. Ein leichtes Brennen geht nach 1 – 2 Minuten wieder weg. Man kann beide Mittel auch um das Auge und auf das Lid einreiben oder *Euphrasia Augentropfen* zur Anwendung bringen.

6.5.8 Doppelsehen

– 1x/Monat 1 **Aderlass** von ca. 200 ccm.

Gelsemium D6
3 Tage lang 4x 1 Tablette, dann 3x 1 Tablette/Tag, 6 Wochen lang.

Mucokehl Augentropfen
2x 1 Tropfen/Tag in den äußeren Augenwinkel träufeln.

6.5.9 Prellung, Hämatom-Auge

Orale Medikation:

Arnica D200
2 Globuli einmalig

+ Ledum D4 (oder D6, falls D4 nicht zu erhalten ist)
4x 1 Tablette/Tag

Lokal:

Mucokehl Augentropfen
3x 1 Tropfen/Tag in den äußeren Augenwinkel geben.

Rescue Tropfen
2 – 3 Tropfen mehrfach am Tag ums Auge einreiben.

6.6 Erkrankungen des Zentralnervensystems

6.6.1 Endogene Depression

Wichtig: Ausschließlich begleitend zur nervenärztlichen Therapie.

Orale Medikation:

Zincum valerianum (Hevert)
über Wochen, je nach Verlauf

+ Horvi-Enzym-Psy 4 comp. 1
beides täglich.

– **Bach-Blüten-Therapie** (je nach Anamnese und Fragebogen).

Zusätzliches Verfahren:

Mucedokehl D3 Supp.
abends 1 Supp., über Wochen, je nach Besserung.

Langzeittherapie*:*

Latensin D6
+ Recarcin D6
im wöchentlichen Wechsel 1 Kapsel/Woche, nach ungefähr 2 Monaten, bei beiden Mitteln auf die Potenz D4 übergehen und in gleicher Weise einnehmen, über 4 Monate.
Die Einnahme der sanum-Bakterienpräparate erfolgt auf nüchternen Magen. Danach 4 Stunden nüchtern bleiben, d. h. entweder mitten in der Nacht, wenn man sowieso mal aufwacht, oder morgens nicht frühstücken und stattdessen die Präparate einnehmen. Eventuell auch ein frühes Abendessen und die Präparate 5 – 6 Stunden danach einnehmen vorm Zubettgehen.

Injektionstherapie:

2 ml Chrysocor D5
i.m. spritzen, 1x/Woche.

Zusätzlich:

1 Amp. Cerebrum comp. Heel
2x/Woche, s.c. spritzen.

Außerdem:

1 Amp. Neuro Injeel
+ 1 Amp. Tonico Injeel
im Wechsel, beides i.v. injizieren, 3x/Woche in den ersten Wochen.

Ausleitungstherapie:

1 – 2 **Blutegel**, 1x/Monat hinter jedes Ohr setzen oder entlang der HWS, ersatzweise oder im Wechsel 1x/Monat 1 **Cantharidenpflaster** in der Kreuzbeingegend auflegen, beide Therapien haben sich sehr gut bewährt.

Sollten die Fortschritte sehr kleinschrittig sein, dann rate ich zur **Horvi-Enzym-Therapie**:

Orale Medikation:

Horvi-Enzym-Psy 4 comp. 1
+ Horvi-Enzym-Psy 4 comp. 5
3x/Tag je 8 Tropfen im Abstand von 5 – 10 Minuten auf der Zunge zergehen lassen, vor dem Essen.

Zusätzlich:

Horvi-Enzym-Horvitrigon forte
3x/Tag 8 Tropfen auf der Zunge zergehen lassen, nach dem Essen. Diese Tropfen können auch auf einen Löffel Wasser gegeben werden.

Horvityl
3x/Tag 15 – 20 Tropfen auf etwas Wasser, solange wie möglich im Mund behalten.

6.6.2 Reaktive Depression

Orale Medikation:

Natrium chloratum D6
3x 1 Tablette/Tag, über 6 – 8 Wochen.

Zusätzlich:

Laif 600 (Johanniskrautpräparat)
1 Tablette/Tag

Außerdem bei Bedarf, bei schlechter Stimmungslage:

Zincum valerianum (Hevert)
nach Anweisung.

Langzeittherapie:

Latensin D6
+ Recarcin D6
im wöchentlichen Wechsel 1 Kapsel/Woche, nach ungefähr 2 Monaten bei beiden Mitteln auf die Potenz D4 übergehen und in gleicher Weise einnehmen, über 4 Monate.

Die Einnahme der sanum-Bakterienpräparate erfolgt auf nüchternen Magen. Danach 4 Stunden nüchtern bleiben, d. h. entweder mitten in der Nacht, wenn man sowieso mal aufwacht, oder morgens nicht frühstücken und stattdessen die Präparate einnehmen. Eventuell auch ein frühes Abendessen und die Präparate 5 – 6 Stunden danach einnehmen vorm Zubettgehen.

Injektionstherapie, falls nötig:

1 Amp. Neuro Injeel
+ 1 Amp. Tonico Injeel
im täglichen Wechsel, i.v. spritzen.

Weitere Verfahren:

- Empfehlenswert ist eine **Bach-Blüten-Therapie** nach Gespräch und nach Fragebogen.
- **Ausleitungstherapie:**

  1 – 2 **Blutegel** 1x/Monat hinter jedes Ohr setzen oder 1 **Canthloridenpflaster**, auch 1x/Monat, über der Kreuzbeingegend anlegen.

6.6.3 Hirntumoren

Bei allen Hirngeschwulsten nachfolgende Spritzenserie einsetzen:

Rp.
Lymphogranulomatose D30 Amp. V
+ Glandula lymphatica suis Heel Amp. V
+ Ubicinon comp. Heel Amp. V
+ Kohlhernie D30 Amp. V

Chondrosarkonium D30 Amp. V
+ Hepar suis Heel Amp. V
+ Coenzyme comp Heel Amp. V
+ Aqua pluvia Mai 86 D30 (Stauffen) Amp. V

Plasmozytom D30 Amp. V
+ Medulla ossis suis Heel Amp. V
+ Glyoxal Heel Amp. V
+ Bacillinum D30 = Tuberculinum D30 Amp. V

Corpus pinale Heel Amp. V
+ Cortison D30 Amp. V
+ Cerebrum suis Injeel Amp. V
bei Hypophysenadenom: Hypophysis suis Injeel

Lymphograulomatose D200 Amp. V
+ Splen suis Heel Amp. V
+ Ubichinin comp Amp. V

Chondrosarkonium D200 Amp. V
+ Thalamus comp. Heel Amp. V
+ Coenzyme comp Heel Amp. V
+ Carbo animalis D200 Amp. V

Plasmozytom D200 Amp. V
+ Glandula Thymi Amp. V
+ Glyoxal Heel Amp. V
+ Bacillinum D200 = Tuberculinum D200 Amp. V

Cortison D200 Amp. V
+ Cerebrum suis Injeel Amp. V
bei Hypophysenadenom: Hypophysis suis Injeel

(In der Serie 4 + 8 kommt das entsprechende Schwachorgan zum Einsatz, z. B. bei der Diagnose Polyposis coli *Colon suis Injeel*, bei einer Präcancerose der Haut *Cutis suis Injeel*)
Diese Arzneien dienen ausschließlich der Immunmodulation.

Diese Spritzen werden im wöchentlichen Wechsel 1x/Woche verabreicht, 4 Jahre lang, dann alle 2 Wochen, später 1x/Monat, insgesamt 6 – 8 Jahre lang. Es werden die Amp. der Serien von 1 – 8, jeweils 2 – 4 Amp., zusammen aufgezogen und supraclaviculär, axillär oder inguinal im wöchentlichen Wechsel gespritzt. Es erfolgen jeweils 4 Einstiche in die **Nähe der Lymphknoten**.

Z. B.: 1. Sitzung: die Injektion erfolgt durch 4 Einstiche supraclaviculär
2. Sitzung: die Injektion erfolgt durch 4 Einstiche axillär
3. Sitzung: die Injektion erfolgt durch 4 Einstiche inguinal

Und wieder von vorne, 1x/Woche, 4 Jahre lang usw.

Weitere Verfahren:

- Eine **HOT-Therapie** empfiehlt sich 2x/Jahr, 10 Sitzungen, 2x/Woche.
- Bei gutem EZ initial 2 Wochen **Eiweißfasten**, nur Obst essen, anschließend streng vegetarische Ernährung. Der Eiweißbedarf wird mit Rohgetreide in Form von **Frischkornbrei** oder gekeimtem Getreide gedeckt.

  Das Kernstück der vitalstoffreichen Vollwertkost ist der **Frischkornbrei** (Rp. s. Seite 395).
- Bei dieser schweren Erkrankung muss je nach Verlauf, entweder zusätzlich oder anstatt, die **Horvi-Enzym-Therapie** zum Einsatz kommen.

  Injektionen:

  Horvi-Enzym-C 33

  + Horvi-Enzym-Crotalus forte

  je 2 ml gleichzeitig, **getrennt**, i.m. oder tief s.c. injizieren, z. B. montags.

  Horvi-Enzym-Horvitrigon forte

  + Horvi Enzym-Latromactan

  je 2 ml gleichzeitig, **getrennt**, i.m. oder tief s.c. injizieren, z. B. mittwochs.

  Horvi-Enzym-C 300

  + Horvi-Enzym-Buthus

  je 2 ml gleichzeitig, **getrennt**, i.m. oder tief s.c. injizieren, z. B. freitags.

  Orale Medikation:

  Horvi-Nukleozym comp. 16

  + Horvi-Enzym-X 44

3x/Tag je 8 Tropfen im Abstand von 5 – 10 Minuten auf der Zunge zergehen lassen, vor dem Essen.

Horvi-Enzym-C 33 liq.

+ Horvi-Enzym-Crotalus forte liq.

an injektionsfreien Tagen, DI + SA, 3x/Tag je 8 Tropfen im Abstand von 5 – 10 Minuten auf der Zunge zergehen lassen, nach dem Essen.

Horvi-Enzym-C300 liq.

+ Horvi-Enzym-Buthus liq.

an injektionsfreien Tagen, DO + SO, 3x/Tag je 8 Tropfen im Abstand von 5 – 10 Minuten auf der Zunge zergehen lassen, nach dem Essen.

Die Rezeptur ist dem Horvi-Enzymed-Rezeptierbuch entnommen.

6.6.4 Parkinson Syndrom

Rp.
Lymphogranulomatose D30 Amp. V
+ Glandula lymphatica suis Heel Amp. V
+ Ubicinon comp. Heel Amp. V
+ Kohlhernie D30 Amp. V

Chondrosarkonium D30 Amp. V
+ Hepar suis Heel Amp. V
+ Coenzyme comp Heel Amp. V
+ Aqua pluvia Mai 86 D30 (Stauffen) Amp. V

Plasmozytom D30 Amp. V
+ Medulla ossis suis Heel Amp. V
+ Glyoxal Heel Amp. V
+ Bacillinum D30 = Tuberculinum D30 Amp. V

Corpus pinale Heel Amp. V
+ Cortison D30 Amp. V
+ Hypothalamus suis Injeel Amp. V
+ Arania Injeel Amp. V

Lymphograulomatose D200 Amp. V
+ Splen suis Heel Amp. V
+ Ubichinin comp Amp. V

Chondrosarkonium D200 Amp. V
+ Thalamus comp. Heel Amp. V
+ Coenzyme comp Heel Amp. V
+ Carbo animalis D200 Amp. V

Plasmozytom D200 Amp. V
+ Glandula Thymi Amp. V
+ Glyoxal Heel Amp. V
+ Bacillinum D200 = Tuberculinum D200 Amp. V

Latrodectus Injeel Amp. V
+ Cortison D200 Amp. V
+ Hypothalamus suis Injeel Amp. V

(In der Serie 4 + 8 kommt das entsprechende Schwachorgan zum Einsatz, z. B. bei der Diagnose Polyposis coli *Colon suis Injeel*, bei einer Präcancerose der Haut *Cutis suis Injeel*)
Diese Arzneien dienen ausschließlich der Immunmodulation.

Diese Spritzen werden im wöchentlichen Wechsel 1x/Woche verabreicht, 4 Jahre lang, dann alle 2 Wochen, später 1x/Monat, insgesamt 6 – 8 Jahre lang. Es werden die Amp. der Serien von 1 – 8, jeweils 2 – 4 Amp., zusammen aufgezogen und supraclaviculär, axillär oder inguinal im wöchentlichen Wechsel gespritzt. Es erfolgen jeweils 4 Einstiche in die **Nähe der Lymphknoten**.

Z. B.: 1. Sitzung: die Injektion erfolgt durch 4 Einstiche supraclaviculär
2. Sitzung: die Injektion erfolgt durch 4 Einstiche axillär
3. Sitzung: die Injektion erfolgt durch 4 Einstiche inguinal

Und wieder von vorne, 1x/Woche, 4 Jahre lang usw.

Orale Medikation:

Cocculus D6
3x 1 Tablette/Tag, 4 Wochen lang.

Danach:

Conium maculatum D6
3x 1 Tablette/Tag, 4 Wochen lang.

Danach:

Tarantula D6
3x 1 Tablette/Tag, 6 Wochen.

Zusätzlich von Anfang an:

Horvi-Enzym-PKS 6
3x 8 Tropfen, über 2 – 3 Monate.

Lokal:

sankombi Tropfen
die ganze Wirbelsäule einreiben, anfangs 1x/Tag 5 Tropfen, dann bis auf 10 Tropfen/Tag steigern.

Langzeittherapie:

Latensin D6
Utilin D6
im wöchentlichen Wechsel, 1 Kapsel/Woche, über Monate.
Die Einnahme der sanum-Bakterienpräparate erfolgt auf nüchternen Magen. Danach 4 Stunden nüchtern bleiben, d. h. entweder mitten in der Nacht, wenn man sowieso mal aufwacht, oder morgens nicht frühstücken und stattdessen die Präparate einnehmen. Eventuell auch ein frühes Abendessen und die Präparate 5 – 6 Stunden danach einnehmen vorm Zubettgehen.

Zusatztherapie:

Von Anfang an:

sanukehl myc. D6 (Sanum)
nach Anweisung in die Ellenbeuge einreiben.

Wegen der Schwere der Erkrankung und des chronischen Verlaufs möchte ich auf eine weitere Therapie hinweisen, die **Behandlung mit Horvi-Enzymen**:

Injektionen:

Horvi-Enzym-Crotalus forte
+ Horvi-Enzym-Bitis forte
je 2 ml gleichzeitig, **getrennt**, i.m. oder tief s.c. injizieren, wobei dem Crotalus forte jeweils
1 ml Horvi-Curare 5 beigemischt werden sollte. Diese Präparate im fortlaufenden Wechsel mit folgenden Präparaten MO, MI, FR, MO usw. injizieren:

Horvi-Enzym-Crotalus forte
+ Horvi-Enzym-Buthus
je 2 ml gleichzeitig, **getrennt**, i.m. oder tief s.c. injizieren, wobei dem Crotalus forte jeweils
1 ml Horvi-Curare 5 beigemischt werden sollte.

Orale Medikation:

Horvi-Enzym-PKS 6
+ Horvi-Enzym-Psy 4
3x/Tag je 8 Tropfen im Abstand von 5 – 10 Minuten auf der Zunge zergehen lassen, vor dem Essen.

Horvi-Enzym-Crotalus forte liq.
+ Horvi-Enzym-Bitis forte liq.
an injektionsfreien Tagen, DI + SA, 3x/Tag je 8 Tropfen im Abstand von 5 – 10 Minuten auf der Zunge zergehen lassen, nach dem Essen, wobei dem Crotalus forte jeweils 8 Tropfen
Horvi-Curare 5 liq. beigemischt werden sollten.

Horvi-Enzym-Crotalus forte liq.
+ Horvi-Enzym-Buthus liq.
an injektionsfreien Tagen, DO + SO, 3 x/Tag je 8 Tropfen, im Abstand von 5 – 10 Minuten auf der Zunge zergehen lassen, nach dem Essen, wobei dem Crotalus forte jeweils 8 Tropfen
Horvi-Curare 5 liq. beigemischt werden sollten.

Lokale Therapie:

Horvi-Enzym-Chiroprac-Salbe
morgens und abends die gesamte Wirbelsäule einreiben.

Diese Rezeptur habe ich dem Horvi-Enzymed-Rezeptierbuch entnommen und mehrfach eingesetzt, meist mit erstaunlichem Erfolg.

6.6.5 MS

Orale Medikation
Von Anfang an:

Lymphomyosot
3x 10 Tropfen/Tag, 6 Wochen lang. Dann 6 Wochen Pause, dann erneut einige Wochen.

Basistherapie:

Cinnamonum Hom. Tropfen
täglich nach Anweisung.

Zusätzlich:

Schwef-Heel
2x 10 Tropfen/Tag.

+ Graphites Hom.
2x 10 Tropfen/Tag.

Alle 3 Präparate werden täglich zum Einsatz gebracht, über 2 – 3 Monate, je nach Verlauf.

Anschließend:

Muscarsan D6
2x 1 Tablette/Tag.

Zusätzliches Verfahren, falls Spastizität vorliegt, was meistens der Fall ist:

Spascupreel Supp.
bei Bedarf.

Injektionen (gleichzeitig mit der oralen Therapie beginnen):

1 Amp. Cerebrum comp. NM
+ 1 Amp. Engystol
im 3-tägigen Wechsel, i.m. oder s.c. spritzen, 2x/Woche, 6 Wochen lang.

Zusätzlich:

1 Amp. Coenzyme comp.

+ 1 Amp. Ubichinon comp.
zusammen aufziehen, i.m. spritzen, 2x/Woche, 6 Wochen lang.

Nach diesen 6 Wochen kommen nachfolgende Organpräparate zum Einsatz, 6 Wochen lang,
danach wieder obige Spritzenkombination.

Injektionen:

1 Amp. Medulla spinalis suis Injeel
+ 1 Amp. Medulla oblongata suis Injeel
+ 1 Amp. Cerebrum suis Injeel
+ 1 Amp. Cerebella suis Injeel
zusammen aufziehen, i.v. spritzen, 2x/Woche.

Weitere Verfahren:

- Unbedingt sollte **Anthozym Petrasch** zum Einsatz kommen, außerdem **Enzympräparate**.
- **Nicht vergessen**: **Vitamin B Komplex** von sanum, 2x/Woche, i.m. spritzen.
- Horvi-Enzym-Chiroprac-Salbe 2x/Tag über der ganzen Wirbelsäule einreiben

  + Utilin-S D6 Tropfen mit 5 Tropfen/Tag beginnen, auf 10 Tropfen steigern

  im täglichen Wechsel.

  Wegen der Schwere und Chronizität der Erkrankung möchte ich noch zu einer weiteren Therapie raten, und zwar zum Einsatz der **Horvi-Enzyme**. Mit dieser Therapie habe ich gute Erfolge gehabt.

  Horviton Kapseln

  3x 2 Kapsel/Tag.

  Zusätzlich Injektionstherapie:

  2 Amp. Horvi MS 9 I

  + 1 ml Horvi-Curare 5

gleichzeitig, **getrennt**, i.m. spritzen, 1x/Woche.

Zusätzlich:

2 Amp. Horvi MS 9 II
+ 1 ml Horvi-Curare 5
gleichzeitig, **getrennt**, i.m. spritzen, 1x/Woche

Orale Medikation:

Horvi-Curare 5

an den injektionsfreien Tagen, 3x 8 Tropfen/Tag auf der Zunge zergehen lassen.

Zusätzlich:

Horvi-MS 9

täglich, 3x 8 Tropfen/Tag

6.7 Psychische Symptome

6.7.1 Angstzustände, Panikattacken, äußerste Verzweiflung

Aconitum napellus D30
2 – 3 Globuli in Wasser auflösen.

Außerdem:

Rp. Rescue Tropfen 5,0
Sweet Chestnut 1,0
ad 6,0
von dieser Tropfenmischung zu Beginn alle 10 Minuten 2 Tropfen, später stündlich oder seltener.

Zusätzlich:

1 Amp. Neuro Injeel
i.v. spritzen. Diese Injektion kann am selben Tag nochmal wiederholt werden, das ist aber meistens nicht nötig.

Weitere Therapien:

I **Sanum-Therapie**:

Mucedokehl D3 Supp.
1 Supp., eventuell noch mal nach 1 Stunde wiederholen.

II **Horvi-Enzym-Therapie**:

Horvi-Enzym-Psy 4 comp. 1
+ Horvi-Enzym-Psy 4 comp. 5
3x/Tag je 8 Tropfen im Abstand von 5 – 10 Minuten auf der Zunge zergehen lassen, vor dem Essen.

6.7.2 Trauer

Bei **Trauerreaktion** empfehle ich eine Bach-Blüten-Mischung:
Rp.
1 Fläschchen von 30 ml mit einer Gummitropfpipette
je 3 Tropfen der Stock Bottles der Ziffern **16 / 20 / 29 / 35** hineingeben, auffüllen mit 1/3 Alkohol (Himbeergeist oder Alkohol innerlich aus der Apotheke)
oder 1/3 Apfelessig (falls Alkohol ein Hindernis ist)
und 2/3 stillem Wasser aus einer Heil- oder Mineralquelle (Leitungswasser nur im Notfall
verwenden und in diesem Fall die Mischung nicht länger als 1 Woche im Kühlschrank aufheben).
Von dieser Mischung werden täglich 3x 4 Tropfen genommen, über 6 – 8 Wochen.

Bei **Verlust eines geliebten Menschen** *zusätzlich* die Kalifornische Blüte:

Bleeding Heart. (Certified Biodynamic, Bezug s. Seite 414)
täglich 3x 4 Tropfen, auch 6 – 8 Wochen lang.

Zur **Beruhigung**, z. B. vor der Beerdigung oder vor dem Zubettgehen hat sich bewährt:

1 Amp. Neuro Injeel
i.v. gespritzt. Diese wird am besten einige Stunden vor dem Termin verabreicht.

Zusätzlich:

Rescue Tropfen
alle 15 Minuten, 2 – 3x jeweils 2 Tropfen auf der Zunge zergehen lassen.
(Rescue Tropfen nur akut zum Einsatz bringen, z. B. vor dem Termin.)

6.7.3 Prüfungsangst

1 Tag vor der Prüfung:

1 Globulus Gelsemium D1000
oder 2 Globuli Gelsemium D200.

Am *Prüfungstag*, wenn der Patient **zittert**:

Gelsemium D6 4x 1 Tablette,

wenn der Patient **Durchfall** hat:

Argentum nitricum D12 2 – 3x 1 Tablette/Tag,
oder Arsenicum album D30 2x 2 Globuli/Tag.

Wenn der Patient hauptsächlich **Herzklopfen** hat:

Strophantus D4 4x 1 Tablette am Prüfungstag.

Falls nötig:
Einige Tage vorher (bis zu 4 Tagen): **Rescue Tropfen** 4 x 4 Tropfen/-Tag.
Am Prüfungstag: Rescue Tropfen stündlich 2 Tropfen

- Wenn die Patienten schon einige Tage vorher sehr nervös sind, empfehle ich 4 – 5 Tage vor der Prüfung mit folgender **Bach-Blüten-Mischung** zu beginnen:

Rp.
1 Fläschchen von 30 ml mit einer Gummitropfpipette

je 3 Tropfen der Stock Bottles der Ziffern **9 / 11 / 12 / 19 / 35** hineingeben,
auffüllen mit 1/3 Alkohol (Himbeergeist oder Alkohol innerlich aus der Apotheke)
oder 1/3 Apfelessig (falls Alkohol ein Hindernis ist)
und 2/3 stillem Wasser aus einer Heil- oder Mineralquelle (Leitungswasser nur im Notfall
verwenden und in diesem Fall die Mischung nicht länger als 1 Woche im Kühlschrank aufheben).
4x 4 Tropfen/Tag bis zum Tag nach der Prüfung einnehmen.

6.7.4 Flugangst

Gelsemium D200
1 – 2 Tage vorher einmalig 2 Globuli.

Zusätzlich:

Rescue Tropfen
1 – 2 Tage vorher, stündlich 2 Tropfen.

Bei **Reiseantritt**:

Rescue Tropfen
alle 10 Minuten.

Bei heftigem **Durchfall** vor Angst:

Arsenicum album D30
1 – 2x je 2 Globuli.

6.7.5 Schlafstörungen

Therapievorschlag I:

Direkt vor dem Schlafengehen auf der Bettkante:

Coffea D30
2 Globuli lutschen, weitere 2 Globuli auf den Nachttisch legen, diese für den Fall eines nächtlichen Erwachens.

Zusätzlich:
Rescue Tropfen
abends 4 Tropfen in ½ Glas Wasser (ca. 100 ml), das Wasser muss abgekocht und abgekühlt sein, oder auch stilles Wasser. Dies schluckweise trinken, jeden Schluck lange im Mund lassen.

Therapievorschlag II:

Mucedokehl D3 Supp.
1 Supp. rektal einführen
und:
Valeriana D30
2 Globuli lutschen.

Therapievorschlag III:

Rp.
Passiflora D2
Avena sativa D2
Zincum valerianum D4 āā ad 30,0
davon stündlich 10 Tropfen 3x vor dem Schlafen gehen, z. B. um 19 Uhr, 20 Uhr, 21 Uhr.
Und:
Rescue Tropfen
4 Tropfen in stilles Wasser geben, etwa 100 ml, schluckweise trinken, ungefähr 1 Stunde vor dem Schlafengehen.

Therapievorschlag IV:

Wenn die Schlafstörung bei alten Leuten durch Herzinsuffizienz bedingt ist:

Digitalis D3 3x 1 Tablette/Tag lutschen
und:
Herzkraft Dr. Sieghert vor dem Schlafengehen 2x.

Bei ganz **therapieresistender** Agrypnie *zusätzlich*:

Luesinum D200
1x/Monat 2 Globuli.

6.7.6 Waschzwang

Wäscht sich z. B. 100x und viel öfter die Hände:

Luesinum D200
1x/Monat 2 Globuli, über ein ganzes Jahr.

+ Arsenicum album D6
3x 1 Tablette/Tag, 6 Wochen lang.

Dann eine Pause von 8 Wochen, dann wieder 6 Wochen Arsenicum album D6.

6.7.7 Schreck, Schock, akut

Erlebnis eines *heftigen Schrecks* oder *Schocks*:

Aconitum napellus D1000
einmalig 2 Globuli.

+ Rescue Tropfen
stündlich 2 Tropfen am ersten Tag, dann 3x 2 Tropfen/Tag, 1 – 2 Wochen lang. Auf die Zunge
geben oder innen auf die Lippe.

6.7.8 Schreck, Schock, Folgen von

Der Schreck oder Schock hat *psychische* oder *körperliche Folgen* hinterlassen:

Natrium chloratum D200
2 Globuli alle 4 – 5 Wochen, 5x insgesamt.

6.7.9 Schock eines Neugeborenen

Direkt nach der Geburt:

Aconitum napellus D30
1 Globulus

Später, sobald es möglich ist:

Rescue Tropfen
2 Tropfen ins Badewasser geben, 2 Wochen lang.

6.8 Erkrankungen der Nase und der Nasennebenhöhlen

6.8.1 Nase

6.8.1.1 Polypen

Teucrium marum D12
2x 1 Tablette/Tag, vor dem Essen

Nasensalbe:
Rezeptur nach Dr. med. Karl-Heinz Friese, HNO-Arzt:
Rp. Teucrium marum D1 10 ml
Eucerini anhydr. ad 50,0
m.f. ungt. Nasensalbe
2 – 3 x/Tag, lokal einreiben.

Zusätzlich:

Medorrhinum D200
2 Globuli, einmalig.

Außerdem:

- Inhalationen mit Eigenurin, Kamille oder Emser Salz, die Morgenportion Urin trinken und die Nase innen und außen mit frischem, besser altem Urin einpinseln.

- Auch Horvi-Enzym Serpalgin Salbe einmassieren und hochziehen.

6.8.2 Epistaxis, akut

Phosphorus D200
alle 10 Minuten 2 Globuli bis zum Stillstand.

Eine *Zusatztherapie* wäre (jedoch meist nicht mehr nötig):
Calvakehl D3 (sanum)
nach Anweisung.

Lokal gibt es noch eine erfolgreiche Variante:
Horvi-Enzym-Russelli forte
1 ml auf Watte geben und die Watte in die Nasenlöcher stopfen.

6.8.3 Epistaxis, rezidivierend

Phosphorus D6
3x 5 Globuli oder 3x 5 Tropfen/Tag, 6 Wochen lang.

Anschließend:
Arnica D6
3x 1 Tablette/Tag, 4 Wochen lang.

Als *Zusatztherapie*:
Calvakehl D3
3x 10 Tropfen/Tag, über einige Wochen.

6.8.4 Heuschnupfen, Prophylaxe

4 Wochen vor den ersten Symptomen:
Tuberculinum D200
2 Globuli, einmalig.

Zusätzlich als Injektion:
Acidum formicicum D200
3x im Abstand von 2 Wochen.

Sehr gut bewährt hat sich das Trinken der Morgenportion Urin, täglich, 4 Wochen lang vor Auftreten der Symptomatik, anschließend Nelke oder Zitronenschale kauen oder besser:
Knoblauch, beide Gerüche heben sich gegenseitig auf.

6.8.5 Heuschnupfen, akut

Orale Medikation:

Heuschnupfenmittel DHU nach Anweisung
+ Arsenicum album D6 3x 1 Tablette/Tag

Eventuell zusätzlich:

Utilin-S D6 (Holomed, Bezug s. Seite 414)
2x 5 Tropfen/Tag

+ Utilin H D5 (sanum)
1 Kapsel/Woche. Die Einnahme dieses sanum-Bakterienpräparats erfolgt auf nüchternen Magen. Danach 4 Stunden nüchtern bleiben, d. h. entweder mitten in der Nacht, wenn man sowieso mal aufwacht, oder morgens nicht frühstücken und stattdessen die Präparate einnehmen. Eventuell auch ein frühes Abendessen und die Präparate 5 – 6 Stunden danach einnehmen vorm Zubettgehen.

Folgende **Eigenblut-Therapie** bringt ebenso guten Erfolg:

1. Sitzung: ½ ccm Blut entnehmen, mit
1 Amp. Allergie-Injecto-Pas
vermischen, i.m. ins Gesäß spritzen.

2. Sitzung: 1 ccm Blut entnehmen, mit
1 Amp. Allergie-Injecto-Pas
vermischen, i.m. (intragluteal) spritzen.

3. Sitzung: 1 ½ ccm Blut entnehmen, mit
1 Amp. Allergie-Injecto-Pas
vermischen, i.m. (intragluteal) spritzen.

4. Sitzung: 2 ccm Blut entnehmen, mit
1 Amp. Allergie-Injecto-Pas
vermischen, i.m. (intragluteal) spritzen.

Diese Injektionen 2x/Woche, ab der 5. Sitzung wird für weitere 4 Wochen nur 1x/Woche gespritzt, und zwar genauso wie in der 4. Sitzung.

Lokal:

Conjunctisan-B Augentropfen
+ Euphorbium comp. Nasentropfen-S

Falls als Prophylaxe Acidum formicicum als Injektion nicht zum Einsatz kam, dann, falls nötig,
Formasan (sanum)
3x 30 Tropfen/Tag einnehmen.

6.8.6 Sinusitis frontalis et maxillaris, akut

Zu Beginn:
Aconitum napellus D30
2x 3 Globuli im Abstand von 4 – 5 Stunden.

Zusätzlich Injektionstherapie:

1. Tag:
1 Amp. Euphorbium comp.
+ 1 Amp. Quentakehl D5
+ 1 Amp. Notakehl D5
zusammen aufziehen, i.v. spritzen.

2. Tag:
1 Amp. Engystol
+ 1 Amp. Grippheel
+ 1 Amp. Euphorbium comp.
zusammen aufziehen, i.v. spritzen.

Lokal:

Notakehl D5
+ Pefrakehl D6
im täglichen Wechsel 3 – 4x 10 Tropfen/Tag, in die Nasenlöcher geben und hochziehen, auf beide Nasenlöcher verteilen.

Orale Medikation:

Sinusitis Hevert
nach Vorschrift, **2 Wochen lang**.

Ein weiterer Therapievorschlag:

Zu Beginn:
Aconitum napellus D30
2x 3 Globuli im Abstand von 4 – 5 Stunden

Zusätzlich:

Cinnabaris D3 3x 1 Tablette/Tag
+ Sinupret nach Anweisung.

Die Injektionstherapie beibehalten, auch natürlich Notakehl D5 + Pefrakehl D6 im täglichen Wechsel, 3 – 4x/Tag 10 Tropfen in die Nasenlöcher geben und hochziehen.

– **Fußbäder** mit 2 EL Senfmehl.

6.8.7 Sinusitis frontalis, chronisch

Zur Umstimmung:

Eigenblut-Therapie:

2,0 ml Eigenblut
+ 1 Amp. Quentakehl D5
i.m. intragluteal spritzen.
Bei Blutentnahme zusätzlich:
1 Amp. Quentakehl D5
i.v. spritzen.
2x/Woche 2 Wochen lang, anschließend 1x/Woche für weitere 2 Wochen. Nach diesen 4 Wochen 1x alle 14 Tage.

Oral:

Sinusitis Nos. D30
alle 14 Tage 2 Globuli lutschen, 3 Monate lang.

Zusätzlich:

Euphorbium comp. Nasentropfen täglich nach Anweisung anwenden
+ Sinfrontal Tabletten täglich nach Anweisung lutschen.

Langzeittherapie:

Utilin-S D6
+ Recarcin D6
+ Utilin D6
im wöchentlichen Wechsel, 1 Kapsel/Woche. Wenn von jeder Sorte 5 Kapseln (= 1 Packung) geschluckt sind, dann bei allen 3 Präparaten übergehen auf die Potenz D4, ebenfalls im wöchentlichen Wechsel, 1 Kapsel/Woche, über ½ Jahr.
Die Einnahme der sanum-Bakterienpräparate erfolgt auf nüchternen Magen. Danach 4 Stunden nüchtern bleiben, d. h. entweder mitten in der Nacht, wenn man sowieso mal aufwacht, oder morgens nicht frühstücken und stattdessen die Präparate einnehmen. Eventuell auch ein frühes Abendessen und die Präparate 5 – 6 Stunden danach einnehmen vorm Zubettgehen.

6.8.8 Sinusitis maxillaris, chronisch

Orale Medikation:

Rezeptur nach Dr. K.-H. Friese, HNO-Arzt:
Kalium bichromicum D12 dil
Allium cepa D4 dil
Luffa D12 dil
zu gleichen Teilen mischen, 3x 5 Tropfen/Tag.

Zusätzlich:
Sinupret über 2 Monate

Eventuell zur Umstimmung:
Formasan (sanum)
3x 10 Tropfen/Tag.

Falls weitere Therapien nötig, **Eigenblut-Therapie:**

1. + 2. Woche:
2 ml Eigenblut
+ 1 Amp. Notakehl D5
zusammen aufziehen, i.m. spritzen, 2x/Woche.
Bei Blutentnahme zusätzlich:

1 Amp. Notakehl D5
i.v. spritzen.

3. + 4. Woche:
genauso weiterhin, nur 1x/Woche.
Dann weiterhin alle 14 Tage, 3 Monate lang etwa, je nach Befund.

Als **Langzeittherapie** kommen in Frage:

Euphorbin comp. Tropfen

sowie eine **Sanum-Therapie**:

Utilin-S D6
+ Utilin D6
+ Recarcin D6
im wöchentlichen Wechsel, 1 Kapsel/Woche. Wenn von jeder Sorte 5 Kapseln (= 1 Packung) geschluckt sind, dann bei allen 3 Präparaten übergehen auf die Potenz D4, ebenfalls im wöchentlichen Wechsel, 1 Kapsel/Woche, über ½ Jahr.
Die Einnahme der sanum-Bakterienpräparate erfolgt auf nüchternen Magen. Danach 4 Stunden nüchtern bleiben, d. h. entweder mitten in der Nacht, wenn man sowieso mal aufwacht, oder morgens nicht frühstücken und stattdessen die Präparate einnehmen. Eventuell auch ein frühes Abendessen und die Präparate 5 – 6 Stunden danach einnehmen vorm Zubettgehen.

6.8.9 Rhinitis, akut, (Fließschnupfen)

Zu Beginn:
Aconitum napellus D30
2x 3 Globuli, im Abstand von 2 Stunden.

Orale Medikation:

Allium cepa D6
4 – 5x 1 Tablette am 1. + 2. Tag, dann 3x 1 Tablette/Tag, auf der Zunge zergehen lassen.
oder:

Sinapsis nigra Olplx
½stündlich 10 Tropfen.

Lokal:

Notakehl D5
+ Quentakehl D5
je 2x 10 Tropfen in die Nasenlöcher verteilen und hochziehen.

6.8.10 Sinubronchitis

Injektionstherapie:

1 Amp. Traumeel
+ 1 Amp. Euphorbium comp.
+ 1 Amp. Notakehl D5
+ 1 Amp. Quentakehl D5
zusammen aufziehen, i.v. spritzen, 1x/Tag an 1 – 3 aufeinander folgenden Tagen.

Nach 2 – 3 Tagen, wenn die Spritzen zu Ende sind, umsteigen auf eine *orale Medikation*:

Notakehl D5
+ Quentakehl D5
im täglichen Wechsel, 2x 10 Tropfen/Tag.

Zusätzlich bei Bedarf an 2 – 3 aufeinander folgenden Tagen 1x/Tag **Vitamin-C**-15g von Pascoe auf 250 ml Nacl, 25 Minuten laufen lassen. Manchmal reicht 1 Infusion und die Patienten fühlen sich viel wohler. Das Vitamin C ist entzündungshemmend und steigert das Wohlbefinden.

Danach kommt **Sinupret** zum Lösen zum Einsatz.

Wenn nach etwa 10 Tagen der Zustand nicht zufriedenstellend ist, dann

Grippe Nos. Injeel
2x/Woche, 4 Wochen lang trinken
+ Utilin-S D6 (Holomed, Bezug s. Seite 414)

1 Kapsel/Woche.
Die Einnahme der sanum-Bakterienpräparate erfolgt auf nüchternen Magen. Danach 4 Stunden nüchtern bleiben, d. h. entweder mitten in der Nacht, wenn man sowieso mal aufwacht, oder morgens nicht frühstücken und stattdessen die Präparate einnehmen. Eventuell auch ein frühes Abendessen und die Präparate 5 – 6 Stunden danach einnehmen vorm Zubettgehen.

Fußbäder in Form von Senfbädern zur Anwendung bringen. Auf ein Fußbad etwa 2 Eßlöffel Senfmehl. Dies 1x/Tag. Dies löst sehr, sehr gut.

6.9 Erkrankungen des Mund- und Rachenraums

6.9.1 Parodontose

Mulgatol Paste
1x/Tag aufs Zahnfleisch einreiben, 10 Minuten wirken lassen, dann die Paste schlucken.

Außerdem:

Mucokehl D5
+ Pefrakehl D6
im täglichen Wechsel, 2x 10 – 15 Tropfen/Tag auf einen Wattebausch geben und diesen auf die Zahnleiste (untere oder obere Kiefertasche) legen, möglichst lange einwirken lassen, oder das Zahnfleisch einreiben, 6 Wochen lang.

Dann:

Mucokehl D5
+ Notakehl D5
im täglichen Wechsel, 2x 10 – 15 Tropfen/Tag in gleicher Weise wie oben beschrieben.

- Einen verblüffenden Erfolg können Sie mit **Harnspülungen** im Mund erzielen, wenn ein Teil des Morgenurins möglichst lang im Mund behalten wird. Außerdem soll das Zahnfleisch damit eingerieben werden, 10 – 20 Minuten einwirken lassen. Man kann den Morgenurin auch in Form von Harnschlürfen zur Anwendung bringen, der Vorgang ist wie beim Ölschlürfen, statt Öl Harn anwenden.

Orale Medikation:

Myrrha Similiplex nach Anweisung

und als *Nosodentherapie, falls noch nötig*:

1 Amp. Parodontose Nos. Injeel
2x/Woche trinken.

Ernährung: bitte Kuhmilch-frei, Hühnerei-frei und Verzicht auf Säugetierfleisch. Das ist bei Parodontose äußerst wichtig, außerdem **vitaminreiche** Vollwertkost, Verzicht auf Zucker.

6.9.2 Stomatits aphtosa

Orale Medikation:

Borax D3
3x 1 Tablette/Tag lutschen

+ MKS Nos. D30
1x 5 Globuli/Tag.

Damit hatte ich verblüffende Erfolge, die Rezeptur erhielt ich von Dr. med. K.-H. Friese, HNO-Arzt, auf einem Seminar

Zusätzlich, falls noch nötig:

Quentakehl D5
(bei Pilzbefall Albicansan D5)
täglich 3 – 5x etwa 8 Tropfen einreiben. Möglichst lange im Mund behalten, dann schlucken.

– In hartnäckigen Fällen **mit frisch gelassenem Urin gurgeln**, bzw. den Mund spülen.

6.9.3 Angina follicularis, Angina lacunaris

Wenn Sie eine gute Beobachtungsgabe haben oder wenn Ihnen der Patient genaue Angaben macht, dann nehmen Sie das homöopathische Einzelmittel, das hilft am zuverlässigsten, und zwar:

Aconitum napellus D30
zu Beginn 2 Globuli immer.

Wenn die Angina beidseits eitrig ist:

Mercurius solubilis D30
1x 2 Globuli/Tag

Wenn die Angina von rechts nach links zieht, also rechts beginnt und dann auch nach links übergreift:

Lycopodium D4
3x 1 Tablette/Tag

Wenn die Angina links beginnt und nach rechts zieht:

Lachesis D12
2x 1 Tablette/Tag

Wenn die Angina nur links ist:

Apis D6
in den ersten 2 Tagen 4x 1 Tablette/Tag, dann 3x 1 Tablette/Tag.

Wenn die Angina die Seite mehrfach wechselt, von rechts nach links und wieder nach rechts usw.:

Lac caninum D6
3x 1 Tablette/Tag.

Wenn es sich um einen **Abszess** handelt:

Myristica sebifera D4
stündlich 1 Tablette, bis sich der Abszess entleert, dann noch 1 Tag lang 3x 1 Tablette.

Bei septiformen Verläufen **die Dreier-Spritze** einsetzen (nach Dr. med. Karl-Heinz Friese, HNO-Arzt):

1 Amp. Echinacea D4
+ 1 Amp. Lachesis D12
+ 1 Amp. Pyrogenium D30
zusammen aufziehen, i.v. spritzen.

Eine weitere Möglichkeit ist:

Zu Beginn:

Aconitum napellus D30
2 Globuli

Zusätzlich:

1 Amp. Notakehl D5
i.v. spritzen, täglich an 2 – 3 aufeinander folgenden Tagen

Gleichzeitig:

0,5 ml Blut entnehmen
+ 1 Amp. Notakehl D5
mischen, i.m. auf der anderen Seite spritzen.

Oral: Mercurius S Heel Tabletten nach Anweisung

Einreibung: Sanukehl D6 strep 1x 5 Tropfen/Tag in der Ellenbeuge einreiben

Es kommt auch die **Neural-Therapie** in Frage.

Zu Beginn wiederum:

Aconitum napellus D30
einmalig 2 Globuli.

1 Amp. Notakehl D5

an die Tonsillen spritzen, vorher den Rachenraum mit etwas Spray betäuben, ½ ml an jede Tonsille, eventuell am nächsten Tag wiederholen.

Zusätzlich:

Oral: Mercurius S Heel Tabletten nach Anweisung

Einreibung: Sanukehl D6 strep 1x 5 Tropfen/Tag in der Ellenbeuge einreiben

Lokal: Notakehl D4 täglich 3x 1 Kapsel öffnen und den Kapselinhalt an die Mandeln streuen.

6.9.4 Angina tonsillaris, rezidivierend

Sanum-Therapie:

Utilin D6
+ Recarcin D6
im wöchentlichen Wechsel, 1 Kapsel/Woche. Wenn 5 Kapseln (= 1 Packung) von jeder Sorte genommen wurden, nach 10 Wochen, übergehen auf die Potenz D4 und ebenfalls im wöchentlichen Wechsel, 1 Kapsel/Woche einnehmen.
Die Einnahme der sanum-Bakterienpräparate erfolgt auf nüchternen Magen. Danach 4 Stunden nüchtern bleiben, d. h. entweder mitten in der Nacht, wenn man sowieso mal aufwacht, oder morgens nicht frühstücken und stattdessen die Präparate einnehmen. Eventuell auch ein frühes Abendessen und die Präparate 5 – 6 Stunden danach einnehmen vorm Zubettgehen.

Injektionen:

1 Amp. Notakehl D5
+ 1 Amp. Sanukehl strep D6
+ 1 Amp. Echinacea comp. SN
zusammen aufziehen, i.m. spritzen, 2x/Woche, später nur noch 1x/Woche.

Die **Nosodentherapie** muß zum Einsatz kommen:

Luesinum D200
+ Tuberculinum D200
+ Medorrhinum D200
im **monatlichen** Wechsel in obiger Reihenfolge, 1x 2 Globuli/Monat.

- Alle 3 – 4 Wochen 1 **Cantharidenpflaster** (briefmarkengroß) über dem Mastoid auflegen, über ½ Jahr.
- **Ganz wichtig** ist die **Ernährung** nach Dr. Werthmann (s. Seite 396).

6.9.5 Herpangina

Virusbedingte Angina.

Zu Beginn:

Aconitum napellus D30
einmalig 2 Globuli.

+ Kalium bichromicum D4
3x 1 Tablette/Tag.

6.9.6 Soor

Allium sativum D2
5x 1 Tablette/Tag lutschen.

Zusätzlich:

Fortakehl D5
2x 1 Tablette/Tag, 2 Wochen lang.

Danach:

Pefrakehl D5
1x 10 Tropfen/Tag, 6 Wochen lang.

Zusätzlich von Anfang an:

Albicansan
2x 1 Kapsel/Tag, solange bis der Soor abgeklungen ist.

Ersatzweise:

1 Amp. Albicansan
2x/Woche, i.m. spritzen.

– Viel Knoblauch, Meerrettich und Sellerie essen.

6.9.7 Zungenbrennen

Das ist ein sehr schwieriges Kapitel, oft sehr therapieresistent.

Wenn Stomatitis aphtosa die Ursache ist:

Borax D3
3x 1 Tablette/Tag.

Wenn katarrhalische Ursache vorliegt:

Cantharis D6
3x 1 Tablette/Tag.

Ohne Ursache, oft bei alten Menschen:

0,5 ml Eigenblut
+ 1 Amp. Capsicum Injeel
zusammen mischen, i.m. auf der gegenüberliegenden Seite intragluteal spritzen,
2x/Woche, 4 – 5 Wochen lang.

Oder:

Capsicum D6
3x 1 Tablette/Tag lutschen, die Injektion kann auch mit der oralen Gabe kombiniert werden.

- Unbedingt **Harnschlürfen** zum Einsatz bringen. 2 – 3 Eßlöffel frisch gelassenen Urin in den Mund saugen, spülen, durch die Zähne ziehen, 10 – 15 Minuten gurgeln und im Mund lassen, danach ausspucken. Vorgehensweise wie beim Ölschlürfen.
- Unbedingt **Vitamin B12** als intramuskuläre Injektion oder intravenöse Injektion, auch wenn keine perniciöse Anaemie vorliegt.

6.10 Erkrankungen des Kehlkopfs, der Bronchien und der Lunge

6.10.1 Akute Laryngitis

Injektionstherapie:

1 Amp. Notakehl D5
+ 1 Amp. Quentakehl D5
1x/Tag, zusammen aufziehen, i.v. spritzen.

Orale Medikation:

Phosphor Hom. Tropfen
+ Arum triphyllum Ptk Tropfen
+ Traumeel Tabletten
im stündlichen Wechsel je 10 Tropfen, bzw. 1 Tablette zum Einsatz bringen, bis zur Besserung, dann nur noch im 2-stündigem Wechsel.

6.10.2 Bronchitis, akut

Injektionstherapie:

1. Tag:
1 Amp. Notakehl D5
+ 1 Amp. Quentakehl D5
zusammen aufziehen, i.v. spritzen.

2. Tag:
1 Amp. Euphorbium comp. Heel

+ 1 Amp. Grippheel
+ 1 Amp. Engystol
zusammen aufziehen, i.v. spritzen.

3. Tag:
wie am 1. Tag.

Orale Medikation:

Sticta Ptk
nach Anweisung.

Bei Bedarf zusätzlich (wirkt leicht hustenstillend + vor allem lösend):

Rp.
Relivora
Cerifikehl
āā ad 60,0
3x 10 Tropfen/Tag.

Und von Anfang an:

Notakehl D5
+ Pefrakehl D6
im täglichen Wechsel, je 2x 15 Tropfen/Tag, in die Nase hochziehen, auf beide Nasenlöcher verteilen, auch wenn keine Sinusitisbeteiligung vorliegt.

+ Utilin-S D6
1 Kapsel/Woche, 5x insgesamt.
Die Einnahme der sanum-Bakterienpräparate erfolgt auf nüchternen Magen. Danach 4 Stunden nüchtern bleiben, d. h. entweder mitten in der Nacht, wenn man sowieso mal aufwacht, oder morgens nicht frühstücken und stattdessen die Präparate einnehmen. Eventuell auch ein frühes Abendessen und die Präparate 5 – 6 Stunden danach einnehmen vorm Zubettgehen.

Als Zusatz empfiehlt sich am 1. + 3. Tag eine Vitamin C Infusion Pascoe 15 g, auf 250 ml Nacl,
25 Minuten laufen lassen. Das gibt gutes Wohlbefinden. Die Leute erholen sich dann sehr schnell.
2 Infusionen reichen meist aus.

6.10.3 Bronchitis, rezidivierend

Utilin D6
+ Recarcin D6
im wöchentlichen Wechsel, 1 Kapsel/Woche, 2 Monate lang.
Die Einnahme der sanum-Bakterienpräparate erfolgt auf nüchternen Magen. Danach 4 Stunden nüchtern bleiben, d. h. entweder mitten in der Nacht, wenn man sowieso mal aufwacht, oder morgens nicht frühstücken und stattdessen die Präparate einnehmen. Eventuell auch ein frühes Abendessen und die Präparate 5 – 6 Stunden danach einnehmen vorm Zubettgehen.

Außerdem oral:

Bronchialis Heel
+ Tartephedreel Tropfen
beides täglich nach Anweisung,

oder:

Kalium iodatum D4
+ Hepar sulphuris D6
im täglichen Wechsel, je 3x 1 Tablette lutschen.

Außerdem:

Notakehl D5
+ Pefrakehl D6
im täglichen Wechsel, je 10 Tropfen/Tag auf die Nasenlöcher verteilen und hochziehen,
2 – 3 Monate lang.

- Bei dieser rezidivierenden Bronchitis muss unbedingt wieder die **milch- und eifreie Ernährung** zum Tragen kommen (s. Seite 396).

6.10.4 Husten, festsitzend

Original **Schneckensirup** (meistens muß das über die Internationale Apotheke besorgt werden)
4x 1 Teelöffel/Tag, besonders geeignet für Kinder, weil dies gut schmeckt, aber auch für Erwachsene).

Oder:

Rp.
Cerifikehl
+ Relivora
āā ad 60,0
3x 10 Tropfen/Tag.

6.10.4.1 Reizhusten

Sticta Ptk
nach Anweisung

Wenn das nicht ausreicht, *zusätzlich:*

virupect DHU
3x 1 Tablette/Tag, eventuell erhöhen bis auf 6x 1 Tablette/Tag.
Man kann auch beides zusammen nehmen, es schließt sich nicht aus.

Weiterhin gegen Reizhusten:

Rp.
Cerifikehl
+ Relivora
āā ad 60,0
4x 10 Tropfen/Tag.

6.10.4.2 Morbus Boeck, Sarkoidose

Injektionsserie:

Rp.
Lymphogranulomatose D30 Amp. V
+ Glandula lymphatica suis Heel Amp. V
+ Ubicinon comp. Heel Amp. V
+ Kohlhernie D30 Amp. V

Chondrosarkonium D30 Amp. V
+ Hepar suis Heel Amp. V
+ Coenzyme comp Heel Amp. V
+ Aqua pluvia Mai 86 D30 (Stauffen) Amp. V

Plasmozytom D30 Amp. V
+ Medulla ossis suis Heel Amp. V
+ Glyoxal Heel Amp. V
+ Bacillinum D30 = Tuberculinum D30 Amp. V

Corpus pinale Heel Amp. V
+ Cortison D30 Amp. V
+ Pulmo suis Injeel Amp. V

Lymphograulomatose D200 Amp. V
+ Splen suis Heel Amp. V
+ Ubichinin comp Amp. V

Chondrosarkonium D200 Amp. V
+ Thalamus comp. Heel Amp. V
+ Coenzyme comp Heel Amp. V
+ Carbo animalis D200 Amp. V

Plasmozytom D200 Amp. V
+ Glandula Thymi Amp. V
+ Glyoxal Heel Amp. V
+ Bacillinum D200 = Tuberculinum D200 Amp. V

Cortison D200 Amp. V
+ Pulmo suis Injeel Amp. V

(In der Serie 4 + 8 kommt das entsprechende Schwachorgan zum Einsatz, z. B. bei der Diagnose Polyposis coli *Colon suis Injeel,* bei einer Präcancerose der Haut *Cutis suis Injeel*)
Diese Arzneien dienen ausschließlich der Immunmodulation.

Diese Spritzen werden im wöchentlichen Wechsel 1x/Woche verabreicht, 4 Jahre lang, dann alle 2 Wochen, später 1x/Monat, insgesamt 6 – 8 Jahre lang. Es werden die Amp. der Serien von 1 – 8, jeweils 2 – 4 Amp., zusammen aufgezogen und supraclaviculär, axillär oder inguinal im wöchentlichen Wechsel gespritzt. Es erfolgen jeweils 4 Einstiche in die **Nähe der Lymphknoten**.

Z. B.: 1. Sitzung: die Injektion erfolgt durch 4 Einstiche supraclaviculär

2. Sitzung: die Injektion erfolgt durch 4 Einstiche axillär

3. Sitzung: die Injektion erfolgt durch 4 Einstiche inguinal

Und wieder von vorne, 1x/Woche, 4 Jahre lang usw.

Zunächst die Entsäuerung:

Citrokehl 2x 10 Tropfen/Tag
+ Sanuvis 2x 1 Teelöffel/Tag

Nigersan D3 Supp.
täglich 1 Supp. rektal einführen.

Orale Medikation:

Utilin-S D6
+ Recarcin D6
im wöchentlichen Wechsel, 1 Kapsel/Woche, 2 – 3 Monate lang, dann übergehen auf die
Potenz D4, gleiche Einnahme wie vorher.
Die Einnahme der sanum-Bakterienpräparate erfolgt auf nüchternen Magen. Danach 4 Stunden nüchtern bleiben, d. h. entweder mitten in der Nacht, wenn man sowieso mal aufwacht, oder morgens nicht frühstücken und stattdessen die Präparate einnehmen. Eventuell auch ein frühes Abendessen und die Präparate 5 – 6 Stunden danach einnehmen vorm Zubettgehen.

- Dringend nötig ist eine **Ernährungsumstellung** nach Dr. Konrad Werthmann (s. Seite 396).

6.10.4.3 Stimmbandpolyp

Orale Medikation:

Thuja D200
2 Globuli, 3x im Abstand von 4 Wochen.

+ Causticum D6
3x 1 Tablette/Tag, 6 Wochen lang.

Oftmals zusätzlich:

Es ist nicht einfach, einen Stimmbandpolyp zum Verschwinden zu bringen. Gute Erfahrungen habe ich mit der **Horvi-Enzym-Therapie** gemacht:

2 ml Horvi-Enzym-C 33
+ 1 ml Horvi-Enzym-Horvitrigon forte
gleichzeitig, **getrennt**, i.m. oder tief s.c. spritzen, 3x/Woche.

Horvi-Nucleozym
+ Horvi-Enzym-X 44
3x/Tag je 8 Tropfen, im Abstand von 5 – 10 Minuten, auf der Zunge zergehen lassen, möglichst lange im Mund behalten.

An injektionsfreien Tagen zusätzlich:

Horvi-Enzym-C 33 liq.
+ Horvi-Enzym-Horvitrigon forte liq.
3x/Tag je 8 Tropfen, auf der Zunge zergehen lassen, im Abstand von 5 – 10 Minuten, auf der Zunge zergehen lassen, möglichst lange im Mund behalten.

Horvitrigon Salbe
über dem Kehlkopf 2x täglich einreiben.

6.10.4.4 Asthma bronchiale

Anfall:

1. Möglichkeit:

– Ein **Fußbad** mit 2 Esslöffel Senfmehl (Reformhaus).

Injektion:

1 Amp. Drosera Hom.
+ 1 Amp. Cuprum metallicum Injeel
+ 1 Amp. Atropin comp. Heel
zusammen aufziehen, i.v. spritzen.

Oral:

Acidum sulphuricum D12
5 Globuli alle 15 Minuten.

2. Möglichkeit:

– Wiederum **Fußbad** mit 2 Esslöffel Senfmehl (Reformhaus).

Injektion:

Horvi-Curare 4
+ Horvi-Enzym-Latromactan
je 2 Ampullen, gleichzeitig, **getrennt**, i.m. oder tief s.c. spritzen.

Sie können auch beide Möglichkeiten kombinieren im Anfall, wenn er sich nicht löst, um einen
Status asthmaticus zu vermeiden.

3. Möglichkeit:

– Wiederum **Fußbad** mit 2 Esslöffel Senfmehl (Reformhaus).

Injektion:

1 Amp. Injectio antiasthmatica (Fides) i.v. spritzen.

Mit dieser dritten Möglichkeit habe ich oft auch sehr guten Erfolg gehabt.

Im **Intervall** bitte

Horvi-Enzym-Naja Salbe
2x täglich in den Ellenbeugen und über dem Bronchialraum im Wechsel einreiben.

Orale Therapie:

Rp.
Husteel
+ Tartephedreel
+ Drosera Hom.
āā ad 90,0
3x/Tag 10 – 15 Tropfen

Zusätzlich:

Formasan (Sanum)
2x 5 Tropfen/Tag.

Eine *Injektionstherapie* ist sehr sinnvoll, und zwar:

1 Amp. Ubichinon comp.
+ 1 Amp. Engystol
zusammen aufziehen, i.m. verabreichen.

Außerdem:

1 Amp. Injectio antiasthmatica (Fides) nach Anweisung

Beide Spritzen werden 1x wöchentlich zur Anwendung gebracht, in wechselnder Reihenfolge,
z. B. dienstags Ubichinon comp + Engystol, freitags Injectio antiasthmatica.

Eine *andere Möglichkeit der Injektionstherapie*, man kann diese vielleicht im monatlichen Wechsel mit obiger Injektionstherapie anwenden. Beide Injektionstherapien als Langzeittherapien über Monate.

Die andere Möglichkeit:

Ubichinon comp.
+ Coenzyme comp. (Heel)
zusammen aufziehen, i.m. spritzen.

Außerdem:

Lymphomyosot
+ Solidago comp.
+ Hepar comp.
zusammen aufziehen, i.m. spritzen, beides anfangs 2x/Woche, später 1x/Woche.

Weiterhin als **Langzeittherapie**:

Recarcin D6
+ Latensin D6
+ Utilin-S D6
im wöchentlichen Wechsel, 1 Kapsel/Woche, über ½ Jahr.
Die Einnahme der sanum-Bakterienpräparate erfolgt auf nüchternen Magen. Danach 4 Stunden nüchtern bleiben, d. h. entweder mitten in der Nacht, wenn man sowieso mal aufwacht, oder morgens nicht frühstücken und stattdessen die Präparate einnehmen. Eventuell auch ein frühes Abendessen und die Präparate 5 – 6 Stunden danach einnehmen vorm Zubettgehen.

Wegen der Chronizität der Erkrankung bringt im Intervall auch die **Sanum-Therapie** große Hilfe:

Zunächst entsäuern:

Sanuvis 2x/Tag 1 TL = 60 Tropfen
+ Citrokehl 1x/Tag 10 Tropfen
über Monate.

Gleichzeitig:

Notakehl D5 2x 1 Tablette/Tag, über 10 Tage

Danach:

Von Montag bis Freitag:
Mucokehl D5 morgens 1 Tablette lutschen
Nigersan D3 Supp. abends 1 Supp. rektal einführen

Samstag und Sonntag:
Notakehl D5 2x 1 Tablette/Tag lutschen.

Außerdem:

1 Amp. Acidum formicicum Injeel (Heel)
3x/Woche mit etwas Wasser trinken.

Sankombi
ins Segment der Brustwirbelsäule einreiben, 2x 5 – 10 Tropfen/Tag,
mit 5 Tropfen beginnen und
auf 10 Tropfen steigern.

Bei spastischem Husten wieder die Mischung
Rp.
Cerifikehl
+ Relivora
āā ad 60,0
3x 10 Tropfen/Tag.

Aus- bzw. Ableitungstherapie:

Cantharidenpflaster zwischen den Schulterblättern paravertebral anbringen, am besten
rechts **und** links oder 4 **Blutegel** zwischen den Schulterblättern ansetzen. Beides eventuell,
je nach Verlauf, alle 4 Wochen wiederholen, 4 – 6x insgesamt.

6.10.4.5 Lungenemphysem

Langzeittherapie:

Cralonin Tropfen
3x 20 Tropfen/Tag, über 3 – 4 Monate

Zusätzlich:

Notakehl D4
2x 1 Kapsel/Tag, über 10 Tage.

Anschließend:

Montag bis Freitag:
Mucokehl D4 morgens 1 Kapsel
Nigersan D4 abends 1 Kapsel

Samstag und Sonntag:
Notakehl D4 2x 1 Kapsel/Tag
Diese Einnahmen über 3 – 4 Monate.

Außerdem:

Latensin D6
+ Utilin D6
im wöchentlichen Wechsel, 1 Kapsel/Woche. Wenn von beiden Sorten je 5 Kapseln (= 1 Packung) geschluckt wurden, dann auf die Potenz D4 übergehen und ebenfalls im wöchentlichen Wechsel, 1 Kapsel/Woche einnehmen, über Monate.
Die Einnahme der sanum-Bakterienpräparate erfolgt auf nüchternen Magen. Danach 4 Stunden nüchtern bleiben, d. h. entweder mitten in der Nacht, wenn man sowieso mal aufwacht, oder morgens nicht frühstücken und stattdessen die Präparate einnehmen. Eventuell auch ein frühes Abendessen und die Präparate 5 – 6 Stunden danach einnehmen vorm Zubettgehen.

Zusätzlich:

1 Amp. Astma Nos. Injeel
2x/Woche, i.v. spritzen, über Wochen.

1 Amp. Bronchus suis Injeel am Wochenanfang trinken (z. B. montags)
1 Amp. Pulmo suis Injeel am Wochenende trinken (z. B. freitags)

Bei spastischer Bronchitis und Reizhusten:

Sticta Ptk nach Anweisung.
Oder:
Rp.
Relivora Tropfen
Cerifikehl
āā ad 60,0
3x 10 Tropfen/Tag, eventuell erhöhen auf 3x 15 Tropfen/Tag, oder auf 5x 10 Tropfen/Tag.

Und:
Horvi-Enzym-Naja Salbe in den Ellenbeugen und über dem Brustraum täglich einreiben.

Wenn sich der Verlauf schwierig gestaltet, muß die **Horvi-Enzym-Therapie** zum Einsatz kommen. Die Erfolge sind meist verblüffend.

Injektionen:

Horvi-Enzym-Crotalus forte
+ Horvi-Enzym-Horvitrigon forte
MO, MI, FR, je 2 ml gleichzeitig, **getrennt**, i.m. oder tief s.c. injizieren, wobei dem Crotalus forte jeweils 1 ml
Horvi-Curare 5 beigemischt werden sollte.

Orale Medikation:

Horvi-Nukleozym comp. 1
+ Horvi-Enzym-AB 3
3x/Tag je 8 Tropfen, im Abstand von 5 – 10 Minuten auf der Zunge zergehen lassen, vor dem Essen.

Horvi-Enzym-Horvitrigon forte liq.
+ Horvi-Enzym-Crotalus forte liq.
an injektionsfreien Tagen, 3x/Tag je 8 Tropfen, im Abstand von 5 – 10 Minuten auf der Zunge zergehen lassen, nach dem Essen, wobei dem Crotalus forte jeweils 8 Tropfen
Horvi-Curare 5 liq. beigemischt werden sollten.
Diese Rezeptur ist dem Horvi-Enzymed-Rezeptierbuch entnommen.

Wichtig: Kuhmilch- und Hühnerei-freie **Ernährung**, sowie Verzicht auf Säugetierfleisch.

6.10.4.6 Hyperthyreose

Unizink
Natriumselenit

Außerdem **Amalgamentfernung** wegen Schwermetallbelastung.

Orale Therapie:

Spongia D3
3x 1 Tablette/Tag, 6 Wochen lang.

Zusätzlich:

Horvi-Nucleozym comp. 11
3x 8 Tropfen/Tag.

Anschließend:

Iodum D6
3x 1 Tablette/Tag, 6 Wochen lang.

Anschließend, je nach Verlauf, auf die **Sanum-Therapie** übergehen:

Fortakehl D4
1 Kapsel/Tag, im täglichen Wechsel mit:

Mucedokehl D5 morgens 8 Tropfen
+ Nigersan D5 mittags und abends je 1 Tablette

Zusätzlich:

Citrokehl
2x 10 Tropfen/Tag.

Langzeittherapie:

Recarcin D6
+ Utilin D6
+ Utilin-S D6
im wöchentlichen Wechsel, 1 Kapsel/Woche, über 2 – 3 Monate oder länger.
Die Einnahme der sanum-Bakterienpräparate erfolgt auf nüchternen Magen. Danach 4 Stunden nüchtern bleiben, d. h. entweder mitten in der Nacht, wenn man sowieso mal aufwacht, oder morgens nicht frühstücken und stattdessen die Präparate einnehmen. Eventuell auch ein frühes Abendessen und die Präparate 5 – 6 Stunden danach einnehmen vorm Zubettgehen.

Neuraltherapie:

1 Amp. Mucokehl D5
+ 1 Amp. Nigersan D5
+ 0,5 ml Lidocain 1,0%
zusammen aufziehen, in die Schilddrüsenlappen spritzen, rechts und links verteilen. Diese Therapie geht über 2 – 3 Monate, 1x/Woche.

Lokal:

Horvi-Enzym-Naja Salbe
+ Horvi-Enzym-Crotalus Salbe
über beiden Schilddrüsenlappen im täglichen Wechsel, 3x/Tag einreiben.

6.10.4.7 Hypothyreose

Zunächst:

Graphites Hom. 3x 10 Tropfen/Tag,
+ Strumeel forte NF Tropfen (Heel) nach Anweisung
beides 5 Wochen lang.

Danach:

Horvi-Enzym-X 44
+ Horvi-Nucleozym comp. 11
beides täglich, nach Anweisung, über 2 Monate

Zusätzlich:

Horvi-Enzym-Crotalus Salbe
3x/Tag einreiben.

1 Amp. Glandula thyreodea suis Injeel
2x/Woche trinken oder spritzen, über 2 Monate.

6.10.4.8 Struma diffusa – Struma nodosa

Neuraltherapie:

1 Amp. Mucokehl D5
+ 1 Amp. Nigersan D5
+ 0,5 ml Lidocain 1,0%
zusammen aufziehen, 1x/Woche in die Schilddrüsenlappen verteilen, bzw. an die Knoten spritzen.

Zusätzlich:

Strumeel Tabletten
nach Anweisung, über 6 – 8 Wochen.

1 Amp. Struma nodosa suis Injeel
2x/Woche trinken, über 6 – 8 Wochen.

Anschließend:

Horvi-Nucleozym comp. 11
+ Horvi-Enzym-X 44
je 3x 8 Tropfen/Tag einnehmen (siehe Anweisung).

Langzeittherapie*:*

Latensin D6
alle 5 Tage 1 Kapsel, insgesamt 5x (= 1 Packung), dann auf Latensin D4 übergehen, ebenso alle
5 Tage 1 Kapsel, insgesamt ¼ Jahr.
Die Einnahme der sanum-Bakterienpräparate erfolgt auf nüchternen Magen. Danach 4 Stunden nüchtern bleiben, d. h. entweder mitten in der Nacht, wenn man sowieso mal aufwacht, oder morgens nicht frühstücken und stattdessen die Präparate einnehmen. Eventuell auch ein frühes Abendessen und die Präparate 5 – 6 Stunden danach einnehmen vorm Zubettgehen.

Lokal:

Horvi-Enzym-Crotalus Salbe
2x/Tag einreiben.

6.11 Erkrankungen des Verdauungstrakts

6.11.1 Refluxoesophagitis

Therapievorschlag:

Bei **Sodbrennen**:

2 geriebene rohe Äpfel vor den Mahlzeiten oder roher Kartoffelsaft und 1 Teelöffel Heilerde.

Orale Medikation:

Gastricumeel
+ Nux vomica Hom.
im täglichen Wechsel, nach Anweisung, 4 Wochen lang.

Anschließend:

Nux vomica Ptk
nach Anweisung, 4 Wochen lang.

Nosodentherapie:

Gastritis Nos. D30
2 Globuli 1x/Woche, über 10 Wochen.

Injektionstherapie:

1 Amp. Oesophagus suis Injeel
+ 1 Amp. Cardio ventriculi suis Injeel
+ 1 Amp. Erigotheel
zusammen aufziehen, i.v. spritzen, 2x/Woche, 3 Wochen lang, dann 1x/Woche,
insgesamt 10 Wochen.

Wichtig: Strenge Reduzierung des tierischen Eiweißes und Reduzierung der Genußmittel, keine blähenden Speisen, keine Zwiebeln, kein Rettich.

6.11.2 Gastritis

Bei **Sodbrennen**:

2 geriebene rohe Äpfel vor den Mahlzeiten oder roher Kartoffelsaft und 1 Teelöffel Heilerde.

Neuraltherapie:

2 QF unterhalb des Schwertfortsatzes
1 Amp. Mucokehl D6
s.c. injizieren, 2x/Woche, 2 Wochen lang, dann weitere 2 Wochen 1x/Woche.

Zusätzlich Injektionstherapie:

1 Amp. Erigotheel
i.v. injizieren, 1x/Tag, an 3 aufeinander folgenden Tagen, dann 3x/Woche, insgesamt
6 Wochen lang.

Orale Therapie:

+ Nux vomica Ptk
4 Wochen lang.

Danach:

Gastrits Nos. D30
2 Globuli 1x/Woche.

Nux vomica D6
+ Hydrastis canadensis D4
im täglichen Wechsel, 3x 1 Tablette/Tag

Außerdem:

Utilin D6
+ Latensin D6
im wöchentlichen Wechsel, 1 Kapsel/Woche, über Monate.

Die Einnahme der sanum-Bakterienpräparate erfolgt auf nüchternen Magen. Danach 4 Stunden nüchtern bleiben, d. h. entweder mitten in der Nacht, wenn man sowieso mal aufwacht, oder morgens nicht frühstücken und stattdessen die Präparate einnehmen. Eventuell auch ein frühes Abendessen und die Präparate 5 – 6 Stunden danach einnehmen vorm Zubettgehen.

Wichtig: Strenge Reduzierung des tierischen Eiweißes und Verzicht auf Genußmittel, keine blähenden Speisen, keine Zwiebeln, kein Rettich.

6.11.3 Magenkrebs

Injektionstherapie:

Rp.
Lymphogranulomatose D30 Amp. V
+ Glandula lymphatica suis Heel Amp. V
+ Ubicinon comp. Heel Amp. V
+ Kohlhernie D30 Amp. V

Chondrosarkonium D30 Amp. V
+ Hepar suis Heel Amp. V
+ Coenzyme comp Heel Amp. V
+ Aqua pluvia Mai 86 D30 (Stauffen) Amp. V

Plasmozytom D30 Amp. V
+ Medulla ossis suis Heel Amp. V
+ Glyoxal Heel Amp. V
+ Bacillinum D30 = Tuberculinum D30 Amp. V

Corpus pinale Heel Amp. V
+ Cortison D30 Amp. V
+ Ventriculus suis Injeel Amp. V

Lymphograulomatose D200 Amp. V
+ Splen suis Heel Amp. V
+ Ubichinin comp Amp. V

Chondrosarkonium D200 Amp. V
+ Thalamus comp. Heel Amp. V
+ Coenzyme comp Heel Amp. V
+ Carbo animalis D200 Amp. V

Plasmozytom D200 Amp. V
+ Glandula Thymi Amp. V
+ Glyoxal Heel Amp. V
+ Bacillinum D200 = Tuberculinum D200 Amp. V

Cortison D200 Amp. V
+ Ventriculus suis Injeel Amp. V

(In der Serie 4 + 8 kommt das entsprechende Schwachorgan zum Einsatz, z. B. bei der Diagnose Polyposis coli *Colon suis Injeel*, bei einer Präcancerose der Haut *Cutis suis Injeel*)
Diese Arzneien dienen ausschließlich der Immunmodulation.

Diese Spritzen werden im wöchentlichen Wechsel 1x/Woche verabreicht, 4 Jahre lang, dann alle 2 Wochen, später 1x/Monat, insgesamt 6 – 8 Jahre lang. Es werden die Amp. der Serien von 1 – 8, jeweils 2 – 4 Amp., zusammen aufgezogen und supraclaviculär, axillär oder inguinal im wöchentlichen Wechsel gespritzt. Es erfolgen jeweils 4 Einstiche in die **Nähe der Lymphknoten**.

Z. B.: 1. Sitzung: die Injektion erfolgt durch 4 Einstiche supraclaviculär
2. Sitzung: die Injektion erfolgt durch 4 Einstiche axillär
3. Sitzung: die Injektion erfolgt durch 4 Einstiche inguinal

Und wieder von vorne, 1x/Woche, 4 Jahre lang usw.

Orale Therapie:

Hydrastis canadensis D2 oder D4 (falls D2 nicht erhältlich ist)
+ Carbo animalis D6
im täglichen Wechsel, 3x 1 Tablette/Tag, über 10 Wochen.

Zusätzlich wegen der Schwere der Erkrankung:

1 Amp. Mucokehl D6
+ 1 Amp. sanuvis
zusammen aufziehen, 2 QF unterhalb des Schwertfortsatzes tief s.c. spritzen,

im 5-tägigen Wechsel mit:

1 Amp. Nigersan D6
+ 1 Amp. Citrokehl
diese zusammen, i.m. ins Gesäß spritzen.

Außerdem:

Mucokehl D5
10 Tropfen/Tag, über der Magengegend einreiben.

Latensin D6
+ Utilin D6
+ Utilin-S D6
im wöchentlichen Wechsel, 1 Kapsel/Woche. Nach 15 Wochen (= 1 Packung von jedem Präparat) auf die Potenz D4 übergehen und in der gleichen Weise einnehmen, ebenfalls 15 Wochen.

Wichtig:

- **Tierisch eiweißfreie Kost!** Auch keine Eiweißmast mit Soja und Hülsenfrüchten, statt dessen Frischkornbrei essen. Das Getreide ist hierbei der Eiweißlieferant. Sojaprodukte können 2 x/Woche gegessen werden, Hülsenfrüchte in normalen Mengen. Viel Rote Beete, Sauerkraut, gesäuertes Gemüse essen.

  Frischkornbrei, das Kernstück der vitalstoffreichen Vollwertkost (Rp. s. Seite 395).

- Ausreichend Bewegung an der frischen Luft, aus sich heraus schwitzen.

- Auch die Schwarze Säfte Kur nach F. Viehauser ist hilfreich (s. Seite 395).

– Sollte der Erfolg nicht zufriedenstellend sein, rate ich, auf die **Horvi-Enzym-Therapie** überzugehen:

Injektionen:

Horvi-Enzym-C 33

+ Horvi-Enzym-Horvitrigon forte

je 2 ml gleichzeitig, **getrennt**, i.m. oder tief s.c. injizieren, z. B. montags.

Horvi-Enzym-C 300

+ Horvi-Enzym-Crotalus forte

je 2 ml gleichzeitig, **getrennt**, i.m. oder tief s.c. injizieren, z. B. mittwochs.

Horvi-Enzym-C 33

+ Horvi-Enzym-Horvitrigon forte

je 2 ml gleichzeitig, **getrennt**, i.m. oder tief s.c. injizieren, z. B. freitags.

Orale Medikation:

Horvi-Nukleozym

+ Horvi-Enzym-X 44

3x/Tag je 8 Tropfen, im Abstand von ca. 5 – 10 Minuten auf der Zunge zergehen lassen, vor dem Essen.

Horvi-Enzym-C 33 liq.

+ Horvi-Enzym-Horvitrigon forte liq.

an injektionsfreien Tagen, DI + SA, 3x/Tag je 8 Tropfen, im Abstand von ca. 5 – 10 Minuten auf der Zunge zergehen lassen, nach dem Essen.

Horvi-Enzym-C 300 liq.

+ Horvi-Enzym-Crotalus forte liq.

an injektionsfreien Tagen, DO + SO, 3x/Tag je 8 Tropfen, im Abstand von ca. 5 – 10 Minuten auf der Zunge zergehen lassen, nach dem Essen.

Mucokehl D5

täglich 10 Tropfen über der Magengegend einreiben.

Diese Rezeptur ist dem Horvi-Enzymed-Rezeptierbuch entnommen und ebenfalls in meiner Praxis mehrfach erprobt.

6.11.4 Ulcus ventriculi

1 Amp. Erigotheel
i.v. injizieren, 1x/Tag, an 3 aufeinander folgenden Tagen, dann 3x/Woche, insgesamt
4 Wochen lang.

Orale Therapie:

Gastritis Nos. D30
2 Globuli, 1x/Woche.

Gastricumeel Tabletten (Heel)
+ Anacardium Hom. Tropfen
im täglichen Wechsel, nach Anweisung, 4 Wochen lang.

Anschließend:

Horvi-Enzym-X 44 liq.
+ Horvi-Nucleozym liq.
je 3x 8 Tropfen/Tag.

Als **Prophylaxe Vitamin-C-Infusionen**-Pascoe. Therapieschema für Vit.-C Pascoe Infusionen s. Seite 395.
Wichtig: Strenge Reduzierung des tierischen Eiweißes und Verzicht auf Genußmittel, keine blähenden Speisen, keine Zwiebeln, kein Rettich.

6.11.5 Ulcus duodeni

Orale Medikation:

Gastritis Nos. D30
2 Globuli, 1x/Woche.

Duodenoheel Tabletten
+ Magen-Darm-Tropfen CM
täglich, nach Anweisung.

Anschließend:

Horvi-Enzym-X 44 liq.
+ Horvi-Nucleozym liq.
je 3x 8 Tropfen/Tag.

Injektionstherapie:

1 Amp. Erigotheel
i.v. injizieren, 1x/Tag, an 3 aufeinander folgenden Tagen, dann 3x/Woche, insgesamt
4 Wochen lang.

Wichtig: Strenge Reduzierung des tierischen Eiweißes und Verzicht auf Genußmittel, keine blähenden Speisen, keine Zwiebel, kein Rettich.

6.11.6 Reizcolon

Injektionstherapie:

1. Woche:
1 Amp. Neuro Injeel
+ 1 Amp. Notakehl D5
zusammen aufziehen, i.v. spritzen, 1x/Tag, an 3 aufeinander folgenden Tagen, dann 2x/Woche,
4 Wochen lang.

Orale Medikation:

Mucedokehl D5
morgens 8 Tropfen, über 4 Wochen etwa.

Zusätzlich:

Veratrum Ptk
+ Podophyllum comp. Tropfen
beides täglich, über 4 Wochen.

Anschließend:

Myrrhinil Intest
nach Anweisung.

Als Zusatz:

Rebas D4 Supp.
abends 1 Supp. rektal einführen, über 4 Wochen.

Die **Ernährung** bitte umstellen, keine scharfen Gewürze, kein Säugetierfleisch, keine kalten Getränke, keinerlei aufgewärmte Speisen, vorübergehend Verzicht auf Rohkost außer Feldsalat.

6.11.7 Obstipation

Ernährungsumstellung ist auf jeden Fall das Mittel der Wahl. Zunächst 1x/Tag Frischkornbrei essen:

Das Kernstück der vitalstoffreichen Vollwertkost ist der **Frischkornbrei** (Rp. s. Seite 395).

Ansonsten streng vegetarisch essen mit vielen **Ballaststoffen**.

Als weitere Maßnahme abends vor der Abendmahlzeit folgende **Mischung** trinken:

½ Teelöffel Flohsamenschalen
1 g Ascorbinsäure
1/8 l Rote Beete Saft (aus dem Reformhaus oder der Apotheke)
1 Teelöffel Sanuvis (Apotheke)
auf ¼ l stilles Wasser
Zusätzlich ¼ l stilles Wasser nachtrinken.

Orale Medikation:

Plumbum Ptk S
täglich, nach Anweisung.

Zusätzlich:

Horvi-Nucleozym comp. 26
+ Horvi-Enzym-C 33
je 3x 8 Tropfen/Tag, lange im Mund belassen.

Oder statt dieser Tropfenmischung:

Phönix Plumbum spag
+ Phönix Silybum spag
āā ad 50,0
S: 3x 20 Tropfen/Tag + abends 60 Tropfen zusätzlich.

Folgender **Lebertee** (Rp. s. Seite 394) bringt auf immer Erleichterung. Führt dies alles nicht zum Erfolg, muß auf homöopathische Einzelmittel übergegangen werden.

Bei Kindern mit relativ großem, dicken Kopf, gemütlich, klagen über Kopfschweiß, Kissen ist morgens naß:

Calcium carbonicum D6
3x 1 Tablette/Tag.

Patienten mit trockenem, harten Stuhl:

Bryonia D6
3x 1 Tablette/Tag.

Patienten mit trockenem, bröckeligen, schafskotartigen Stuhl, ohne Drang:

Alumina D12
2x 1 Tablette/Tag.

Patienten mit Ziegenkot-Stuhl, krampfendem Schließmuskel und Zurückschlüpfen des Stuhls beim Pressen, es handelt sich meist um schwache Personen, fühlen sich oft leistungsunfähig:

Silicea D12
2x 1 Tablette/Tag.

Falls Sie ein Ozon-Gerät haben, ist bei der Obstipation Ozon rectal
1x täglich, 20x insgesamt,
zu empfehlen.

Wichtig: Für **ausreichend Bewegung** sorgen!

6.11.8 Diverticulitis, akut

Therapieempfehlung I:

Fasten:

- **Nahrungskarenz** über einige Tage.
- **Basentee** nach Dr. Rau (Rp. s. Seite 394).
- Einige Tage nach der Nahrungskarenz:

  Flohsamen + Leinsamen zusammen 10 Minuten köcheln, den Sud trinken.

Eine **Kur mit Horvi-Enzymen** laut dem Horvi-Enzymed-Rezeptierbuch:

Injektionen:

2 ml Horvi-Enzym-Horvitrigon forte
+ 1 ml Horvi-Enzym-Elaps forte
gleichzeitig, **getrennt**, i.m. oder tief s.c. injizieren. Diese Präparate im fortlaufenden Wechsel mit folgenden Präparaten MO, MI, FR, MO usw. injizieren:

2 ml Horvi-Enzym-Crotalus forte
+ 1 ml Horvi-Enzym-Mokassin forte
gleichzeitig, **getrennt**, i.m. oder tief s.c. injizieren.

Orale Medikation:

Horvi-Nukleozym comp. 7
+ Hrovi-Enzym-X 44
3x/Tag je 8 Tropfen, im Abstand von ca. 5 – 10 Minuten auf der Zunge zergehen lassen, vor dem Essen.

Horvi-Enzym-Horvitrigon forte liq.
+ Horvi-Enzym-Elaps forte liq.
an injektionsfreien Tagen, DI + SA, 3x/Tag je 8 Tropfen, im Abstand von 5 – 10 Minuten auf der Zunge zergehen lassen, nach dem Essen.

Horvi-Enzym-Crotalus forte liq.
+ Horvi-Enzym-Mokassin forte liq.
an injektionsfreien Tagen, DO + SO, 3x/Tag je 8 Tropfen, im Abstand von 5 – 10 Minuten auf der Zunge zergehen lassen, nach dem Essen.

Horvi-Orocid-Tabletten
je 2 Tabletten morgens und abends einnehmen.

Horvi-Johanniskrautöl
3x/Tag je 20 Tropfen auf einem EL Wasser einnehmen.

Therapieempfehlung II:

Orale Therapie:

Veratrum Ptk Tropfen
+ Nux vomica Hom.
im stündlichen Wechsel, je 10 Tropfen, bis zur Besserung, dann nur noch 2x 10 Tropfen/Tag.

Bei Krämpfen zusätzlich:

Spascupreel Supp.
oder:
Spascupreel i.v.

Nach einigen Tagen, wenn die akute Symptomatik abklingt:

Fortakehl D3 Supp. morgens 1 Supp.
+ Notakehl D3 Supp. abends 1 Supp.
beides täglich, über 3 Wochen.

Danach:

Mucokehl D3 Supp.
1 Supp./Tag, über 2 Monate.

Wichtig:

- Bei allen Therapien ist unbedingt eine **Diät** erforderlich. Auf Dauer streng vegetarische Ernährung, Alkoholkarenz, Vermeiden von Randschichten des Getreidekorns, kein Naturreis, keine Kleie.

6.11.9 Colon-Carcinom

Folgende Spritzenserie kommt zum Einsatz:

Rp.

Lymphogranulomatose D30 Amp. V
+ Glandula lymphatica suis Heel Amp. V
+ Ubicinon comp. Heel Amp. V
+ Kohlhernie D30 Amp. V

Chondrosarkonium D30 Amp. V
+ Hepar suis Heel Amp. V
+ Coenzyme comp Heel Amp. V
+ Aqua pluvia Mai 86 D30 (Stauffen) Amp. V

Plasmozytom D30 Amp. V
+ Medulla ossis suis Heel Amp. V
+ Glyoxal Heel Amp. V
+ Bacillinum D30 = Tuberculinum D30 Amp. V

Corpus pinale Heel Amp. V
+ Cortison D30 Amp. V
+ Colon suis Injeel Amp. V

Lymphograulomatose D200 Amp. V
+ Splen suis Heel Amp. V
+ Ubichinin comp Amp. V

Chondrosarkonium D200 Amp. V
+ Thalamus comp. Heel Amp. V
+ Coenzyme comp Heel Amp. V
+ Carbo animalis D200 Amp. V

Plasmozytom D200 Amp. V
+ Glandula Thymi Amp. V
+ Glyoxal Heel Amp. V
+ Bacillinum D200 = Tuberculinum D200 Amp. V

Cortison D200 Amp. V
+ Colon suis Injeel Amp. V

(In der Serie 4 + 8 kommt das entsprechende Schwachorgan zum Einsatz, z. B. bei der Diagnose Polyposis coli *Colon suis Injeel*, bei einer Präcancerose der Haut *Cutis suis Injeel*)
Diese Arzneien dienen ausschließlich der Immunmodulation.

Diese Spritzen werden im wöchentlichen Wechsel 1x/Woche verabreicht, 4 Jahre lang, dann alle 2 Wochen, später 1x/Monat, insgesamt 6 – 8 Jahre lang. Es werden die Amp. der Serien von 1 – 8, jeweils 2 – 4 Amp., zusammen aufgezogen und supraclaviculär, axillär oder inguinal im wöchentlichen Wechsel gespritzt. Es erfolgen jeweils 4 Einstiche in die **Nähe der Lymphknoten**.

Z. B.: 1. Sitzung: die Injektion erfolgt durch 4 Einstiche supraclaviculär
2. Sitzung: die Injektion erfolgt durch 4 Einstiche axillär
3. Sitzung: die Injektion erfolgt durch 4 Einstiche inguinal

Und wieder von vorne, 1x/Woche, 4 Jahre lang usw.

Zusätzlich:

Hydrastis canadensis D2 oder D4 (falls D2 nicht erhältlich ist)
+ Hoang nau D6
im täglichen Wechsel, 3x 1 Tablette/Tag, 8 Wochen lang.

Danach:

Hydrastis canadensis D2 oder D4

\+ Lycopodium D6
im täglichen Wechsel, 3x 1 Tablette/Tag, 6 Wochen lang.

Zusätzlich **Lebertee** (Rp. s. Seite 394).

- **Streng vegetarische Kost**. Vermeidung jeglicher Tierprodukte, Eiweißbedarf mit gekeimtem Getreide oder Hülsenfrüchten decken, auf jeden Fall **Frischkornbrei**, dem Kernstück der vitalstoffreichen Vollwertkost (Rp. s. Seite 395).

- Täglich **Rote Beete** essen, mindestens 1 Pfund. Wenn das nicht mehr geht, die **Schwarze-Säfte-Kur** nach F. Viehauser zur Anwendung bringen (s. Seite 395).

- Wenn **keine** Blutungen sind, dann Ozon rectal zur Anwendung bringen, 1x/Tag, 20x insgesamt.

- Zwischendurch die **Sanum-Therapie** zur Anwendung bringen, über 2 – 3 Monate, dann Pause und eventuell wiederholen:

  Fortakehl D5

  2x 5 Tropfen/Tag, 10 Tage lang.

  Danach:

  Montag bis Freitag:

  Mucokehl D5 morgens 1 Tablette

  \+ Nigersan D5 mittags und abends je 1 Tablette

  Samstag und Sonntag:

  Fortakehl D5

  2x 10 Tropfen/Tag.

  Außerdem:

  Utilin D6

  \+ Recarcin D6

  \+ Utilin-S D6

im wöchentlichen Wechsel, 1 Kapsel/Woche.

Die Einnahme der sanum-Bakterienpräparate erfolgt auf nüchternen Magen. Danach 4 Stunden nüchtern bleiben, d. h. entweder mitten in der Nacht, wenn man sowieso mal aufwacht, oder morgens nicht frühstücken und stattdessen die Präparate einnehmen. Eventuell auch ein frühes Abendessen und die Präparate 5 – 6 Stunden danach einnehmen vorm Zubettgehen.

6.11.10 Hämorrhoiden

Lebertee (Rp. s. Seite 394) über Monate trinken.

Zusätzlich:

Aesculus hippocastanicus D3
3x 1 Tablette/Tag.

Mucokehl D3 Salbe
mehrfach täglich einreiben.
Bei Bedarf auch
Mucokehl D3 Supp.
1x abends rektal einführen.

6.11.11 Hämorrhoiden, rezidivierend

Fortakehl D5
2x 5 Tropfen/Tag, 10 Tage lang.

Anschließend:

Mucokehl D3 Supp.
1x/Tag 1 Supp. rektal einführen, am besten morgens nach der Entleerung. Wenn das nicht paßt, dann abends.

Mucokehl D3 Salbe
mehrfach täglich einreiben.
Diese Therapie über Monate.

Zusätzlich:

Podophyllum comp. Tropfen
+ Hamamelis Hom. Tropfen
im täglichen Wechsel, nach Anweisung.

Bei Bedarf, falls die obige Therapie nicht zum Erfolg führt:

1 Amp. Aesculus Injeel 2x/Woche trinken,
+ Horvi-Nucleozym comp. 7 3x 8 Tropfen/Tag, vor dem Essen, lange im Mund behalten
über 2 – 3 Monate.

6.11.12 Nabelkoliken

Wichtig ist die Kuhmilch- und Hühnerei-freie **Ernährung**, statt dessen Sojamilch, Reismilch oder Hafermilch; bei Säuglingen, die gestillt werden, soll die Mutter auf Kuhmilch- und Hühnerei-Produkte verzichten, selbstverständlich auch auf Schweine- und Rindfleisch, zusätzlich Verzicht auf Süßigkeiten.

Orale Medikation:

Colocynthus D4
alle 15 Minuten 1 Tablette, bis Besserung eintritt, dann nur noch 3x 1 Tablette/Tag.

Zusätzlich:

Chamomilla D30
einmalig 2 Globuli.

Bei Versagen:

Colocynthus D200
einmalig 2 Globuli.

+ Magnesium phosphoricum D6
4x 1 Tablette/Tag.

Oder ganz einfach:

Koliktropfen CM
nach Anweisung

+ Spascupreel Supp.
2x 1 Supp./Tag.

– **Umschläge** mit warmem Kamillentee.

6.11.12.1 Polyposis coli

Medorrhinum Nos. D200
2 Globuli alle 5 Wochen, 4x insgesamt.

Zusätzlich:

Thuja D6
+ Hydrastis canadensis D4
im täglichen Wechsel,3 x 1 Tablette/Tag, 6 Wochen lang.

Dann:

Galium Heel Tropfen
nach Anweisung, 2 Monate.

Vitamin B12 + Folsäure (Hevert)
2x/Woche, i.v. oder i.m. spritzen.

Außerdem:

1 ml Sanukehl myc.
1x/Woche, tief i.m. spritzen.

Sollte diese Therapie nicht zum Erfolg führen, dann bringt die **Sanum-Therapie** oft gute Erfolge:

Fortakehl D3 Supp.
+ Exmykehl D3 Supp.
im täglichen Wechsel, 1 Supp./Tag, abends rektal einführen, 3 Wochen lang.

Anschließend:

Montag bis Freitag:
Mucokehl D4 morgens 1 Kapsel
+ Nigersan D4 abends 1 Kapsel
Samstag und Sonntag:

Fortakehl D5 2x 10 Tropfen/Tag
über Monate.

Außerdem:

Sanukehl coli D6 Tropfen
2x 5 Tropfen/Tag, über dem Bauchnabel einreiben.
Oder:
Colon suis Injeel
2x/Woche 1 Ampulle trinken.
Man kann diese beiden Medikamente auch im monatlichen Wechsel einsetzen.

Wenn **keine Blutungen** bestehen, empfehle ich **Ozon rectal**, 20 Anwendungen, 1x/Tag.

Außerdem:

Utilin-S D6
+ Latensin D6
im wöchentlichen Wechsel, 1 Kapsel/Woche, beides 5x (= 1 Packung von jeder Sorte). Nach diesen 10 Wochen auf die Potenz D4 übergehen und ebenfalls im wöchentlichen Wechsel 1 Kapsel pro Woche einnehmen.
Die Einnahme der sanum-Bakterienpräparate erfolgt auf nüchternen Magen. Danach 4 Stunden nüchtern bleiben, d. h. entweder mitten in der Nacht, wenn man sowieso mal aufwacht, oder morgens nicht frühstücken und stattdessen die Präparate einnehmen. Eventuell auch ein frühes Abendessen und die Präparate 5 – 6 Stunden danach einnehmen vorm Zubettgehen.

Vitamin B12 + Folsäure (Hevert)
i.m. oder i.v. spritzen, 2x/Woche.

Zwischendurch, über einige Wochen:

1 Amp. Ubichinon comp.
+ 1 Amp. Coenzyme comp.
+ 1 Amp. Hepar comp.
zusammen aufziehen, i.m. spritzen, 2x/Woche.

In der Zeit, in der diese Spritzenmischung nicht zum Einsatz kommt:

1 ml Sanukehl myc. D5
1x/Woche, tief i.m. spritzen, 6 Wochen lang, dann Pause.

6.11.13 Darmmykose

Folgende **Diät** ist unbedingt einzuhalten:

Kuhmilch- und Hühnerei-freie Kost, kein Schweinefleisch. Wenig Kohlehydrate, vor allem keine konzentrierten Kohlehydrate. Wenig Rohkost vorübergehend. Viel Sellerie, Sauerkraut, Bärlauch, Knoblauch, Myrrhe, Parakresse (Firma Bioforce), Aloe vera, Lapacho-Tee, Grapefruitsamen und **rohe** Möhren. Ausschließlich Knäckebrot. Selbstverständlich Verzicht auf Zucker, Hefegebäck, Nüsse und Kerne.

Mykundex Kapseln
etwa 10 Tage lang.

Anschließend:

Exmykehl D3 Supp.
1 Supp./Tag, rektal einführen, 3 Wochen lang.

Anschließend:

Fortakehl D5
2x 1 Tablette/Tag, 4 Wochen lang.

Danach:

Montag bis Freitag:
Mucokehl D5 morgens 1 Tablette
Nigersan D5 abends 1 Tablette
Samstag und Sonntag:
Exmykehl D3 Supp. 1 Supp./Tag, rektal einführen
Diese Kur ½ Jahr beibehalten.

Wenn mit den Exmykehl D3 Supp. begonnen wird, dann *gleichzeitig* zum Einsatz bringen:

sanukehl cand. D6 1x 5 Tropfen/Tag über dem Bauchraum einreiben

6 Wochen lang.
+ Rebas D4 1 Kapsel/Tag einnehmen, 4 Wochen lang.

Weiterhin:

1 Amp. Albicansan
2x/Woche, i.m. spritzen, ebenfalls 4 – 6 Wochen.

Lebertee (Rp. s. Seite 394) trinken.

Als *Zusatz* kommt bei Bedarf zum Einsatz:

Myrrhinil Intest
nach Anweisung, über 4 Wochen.

In hartnäckigen Fällen empfehle ich dringend als **Langzeittherapie**:

Utilin D6
+ Recarcin D6
im wöchentlichen Wechsel, 1 Kapsel/Woche.
Die Einnahme der sanum-Bakterienpräparate erfolgt auf nüchternen Magen. Danach 4 Stunden nüchtern bleiben, d. h. entweder mitten in der Nacht, wenn man sowieso mal aufwacht, oder morgens nicht frühstücken und stattdessen die Präparate einnehmen. Eventuell auch ein frühes Abendessen und die Präparate 5 – 6 Stunden danach einnehmen vorm Zubettgehen.

https://www.deepl.com/translator *Weitere Verfahren:*

- Ein eventuelles Gebiss soll in **Apfelessig** gelegt werden.
- Als **Alternativ- oder Zusatztherapie**, oder im Anschluss an obige Therapie kann folgendes Rezept zur Anwendung gebracht werden:

  10 Grapefruitkerne in

  100 ml Lymphomyosot (Heel)

  wirken lassen und davon 2x 30 Tropfen/Tag einnehmen.

- *Bei Versagen oder rezidivierenden Darmmykosen* empfehle ich, einige Tage zu **fasten**, anschließend erst die obige **Diät** einzuleiten, vegetarische Kost und **Harn-Trinkkuren** durchzuführen, und zwar folgendermaßen:

  1. Woche: 100 – 150 ml vom Morgenharn nüchtern, Wasser nachtrinken.

  15 Minuten nichts essen.

  2. Woche: Von 7 – 22 Uhr entweder den ganzen Urin, der ausgeschieden wird, oder jedesmal ein Zahnputzglas voll.

  3. Woche: von 7 – 18 Uhr wie in der 2. Woche beschrieben.

  4. Woche: von 7 – 13 Uhr wie in der 2. Woche beschrieben.

  ab 5. Woche: auf keinen Fall mehr die ganze Harnmenge, sondern morgens 1 Zahnputzglas voll.

  Nach der 4. Woche sind meistens keine nennenswerte Pilze mehr nachzuweisen.

  In dem Moment, wenn die Pilze zerfallen, können Übelkeit, Kreislaufbeschwerden, leichtes Krankheitsgefühl, Schläfrigkeit auftreten. Dann sollte der Körper **entsäuert** werden:

  Sanuvis 2x 1 Teelöffel/Tag

  + Citrokehl 2x 10 Tropfen/Tag

  + Alkala N Pulver 2x 1 Meßlöffel in heißes Wasser/Tag

6.12 Erkrankungen der Gallenwege und Gallenblase

6.12.1 Cholecystitis

Injektionstherapie:

1 Amp. Injeel Chol
+ 1 Amp. Notakehl D5
+ 1 Amp. Pefrakehl D6
+ 1 Amp. Chelidonium Hom.
zusammen aufziehen, i.v. spritzen, 1x/Tag. Bei Besserung 2x/Woche, 4 Wochen lang.

Zusätzlich lokal:

sanukehl coli D6
2x 5 Tropfen/Tag, über dem Bauchraum einreiben.

Orale Therapie:

Von Anfang an:

Phönix Plumbum spag.
4x 20 Tropfen/Tag.

Zusätzlich:

Entzündungstropfen CM
nach Anweisung, 4 Wochen lang.

Danach:

Chelidonium Hom.
nach Anweisung, 6 Wochen lang.

Weitere mögliche Therapie, vor allem bei Chronizität:

Horvi-Nucleozym comp. 13
+ Horvi-Enzym-X 44
jeweils 3x 8 Tropfen/Tag, im Abstand von 5 – 10 Minuten auf der Zunge zergehen lassen, vor dem Essen.

Weitere Verfahren:

- Heiße Heublumensäckchen als **Umschläge**.
- Die übliche **Gallendiät** einhalten.
- **Lebertee** (Rp. s. Seite 394) trinken.
- Außerdem Vitamin B12 i.m. spritzen.

Ausleitungstherapie:

6 **Blutegel**
über dem rechten Oberbauch ansetzen, 1x/Monat, 4x insgesamt,

Oder:

trocken **Schröpfen**
unterhalb des rechten Rippenbogens, 2x/Woche. Es werden etwa 8 Schröpfköpfe aufgesetzt.

6.12.2 Cholelithiasis

– **Tee** nach F. Viehauser:
Rp.
Fruct. Carvi cont.
Fruct. Foeniculi cont.
Rad. Taraxaci cum herba cc.
Herb. Chelidonii cc.
Herb. Millefolii cc.
Cort. Frangulae cc.
Fol. Sennae cc.
Rad. Cichorii cc.
Herb. Cardui benedicta cc. aa 20,0
Flor. Arnicae cc.
Flor. Calendulae cc. aa 10,0
Fol. Menthae pip. cc.
Flor. Chamomillae tot.
Cort. Salicis cc aa 40,0
M. f. spec.
d. s. 4 – 5x eine Tasse pro Tag.

Außerdem:

Phönix Tartarus spag.
1. Tag: 3x 5 Tropfen, 2. Tag: 3x 10 Tropfen, 3. Tag: 3x 15 Tropfen, 4. Tag: 3 – 4x 20 Tropfen,
dabei bleiben.

Zusätzlich:

Cholesterinum D200
2 Globuli/Monat.

+ Calculi bilarii D10
2x 1 Tablette/Tag.

Das ist ein Versuch, die Steine aufzulösen.

Aschner-Verfahren:

1 Aderlass von 200 – 250 ml 1x/Monat

Vor dem Aderlass den Blutdruck messen und auf HB bestimmen.

6.12.3 Gallenkolik

Orale Therapie:

Phönix Plumbum
alle 10 Minuten 10 Tropfen, bei Besserung 4x 20 Tropfen über den Tag verteilt.

Und eventuell, bei Bedarf:

Magensium phosphoricum D4
alle 10 Minuten 1 Tablette lutschen bis zur Besserung.

Zusätzlich, falls nötig:
Injektionstherapie:

1 Amp. Mucokehl D5
i.v. spritzen.

Zusätzlich:

1 Amp. Mucokehl D5
+ 1 Amp. Sanuvis
zusammen aufziehen, i.m. spritzen.
(Mucokehl wirkt stark krampflösend.)

Lokal:

Mucokehl D5 Tropfen
5 – 10 Tropfen über der Gallengegend einreiben.

Weiterhin zur Krampflösung:

– Ansteigendes **Fußbad**, feuchtwarme **Umschläge** auf dem rechten Oberbauch.

Bei Rezidiven:

6 **Blutegel** über dem rechten Oberbauch ansetzen, 1x/Monat.

6.12.4 Gallengangs-Carcinom

Injektionstherapie:

Rp.
Lymphogranulomatose D30 Amp. V
+ Glandula lymphatica suis Heel Amp. V
+ Ubicinon comp. Heel Amp. V
+ Kohlhernie D30 Amp. V

Chondrosarkonium D30 Amp. V
+ Hepar suis Heel Amp. V
+ Coenzyme comp Heel Amp. V
+ Aqua pluvia Mai 86 D30 (Stauffen) Amp. V

Plasmozytom D30 Amp. V
+ Medulla ossis suis Heel Amp. V
+ Glyoxal Heel Amp. V
+ Bacillinum D30 = Tuberculinum D30 Amp. V

Corpus pinale Heel Amp. V
+ Cortison D30 Amp. V
+ Vesica fellea Injeel Amp. V

Lymphograulomatose D200 Amp. V
+ Splen suis Heel Amp. V
+ Ubichinin comp Amp. V

Chondrosarkonium D200 Amp. V
+ Thalamus comp. Heel Amp. V
+ Coenzyme comp Heel Amp. V
+ Carbo animalis D200 Amp. V

Plasmozytom D200 Amp. V
+ Glandula Thymi Amp. V
+ Glyoxal Heel Amp. V
+ Bacillinum D200 = Tuberculinum D200 Amp. V

Cortison D200 Amp. V
+ Vesica fellea Injeel Amp. V

(In der Serie 4 + 8 kommt das entsprechende Schwachorgan zum Einsatz, z. B. bei der Diagnose Polyposis coli *Colon suis Injeel*, bei einer Präcancerose der Haut *Cutis suis Injeel*)
Diese Arzneien dienen ausschließlich der Immunmodulation.

Diese Spritzen werden im wöchentlichen Wechsel 1x/Woche verabreicht, 4 Jahre lang, dann alle 2 Wochen, später 1x/Monat, insgesamt 6 – 8 Jahre lang. Es werden die Amp. der Serien von 1 – 8, jeweils 2 – 4 Amp., zusammen aufgezogen und supraclaviculär, axillär oder inguinal im wöchentlichen Wechsel gespritzt. Es erfolgen jeweils 4 Einstiche in die **Nähe der Lymphknoten**.

Z. B.: 1. Sitzung: die Injektion erfolgt durch 4 Einstiche supraclaviculär
2. Sitzung: die Injektion erfolgt durch 4 Einstiche axillär
3. Sitzung: die Injektion erfolgt durch 4 Einstiche inguinal

Und wieder von vorne, 1x/Woche, 4 Jahre lang usw.

Orale Therapie:

Hydrastis canadensis D4
3x 1 Tablette/Tag lutschen, über 2 Monate.

Anschließend:

Horvi-Nucleozym comp. 13
+ Horvi-Enzym-X 44
jeweils 3x 8 Tropfen/Tag, im Abstand von 5 – 10 Minuten auf der Zunge zergehen lassen, vor dem Essen.

Weitere Verfahren:

- **Streng vegetarische Kost**.
- 1 Pfund **Rote Beete** täglich oder mehr.
- Eine Kur mit **THX-Frischextrakt** (Labor Dr. Schöbe, Bezug s. Seite 414) empfiehlt sich:

  15 – 20x je 5 ml von Montag bis Freitag, i.m. spritzen, Samstag und Sonntag Wochenendpause.
- **Lebertee** (Rp. s. Seite 394) trinken.

6.13 Erkrankungen der Leber

6.13.1 Fettleber, toxischer Leberschaden

– **Lebertee** (Rp. s. Seite 394) nach Prof. Müller trinken.

Injektionstherapie:

1 Amp. Injeel Chol
+ 1 Amp. Chelidonium Hom.
zusammen aufziehen, i.v. spritzen, 1 Woche lang täglich, dann 3x/Woche, später 2x/Woche, 6 Wochen insgesamt.

– Vitamin B12
i.m. spritzen.

Orale Therapie:

Lycopodium D6
3 x 1 Tablette/Tag, im täglichen Wechsel mit
Hepeel Tabletten
nach Anweisung, 8 Wochen lang.

Anschließend:

Carduus marianus Ptk
nach Anweisung, 4 Wochen.

Danach:

Horvi-Nucleozym comp. 13
nach Anweisung.

Weitere Verfahren:

- **Blutegel-Therapie**: 6 Blutegel über dem Rippenbogen ansetzen, am Leberrand. Bevor Blutegel angesetzt werden, einen Quicktest machen.
- Man kann auch den Leberrand **abquaddeln** mit

  Mucokehl D5

  + Sanuvis.

  Blutegel helfen besser.

- Kein Alkohol, keine Pilze, keine Pommes frites, keine Pralinen oder Schokolade, nichts aus der Pfanne, kein rotes Fleisch, eventuell etwas Huhn, Pute oder Kalbfleisch in der Folie gegart, oder 2x/Woche mageren Fisch.

6.13.2 Lebercirrhose

Injektionstherapie:

1 Amp. Injeel Chol
i.v. spritzen, 3x/Woche, 4 Wochen lang, dann 2x/Woche, nochmal 2 Wochen lang.

Anschließend:

1 Amp. Rebas D4
+ 1 Amp. Hepar comp.
zusammen aufziehen, i.m. spritzen, 1x/Woche, über 2 Monate.

Im Anschluss an die Spritzenserie:

Rebas D4 Supp.
1 Supp. abends rektal einführen, 6 Wochen lang.

- **Vitamin B12** + Folsäure (Hevert), i.v. spritzen, 2x/Woche, über 8 Wochen.

Außerdem kommt von Anfang an folgende **Spritzenserie** zum Einsatz:
Rp.
Lymphogranulomatose D30 Amp. V
+ Glandula lymphatica suis Heel Amp. V
+ Ubicinon comp. Heel Amp. V
+ Kohlhernie D30 Amp. V

Chondrosarkonium D30 Amp. V
+ Hepar suis Heel Amp. V
+ Coenzyme comp Heel Amp. V
+ Aqua pluvia Mai 86 D30 (Stauffen) Amp. V

Plasmozytom D30 Amp. V
+ Medulla ossis suis Heel Amp. V

+ Glyoxal Heel Amp. V
+ Bacillinum D30 = Tuberculinum D30 Amp. V

Corpus pinale Heel Amp. V
+ Cortison D30 Amp. V
+ Hepar suis Injeel Amp. V

Lymphograulomatose D200 Amp. V
+ Splen suis Heel Amp. V
+ Ubichinin comp Amp. V

Chondrosarkonium D200 Amp. V
+ Thalamus comp. Heel Amp. V
+ Coenzyme comp Heel Amp. V
+ Carbo animalis D200 Amp. V

Plasmozytom D200 Amp. V
+ Glandula Thymi Amp. V
+ Glyoxal Heel Amp. V
+ Bacillinum D200 = Tuberculinum D200 Amp. V

Cortison D200 Amp. V
+ Hepar suis Injeel Amp. V

(In der Serie 4 + 8 kommt das entsprechende Schwachorgan zum Einsatz, z. B. bei der Diagnose Polyposis coli *Colon suis Injeel*, bei einer Präcancerose der Haut *Cutis suis Injeel*)
Diese Arzneien dienen ausschließlich der Immunmodulation.

Diese Spritzen werden im wöchentlichen Wechsel 1x/Woche verabreicht, 4 Jahre lang, dann alle 2 Wochen, später 1x/Monat, insgesamt 6 – 8 Jahre lang. Es werden die Amp. der Serien von 1 – 8, jeweils 2 – 4 Amp., zusammen aufgezogen und supraclaviculär, axillär oder inguinal im wöchentlichen Wechsel gespritzt. Es erfolgen jeweils 4 Einstiche in die **Nähe der Lymphknoten**.

Z. B.: 1. Sitzung: die Injektion erfolgt durch 4 Einstiche supraclaviculär
2. Sitzung: die Injektion erfolgt durch 4 Einstiche axillär

3. Sitzung: die Injektion erfolgt durch 4 Einstiche inguinal

Und wieder von vorne, 1x/Woche, 4 Jahre lang usw.

Orale Therapie:

Lycopodium D6
+ Chelidonium D6
im täglichen Wechsel, 3x 1 Tablette/Tag, 6 Wochen lang.

Anschließend:

Horvi-Enzym-X44
+ Horvi-Nucleozym comp. 13
jeweils 3x 8 Tropfen/Tag, im Abstand von 5 – 10 Minuten auf der Zunge zergehen lassen, vor dem Essen, 6 Wochen lang.

Danach:

Hepeel Tabletten
nach Anweisung, nochmal 6 Wochen lang.

Dann:

Legalon Tropfen
nach Anweisung, weitere 6 Wochen lang.

Weitere Verfahren:

- **Lebertee** (Rp. s. Seite 394) trinken.
- Ernährung: keine blähenden Speisen, nichts aus der Pfanne, keine Schokolade oder Pralinen, keine Pommes frites, kein Alkohol, keine Pilze, nichts Fettes, viel Rohsäfte und Artischocken, 2x/Woche mageren Fisch essen und etwas Huhn, Pute oder Kalbfleisch in der Folie gegart, keinerlei rotes Fleisch.

Neuraltherapie:

- Quaddelung 2 QF unter den Rippenbogen mit

  1 Amp. Mucokehl D6

  + 1 Amp. Sanuvis

2x/Woche, in wöchentlichem Wechsel mit:

1 Amp. Nigersan

+ 1 Amp. Citrokehl

auch 2x/Woche, dies über 2 – 3 Monate mindestens.

6.14 Erkrankungen des Pankreas

6.14.1 Pankreatitis, chronisch rezidivierend

Orale Therapie I:

Pankreaticum (Hevert)
+ Pankreaplex Mono Kps.
im täglichen Wechsel, nach Vorschrift, 6 Wochen lang.

Anschließend:

Horvi-Nucleozym comp. 13
+ Horvi-Enzym-X 44
jeweils 3x 8 Tropfen/Tag, im Abstand von 5 – 10 Minuten auf der Zunge zergehen lassen, vor dem Essen.

Zusätzlich Injektionstherapie:

1 Amp. Injeel Chol
+ 1 Amp. Momordica comp. N
zusammen aufziehen, i.v. oder i.m. spritzen, 1 Woche lang täglich, dann 2x/Woche, 4 Wochen lang.

Danach Neuraltherapie:

1 Amp. Mucokehl D5
über dem Pankreas quaddeln, 2x/Woche, über 4 Wochen.

Zusätzlich:

sanukehl coli D6
2x 5 Tropfen/Tag über dem Bauchraum einreiben, 6 Wochen lang.

Eine weitere Möglichkeit, die sehr guten, anhaltenden Erfolg verspricht, ist die **Sanum-Therapie**:

Pinikehl D4 mittags 1 Kapsel schlucken
Fortakehl D5 abends 1 Tablette lutschen
3 Wochen lang.

Anschließend:

Fortakehl D5 abends 1 Tablette lutschen
im täglichen Wechsel mit:
Mucokehl D5 morgens 1 Tablette lutschen
+ Nigersan D5 abends 1 Tablette lutschen
6 Wochen lang.

Zusätzlich hierzu:

Pinikehl D4
1 Kapsel/Tag, ebenfalls 6 Wochen lang, am bessten zur Mittagszeit.

Dann, nach 6 Wochen:

Pinikehl D5
1x 10 Tropfen/Tag, im täglichen Wechsel mit:
Leptandra comp. Heel
nach Anweisung.

Auch bei dieser Therapie:

sanukehl coli D6
2x 5 Tropfen/Tag, über dem Bauch einreiben.

Bei beiden Therapien *zusätzlich* nach 3 Wochen als **Langzeittherapie**:
Recarcin D6
+ Latensin D6
im wöchentlichen Wechsel, 1 Kapsel/Woche, über 3 Monate mindestens.
Die Einnahme der sanum-Bakterienpräparate erfolgt auf nüchternen Magen. Danach 4 Stunden nüchtern bleiben, d. h. entweder mitten in der Nacht, wenn man sowieso mal aufwacht, oder morgens nicht frühstücken und stattdessen die Präparate einnehmen. Eventuell auch ein frühes Abendessen und die Präparate 5 – 6 Stunden danach einnehmen vorm Zubettgehen.

Diät:

Streng vegetarische Kost, wenig Fett, nichts aus dem Kühlschrank, Alkoholverzicht, wenig Süßes.

6.14.2 Pankreas-Carcinom

Injektionstherapie:
Rp.
Lymphogranulomatose D30 Amp. V
+ Glandula lymphatica suis Heel Amp. V
+ Ubicinon comp. Heel Amp. V
+ Kohlhernie D30 Amp. V

Chondrosarkonium D30 Amp. V
+ Hepar suis Heel Amp. V
+ Coenzyme comp Heel Amp. V
+ Aqua pluvia Mai 86 D30 (Stauffen) Amp. V

Plasmozytom D30 Amp. V
+ Medulla ossis suis Heel Amp. V
+ Glyoxal Heel Amp. V
+ Bacillinum D30 = Tuberculinum D30 Amp. V

Corpus pinale Heel Amp. V
+ Cortison D30 Amp. V
+ Pankreas suis Injeel Amp. V

Lymphograulomatose D200 Amp. V
+ Splen suis Heel Amp. V
+ Ubichinin comp Amp. V

Chondrosarkonium D200 Amp. V
+ Thalamus comp. Heel Amp. V
+ Coenzyme comp Heel Amp. V
+ Carbo animalis D200 Amp. V

Plasmozytom D200 Amp. V
+ Glandula Thymi Amp. V
+ Glyoxal Heel Amp. V
+ Bacillinum D200 = Tuberculinum D200 Amp. V

Cortison D200 Amp. V
+ Pankreas suis Injeel Amp. V

(In der Serie 4 + 8 kommt das entsprechende Schwachorgan zum Einsatz, z. B. bei der Diagnose Polyposis coli *Colon suis Injeel*, bei einer Präcancerose der Haut *Cutis suis Injeel*)
Diese Arzneien dienen ausschließlich der Immunmodulation.

Diese Spritzen werden im wöchentlichen Wechsel 1x/Woche verabreicht, 4 Jahre lang, dann alle 2 Wochen, später 1x/Monat, insgesamt 6 – 8 Jahre lang. Es werden die Amp. der Serien von 1 – 8, jeweils 2 – 4 Amp., zusammen aufgezogen und supraclaviculär, axillär oder inguinal im wöchentlichen Wechsel gespritzt. Es erfolgen jeweils 4 Einstiche in die **Nähe der Lymphknoten**.

Z. B.: 1. Sitzung: die Injektion erfolgt durch 4 Einstiche supraclaviculär
2. Sitzung: die Injektion erfolgt durch 4 Einstiche axillär
3. Sitzung: die Injektion erfolgt durch 4 Einstiche inguinal

Und wieder von vorne, 1x/Woche, 4 Jahre lang usw.

Diät:

Streng vegetarische Ernährung, Verzicht auf jedes Tierprodukt!

Orale Therapie:

Hydrastis canadensis D2 oder D4 (wenn D2 nicht lieferbar ist)
3x 1 Tablette/Tag, 8 Wochen lang.

Anschließend:

Horvi-Nukleozym comp. 13
+ Horvi-Enzym-X 44
jeweils 3x 8 Tropfen/Tag, im Abstand von 5 – 10 Minuten auf der Zunge zergehen lassen, vor dem Essen.

Weitere Möglichkeiten:

- Eine Kur mit **Milz-THX-Frischextrakt**(Praxis Dr. Schöbe, Bezug s. Seite 414)

  20x je 5 ml, i.m. spritzen, von MO bis FR, dann Wochenendpause, 1x/Jahr.

- Zusätzlich **PPX** (Peyer Plaques) **Frischextrakt**(Praxis Dr. Schöbe)

  2x je 2 ½ ml/Woche, 15x insgesamt, 1x/Jahr.

- Wegen der Schwere der Erkrankung muss die **Horvi-Enzym-Therapie** nach dem Horvi-Enzymed-Rezeptierbuch erwähnt werden. Diese kommt zur Anwendung, wenn der Erfolg nach einigen Monaten immer noch ausbleibt oder als alleinige Therapie von Anfang an.

Injektionen:

Horvi-Enzym-C 33

+ Horvi-Enzym-Crotalus forte

je 2 ml gleichzeitig, **getrennt**, i.m. oder tief s.c. injizieren, z. B. montags.

Horvi-Enzym-C 300

+ Horvi-Enzym-Horvitrigon forte

je 2 ml gleichzeitig, **getrennt**, i.m. oder tief s.c. injizieren, z. B. mittwochs.

Horvi-Enzym-C 33

+ Horvi-Enzym-Crotalus forte

je 2 ml gleichzeitig, getrennt, i.m. oder tief s.c. injizieren, z. B. freitags.

Horvi-Enzym-Mokassin forte

täglich am Vor- und Nachmittag je 1 ml als Trinkampulle ca. 3 Minuten auf der Zunge zergehen lassen.

Orale Medikation:

Horvi-Nukleozym comp. 13

+ Horvi-Enzym-X 44

3x/Tag je 8 Tropfen, im Abstand von 5 – 10 Minuten auf der Zunge zergehen lassen, vor dem Essen.

Horvi-Enzym-C 33 liq.

+ Horvi-Enzym-Crotalus forte liq.

an injektionsfreien Tagen, DI + SA, 3x/Tag je 8 Tropfen, im Abstand von 5 – 10 Minuten auf der Zunge zergehen lassen, nach dem Essen.

Horvi-Enzym-C 300 liq.

+ Horvi-Enzym-Horvitrigon forte liq.

an injektionsfreien Tagen, DO + SO, 3x/Tag je 8 Tropfen, im Abstand von 5 – 10 Minuten auf der Zunge zergehen lassen, nach dem Essen.

Horvi-Orocid-Tabletten

morgens und abends je 2 Tabletten einnehmen.

6.15 Erkrankungen der Nieren und Harnwege

6.15.1 Die chronische Blasenentzündung

Wichtig: Bis bei dieser Krankheit eine deutliche Besserung eingetreten ist, keinerlei Frischkost und keine Kuhmilchprodukte verzehren, das Gemüse sollte ganz kurz blanchiert werden. Weiterhin keine scharfen Gewürze, keinen Senf, kein Knoblauch und kein Meerrettich sowie keine Zitrusfrüchte essen. Auch Zucker in jeder Form ist zu meiden. Kaffee, Schwarztee und Kohlensäurehaltige Getränke sollen gemieden werden.

Bei jeder chronischen Erkrankung sollten als Erstes die Störfelder ausgeschaltet werden, die Herdsanierung ist unumgänglich. Tote Zähne und wurzelbehandelte Zähne jeder Art müssen entfernt werden. Weitere Störfelder sind die Dysbiose, chronische Tonsillitis, chronische Sinusitis und chronische Cholecystitis.

Immunmodulation mit sanum-Präparaten

Die sanum-Therapie ist eine Milieu- bzw. Regulationstherapie, welche das Ziel hat, die Selbstheilungskräfte des Körpers anzuregen. Und darum geht es in der Behandlung der chronischen Blasenentzündung. Die Rezidivneigung einer akuten Blasenentzündung ist sehr groß. Auch eine Reizblase entwickelt sich oft nach der ersten Blasenentzündung. Die Patienten zeigen häufig einen großen Leidensdruck. Eine Beseitigung von Herdgeschehen ist eine conditio sine qua non.
Tote und wurzelbehandelte Zähne müssen entfernt werden, da sich dort das Bacterium Leptotrichia buccalis befindet und für ein chronisches Krankheitsgeschehen verantwortlich ist.

Ein sehr wichtiges Präparat ist Propionibacterium avidum D5, es sollte über mindestens 4 Wochen eventuell nach einer Pause von 14 Tagen nochmals 4 Wochen lang, 3 x pro Woche, eingenommen werden. Es ist übers Ausland in der Apotheke als Kapsel erhältlich, der Handelsname ist Leptucin.

Zusätzlich empfehle ich im täglichen Wechsel abends 1 Suppositorium notakehl D3 bzw. pefrakehl D3 einzuführen, weiterhin über der Blasengegend 4 Tropfen notakehl D5 einzureiben.

Rebas D4 als Suppositorium sollte auch täglich zur Anwendung kommen. Rebas D4 dient der Abwehr und ist stark entzündungshemmend. Rebas ist ein stark wirkendes Immunstimulans, aus dem Peyer'schen Plagus im Darm gewonnen, einem der bedeutendsten Immunorgane in unserem Körper. Nach 4 Wochen sollte auch bei diesen Präparaten eine 14-tägige Pause eingelegt werden. Bei Fortbestehen oder erneutem Auftreten der Symptome sollten die oben aufgeführten Präparate erneut 4 Wochen zur Anwendung kommen.

In hartnäckigen Fällen, was nicht selten der Fall ist, müssen sanukehle eingesetzt werden. Sanukehl Präparate binden bzw. eliminieren die Erreger-Antigene und Toxine.

Sanukehl Coli kommt bei der chronischen Zystitis fast immer in Frage. Sanukehl Coli liegt in flüssiger Form in der Verdünnung D6 und als Injektion in D7 vor. Die Anwendung geht über 8 Wochen. Auch, wenn z. B. die Nosode Bacterium coli in irgendeiner Verdünnung gegeben wird, sollte sanukehl Coli zusätzlich gegeben werden.

Sanukehl Coli enthält in einem speziellen Extrakt Polysaccharidbestandteile (Haptene) des Erregers Escherichia coli. Die Wirkung beruht auf der Absorption der Erreger-Antigene bzw. -Toxine und mildert die eventuelle Erstverschlimmerung bei der Nosodentherapie ab.

Weitere sanukehl-Präparate wären z. B. sanukehl Staph und sanukehl Prot, sanukehl Pseu und sanukehl Klebs, und sanukehl Myc, je nach Urinbefund. In über 90% der Befunde sind die Colibakterien die Ursache für die Zystitis. Aber auch Klebsiellen, Staphylokokken, Pseudomones Proteus und Mycoplasmen sind immer wieder ursächlich an der Entzündung schuld.

Weitere Immunstimulationen sind Utilin, Recarcin, Lathensin + Utilin-S. All diese Arzneien steigern die Abwehr enorm. Man kann diese Präparate im wöchentlichen Wechsel einsetzen, jedes Mittel wird 1 x pro Woche gegeben, nach 4 Wochen geht es von vorne los, eventuell einige Monate lang bis zur Besserung.

Utilin (Wirkstoff: Bacillus subtilis) eignet sich zur Behandlung von subakuten und chronischen Erkrankungen. Dieser Bacillus wurde früher „Heubacillus" genannt. Dieser Erreger hat antitoxische und antibakterielle Eigenschaften. Teeaufgüsse von Heu wurde von Bauern früher zur Heilung der Darmkrankheiten für Rinder verwandt. Die Bauern wussten vom Bacillus subtilis damals noch nichts. Utilin, als geschütztes Warenzeichen, hilft natürlich nicht nur bei Darmerkrankungen, sondern auch bei Leber- und Gallenerkrankung und wird allgemein zur Immunstimulation mit bestem Erfolg eingesetzt. Es liegt in Tropfenform, als Kapsel, als Suppositorium und in Ampullen vor.

Recarcin: Ein weiterer Bacillus-Stamm, mit dem Bacillus subtilis eng verwandt ist der Bacillus firmus, als Recarcin im Handel, auch dieser Wirkstoff dient der Infektabwehr allgemein. Arthritis, Arthrose, subakute und chronische Entzündungen sind Angriffspunkte von Recarcin, welches in Kapselform, Tropfen, Suppositorien und Ampullenform erhältlich ist. Recarcin ist ein großartiges Schleimhautmittel.

Latensin mit dem Wirkstoff Bacillus cereus ist ebenso mit dem oben genannten Bacillus subtilis eng verwandt und dient zur Immunmodulation. Bei langwierigen Erkrankungen, die immer wieder auftreten und nur langsam heilen oder gar nicht, ist dies das Mittel der Wahl. Bei chronischen Entzündungen tut es gute Dienste. Latensin entgiftet das Bindegewebe. Bei einer tuberkulinischen Konstitution wirkt es hervorragend.

Utilin-S, ein Mycobacterium, ist ebenso ein immunbiologisches Präparat der Firma sanum. Der Wirkstoff ist Mycobacterium phlei. Die Therapie geht auf die Anwendung eines Mycobacteriums zur Behandlung der Lungentuberkulose zurück. Es handelt sich um eine unschädliche Behandlung, welche auf Professor Friedmann in den 20er Jahren des letzten Jahrhunderts zurückgeht. Die zelluläre Abwehrreaktion wird stark angeregt, eine starke Stimulation des T-Zell-Systems erfolgt. Utilin-S wird eingesetzt zur Immunstimulation, zur Behandlung von Lungenerkrankungen, Schwächezuständen mit nächtlichen Schweißausbrüchen und zur Behandlung von chronisch fieberhaften Zuständen. In der Tumortherapie hat diese Arznei ihren festen Platz.

Bevor ich das Kapitel sanum-Therapie abschließe, darf ich nicht vergessen, die Arznei quentakehl zu nennen. Es gibt zellwandfreie Formen (CWD cell wall deficient forms) von Bakterien und sonstigen Mikroben, welche natürlich vom Immunsystem nicht erkannt werden. Solche Formen verhalten sich wie Viren und werden mit quentakehl behandelt. Quentakehl mit dem Wirkstoff Penicillium glabrum wird ansonsten bei viralen Infekten, wie Grippe, Pharyngitis, Laryngitis, Sinusitis und Bronchitis eingesetzt. Man denke an Herpes zoster und Varicellen. Auch bei Migräne und Morbus Menière hilft es erstaunlich gut. Man kann notakehl und quentakehl auch zusammen in einer Spritze aufziehen, jeweils 1 Ampulle in der Verdünnung D5 und intravenös oder intramuskulär spritzen. Beide Substanzen sind entzündungshemmend.

Geht die Heilung einmal nur in kleinen Schritten vorwärts, muss man dringend an eine Darmsanierung denken. Da ist das Mittel der Wahl in jedem Fall fortakehl, in Tabletten, Tropfen oder auch in Ampullen anwendbar. Bei fortakehl als Tropfen sollten 2 x täglich 4 Tropfen in die Nasenlöcher verteilt gegeben werden und 1 x täglich 4 Tropfen um den Nabel eingerieben werden.

Ein weiteres gut bewährtes Arzneimittel ist Microflorana, man kann dies zusätzlich geben, sowie Bacterium coli Injeel, die Nosode, als Trinkampulle. Diese Nosode wird nach Antibiotikagabe gegeben, als auch zur Heilung der chronischen Zystitis.

Fortakehl ist das wichtigste Mittel, die Erfolge sind verblüffend. Besteht eine zusätzliche Pilzbelastung, sollte man auch mit sanum-Mitteln behandeln, zu Beginn auch wieder fortakehl D5 für etwa 10 Tage, anschließend kommen albicansan, pefrakehl und exmykehl zum Einsatz. Geben Sie zusätzlich auf jeden Fall Hydrastis canadensis D30 in Form von Globuli hinzu. Täglich 2 Globuli sorgen dafür, dass sich die Darmschleimhaut gut erholt.

Wenn Sie sich für eine sanum-Therapie entscheiden, dann lassen Sie sich von einem erfahrenen sanum-Therapeuten beraten. Die Firma sanum-Kehlbeck empfiehlt Ihnen unter der Telefonnummer 04251-93520 einen Arzt oder Heilpraktiker in Ihrer Umgebung. Weitere Infos über die sanum-Therapie: siehe Anhang.

Behandlung mit homöopathischen Einzelmitteln

Acidum benzoicum – Benzolsäure – Zystitis, Enuresis, scheußlicher Geruch.

Acidum nitricum – Salpetersäure – brennt beim Wasserlassen, Feigwarzen, Urin riecht stark, wie Pferdeurin, spärlicher Urin.

Apis mellifica – Honigbiene – häufiges Wasserlassen, Inkontinenz, Brennen und Schmerz am Ende des Wasserlassens.

Argentum nitricum – Höllenstein – unkontrollierter Harndrang, Urin spärlich und blutig, Brennen und Schmerzen beim Wasserlassen.

Arsenicum album – Weißarsenik – der Urin brennt, ist spärlich, der Harn ist stark eiweißhaltig.

Barium carbonicum – Bariumkarbonat – stetiger Harndrang, Brennen.

Berberis vulgaris – Berberitze – der Urin brennt, häufiges Wasserlassen, Schmerzen im Blasengebiet und in der Niere sind kennzeichnend.

Cannabis sativa – Hanf – heftiges Brennen beim Wasserlassen, Stiche in der Harnröhre und eitriger Urin sind kennzeichnend.

Cantharis – Spanische Fliege – die Symptome sind unerträglicher Drang, Krämpfe, Brennen, schneidende Schmerzen vor und nach dem Urinabgang, stetiger dauernder Harndrang.

Causticum – Ätzstoff – schmerzhafter Drang, Stiche in der Harnröhre und Brennen beim Wasserlassen sind die Hauptsymptome.

Dulcamara – Bittersüß – bei Abkühlung, Harndrang, schmerzhafter Miktion.

Erigeron – kanadisches Berufskraut – Blutungen, schmerzhafter Urinabgang.

Eupatorium purpureum – roter Wasserhanf – hilft meist hervorragend, wenn eine Unterkühlung bzw. eine Temperaturschwankung die Ursache ist.

Hydrastis canadensis – kanadischer Gelbwurz – schleimige, dicke, gelbe Absonderung, Urin riecht stark.

Ignatia – Ignatiusbohne – Urin reichlich, wässrig, Folge von Kummer.

Lycopodium – Sporen von Bärlapp – rotes Sediment, vor dem Wasserlassen Rückenschmerz, Polyurie nachts oder auch Harnverhalt.

Medorrhinum – Gonokokken-Nosode – schmerzhaftes Wasserlassen, Nierenkolik, Urin fließt langsam aus Blase, anhaltend.

Mercurius corrosivus – Quecksilberchlorid – spärlicher Urin, welcher brennt. Blutiger Urin, stechender Schmerz, Krämpfe in der Blase. Urethra brennt stark. Dies sind die Themen von Mercurius corrosivus.

Natrium muriaticum – Natrium chlorid – direkt nach dem Wasserlassen Schmerzen, vermehrtes Wasserlassen, kann in Gegenwart anderer kein Wasser lassen oder es dauert sehr lang, oft Folge von Kummer, Ärger oder anderen psychischen Krankheitsursachen.

Nux vomica – Brechnußbaum – Reizblase, häufiges Wasserlassen, Hämaturie, Nierenkolik.

Pulsatilla – Küchenschelle – vermehrter Drang, vor allem beim Hinlegen, Brennen beim und nach dem Wasserlassen, unwillkürlicher Abgang nachts und bei Husten.

Sarsaparilla – Liliengewächs – Urin ist sandig-blutig, starker Schmerz am Ende des Wasserlassens, Nierenkolik.

Sepia – Tintenfisch – roter Satz im Urin, langsamer Harnfluss und spärlicher Urin sind die Themen von Sepia.

Stramonium – Stechapfel – Urin = wasserklar, nachts vermehrt, Urintröpfeln, Blase oft leer.

Sulphur – Schwefel – häufiges Wasserlassen, besonders nachts, Brennen, plötzlicher Harndrang und Enuresis sind kennzeichnend.

Thuja – Lebensbaum – Entzündung, häufiges Wasserlassen, unkontrollierter Harndrang.

Bei rezidivierenden Infekten muss die miasmatische Behandlung helfen. Es kommt meist die Nosode Tuberculinum C200 oder C1000 zum Einsatz. Darüber muss ein guter Homöopath entscheiden.

Behandlung mit Heilpflanzen

Es gibt gute pflanzliche Antibiotika, die wirklich bei Blasenentzündung helfen. Gegen diese Kräuter gibt es nie Resistenzen.

Bärentraubenblätter: diese Blätter hemmen das Wachstum des Bakterium Escherichia coli. Man nimmt die Bärentraubenblätter 1 Woche ein und nicht öfter als 5 x pro Jahr. Der Wirkstoff ist Arbutin und bevorzugt einen alkalischen Urin um sich entfalten zu können. Sie können Natriumbicarbonat einnehmen, um den Harn alkalisch zu bekommen. Natürlich auch auf pflanzliche Ernährung achten! Arbutin kommt in Heidelbeeren, Himbeeren, Preiselbeeren, Birnenblättern und Bärentraubenblättern vor. Sie können Bärentraubenblätter als Tee zubereiten. Es gibt auch Filmtabletten und Dragees.

Hopfen: Hopfenzapfen wirken antibakteriell und beruhigend. Man kann Tee zubereiten oder auch ein Fertigpräparat in Kapselform in der Apotheke kaufen.

Birnenblätter: Die Birnenblätter können Sie kauen, Sie können diese trocknen und einen Tee zubereiten. Der Haupt-Wirkstoff ist wiederum Arbutin und desinfiziert den Harn. Der Wirkstoff bevorzugt auch hier wieder einen alkalischen Harn. Nicht länger als 1 Woche trinken und nicht öfter als 5 x im Jahr!

Brunnenkresse: Diese wirkt keimtötend durch ihre Senföle. Man kann täglich frisches Kraut verzehren, dies ist zu empfehlen, da der Vitamin C – Gehalt enorm hoch ist. Frischpflanzensaft ist im Reformhaus und in der Apotheke zu beziehen. Man kann auch das getrocknete Heilkraut mit kochendem Wasser übergießen, 5 Minuten ziehen lassen und 3 – 5 Tassen täglich trinken.

Johanniskraut: ist auch sehr zu empfehlen, da es desinfizierend und zugleich beruhigend wirkt. Man kann einen Tee zubereiten, es ist auch als Kapsel in der Apotheke erhältlich.

Kapuzinerkresse: verhindert das Wachstum von Viren und Bakterien, Pilze werden abgetötet. Als Tee wird die Kapuzinerkresse nicht eingesetzt, es gibt fertige Kombinationspräparate, z. B. Angocin, worin Kapuzinerkresse und Meerrettich enthalten ist. Angocin ist das Antibiotikum der Natur, seine Wirkung ist getestet. 1654 Patienten nahmen an der Studie teil. Das Präparat wirkte so gut wie ein Antibiotikum.

Meerrettichwurzel: Bei der Meerrettichwurzel sind es wiederum die Senföle, die wirken. Frischpflanzensaft gibt es im Reformhaus und in der Apotheke.

Preiselbeerblätter, Preiselbeerfrüchte: Man kann aus den Blättern einen Tee zubereiten, die Früchte essen oder einen Extract in der Apotheke oder im Reformhaus erwerben. Anthocyane und Proanthocyanidine sind die Wirkstoffe von der Preiselbeere und den Cranberries, die mit ihr verwandt sind. Auch die Heidelbeere ist mit ihr verwandt. Bei beginnender Blasenentzündung hat sich der Preiselbeersaft oder auch Cranberrysaft bewährt. Bitte, nur „Muttersaft" trinken, welcher nicht verarbeitet ist (Zuckerzusatz oder ähnliches).
Zur Vorbeugung von Infekten können Sie auch 0,2 Liter Saft täglich trinken.

6.15.2 Die Reizblase

Die Reizblase ist eine Sonderform der Blasenentzündung. Diese muss von der bakteriell verursachten Zystitis abgegrenzt werden. Meist sind Frauen betroffen, es handelt sich hierbei um einen chronischen Reizzustand des Harntraktes. Erreger können hierbei nicht nachgewiesen werden. Man spricht auch von einer überaktiven oder neurogenen Blase.

Die Beschwerden, wie bei einer bakteriellen Entzündung, beruhen auf psychovegetativen Störung. Verursacher der Reizblase sind ferner auch häufige Blasenentzündungen oder Nierenbeckenentzündungen. Angst und Stress führen häufig auch zu einer Reizblase. Kälte, Nässe oder Aufregung können die Symptome, Pollakisurie, Dysurie usw. auslösen. Scharfe Gewürze wie Senf, Knoblauch, Paprika, Kaffee, Tee und kohlensäurehaltige Getränke sollten gemieden werden. Sie sollten weiterhin dringend auf Kuhmilchprodukte jeder Art sowie Spargel, Spinat und Erdbeeren verzichten. Genussmittel wie z. B. weißer Zucker in jeder Form sollten gemieden werden.

Die Behandlung der Reizblase kann phytotherapeutisch erfolgen. Ich denke an Baldrian. Die Baldrianwurzel wird in den Apotheken als Tropfen, Tee, Tinktur, Kapseln, Dragees oder Presssaft angeboten. Baldriantee wird meist als Teemischung verkauft. Der häufige Harndrang lässt stark nach, auch die Nykturie verschwindet oft ganz.

Sehr guten Erfolg habe ich bei den Patienten mit Hopfen gemacht. Auch Hopfen beruhigt die überaktive Blase. Hopfenzapfen, weibliche Blütenstände des Hopfens, werden in den Apotheken angeboten. Aufguss und Abkochungen werden damit zubereitet. Der Geschmack ist nicht besonders gut, man kann andere Teesorten dazu mischen.

Eine weitere Möglichkeit ist der Kürbissamen, vor allem ist er zur Langzeiteinnahme geeignet. Er kräftigt die Blasenmuskulator. Der Einsatz von Kürbissamen eignet sich besonders gut bei Prostatavergrösserung.

Das bekannte Goldrutenkraut hilft nicht nur bei Harnwegsinfekten, sondern auch bei der Reizblase, Studien belegen dies.

Blasentee nach Professor Müller sollte auf jeden Fall Einsatz finden.

Rp. Radix Levistici
Hb. Equiseti
Fl. Stoechados
Folia Uvae ursi
Fol. Myrtilli āā ad 200.0

1 Teelöffel pro Tasse mit kochendem Wasser übergießen, über Nacht oder mindestens 5 Stunden ziehen lassen, 3 – 5 Tassen pro Tag trinken, am besten warm.

Bei der Nykturie, nächtlichem Harndrang, hilft Baldrian in Form von Baldriparan stark, besonders gut. Zusätzlich ist es empfehlenswert, Lupulus D6 vor dem Schlafengehen zu lutschen, oder Hopfenzapfentee zu trinken. Phytotherapeutisch kann auch Granufink femina eingesetzt werden.

In der Homöopathie stehen einige Arzneien zur Verfügung, welche nach dem Arzneimittelbild eingesetzt werden.

Argentum nitricum: schmerzhaftes Urinieren, Angst und Aufregung sind ursächlich schuld am Harndrang.

Ein weiteres Mittel bei Angst und Aufregung ist Causticum.

Wenn die Symptome der Reizblase durch Unterkühlung auftreten, dann kommen Aconitum napellus, Dulcamara, Belladonna bzw. Rhus toxicodendron in Frage. Ein weiter sehr gutes Mittel ist Eupatorium purpureum. Es hilft gut in D1 und D2. Ein guter Homöopath findet das richtige Mittel ohne Probleme.

Cantharis kommt in Frage, wenn der Brennschmerz im Vordergrund steht, Arsenicum album bei begleitender Nephritis und Hepar sulfuris, wenn es sich um eitrige Prozesse handelt. Lupulus D6 ist ganz wichtig, es wirkt beruhigend.

An Nosode kommt meist Tuberculinum in Frage, je nach Konstitution in D200 oder D1000, alle 2 - 3 Monate. Ein guter Homöopath muss dies entscheiden.

Organpräparate wie Vesica urinaria suis Injeel, Urethra suis Injeel, Ureter suis Injeel und Pyelon suis Injeel müssen oftmals zusätzlich zum Einsatz kommen, zusätzlich oftmals auch die Pyelonephritis Nosode.

Auch die Firma Horvi hat einen guten Rat:

Horvi Enzym Psy 4 comp 1
+ Horvi Enzym x44

jeweils 3 x 8 Tropfen täglich, im Abstand von 5 – 10 Minuten, auf der Zunge zergehen lassen, vor dem Essen.
Zusätzlich Horvi Enzym Horvitrigon forte 3 x 8 Tropfen pro Tag auf der Zunge zergehen lassen, nach dem Essen.

dieser Tip hat sich gut bewährt, ich habe diese Arznei häufig eingesetzt. Infos über die Horvi Enzym Therapie: siehe Anhang.

6.15.3 Blasenkrebs

Injektionstherapie:
Rp.
Lymphogranulomatose D30 Amp. V
+ Glandula lymphatica suis Heel Amp. V
+ Ubicinon comp. Heel Amp. V
+ Kohlhernie D30 Amp. V

Chondrosarkonium D30 Amp. V
+ Hepar suis Heel Amp. V
+ Coenzyme comp Heel Amp. V
+ Aqua pluvia Mai 86 D30 (Stauffen) Amp. V

Plasmozytom D30 Amp. V
+ Medulla ossis suis Heel Amp. V
+ Glyoxal Heel Amp. V
+ Bacillinum D30 = Tuberculinum D30 Amp. V

Corpus pinale Heel Amp. V
+ Cortison D30 Amp. V
+ Vesica urinaria suis Injeel Amp. V

Lymphograulomatose D200 Amp. V
+ Splen suis Heel Amp. V
+ Ubichinin comp Amp. V

Chondrosarkonium D200 Amp. V
+ Thalamus comp. Heel Amp. V
+ Coenzyme comp Heel Amp. V
+ Carbo animalis D200 Amp. V

Plasmozytom D200 Amp. V
+ Glandula Thymi Amp. V
+ Glyoxal Heel Amp. V
+ Bacillinum D200 = Tuberculinum D200 Amp. V

Cortison D200 Amp. V
+ Vesica urinaria suis Injeel Amp. V

(In der Serie 4 + 8 kommt das entsprechende Schwachorgan zum Einsatz, z. B. bei der Diagnose Polyposis coli *Colon suis Injeel*, bei einer Präcancerose der Haut *Cutis suis Injeel*)
Diese Arzneien dienen ausschließlich der Immunmodulation.

Diese Spritzen werden im wöchentlichen Wechsel 1x/Woche verabreicht, 4 Jahre lang, dann alle 2 Wochen, später 1x/Monat, insgesamt 6 – 8 Jahre lang. Es werden die Amp. der Serien von 1 – 8, jeweils 2 – 4 Amp., zusammen aufgezogen und supraclaviculär, axillär oder inguinal im wöchentlichen Wechsel gespritzt. Es erfolgen jeweils 4 Einstiche in die **Nähe der Lymphknoten**.

Z. B.: 1. Sitzung: die Injektion erfolgt durch 4 Einstiche supraclaviculär
2. Sitzung: die Injektion erfolgt durch 4 Einstiche axillär
3. Sitzung: die Injektion erfolgt durch 4 Einstiche inguinal

Und wieder von vorne, 1x/Woche, 4 Jahre lang usw.

Orale Medikation:

Hydrastis canadensis D4
+ Cantharis D6
im täglichen Wechsel, 3x 1 Tablette/Tag, über ungefähr 8 Wochen.

– Falls es sich um einen *entarteten Polyp* handelt, dann wird Cantharis D6 gegen
Thuja D6 *ausgetauscht.*

Anschließend:

Mucokehl D4 morgens 1 Kapsel
+ Nigersan D5 mittags und abends je 1 Tablette
über 2 – 3 Monate oder länger, je nach Verlauf.

Nach der 4. Behandlungswoche, von **Beginn der Behandlung** an gerechnet:

Utilin-S D6 (Holomed, Bezug s. Seite 414)
alle 10 Tage 1 Kapsel, bei positiver Entwicklung über Monate.
Die Einnahme der sanum-Bakterienpräparate erfolgt auf nüchternen Magen. Danach 4 Stunden nüchtern bleiben. Dies kann entweder mitten in der Nacht geschehen oder anstatt eines Frühstücks oder man wartet, bis ein frühes Abendessen nach 6 Stunden verdaut ist, und schluckt dann die Kapsel vor dem Zubettgehen.

Außerdem gleichzeitig:

sanukehl myc D6
insgesamt 8 Tropfen/Tag: jeweils 4 Tropfen in die Ellenbeuge einreiben + 4 Tropfen oral applizieren, auch über mehrere Wochen (6 – 8 Wochen), dann 4 Wochen Pause, dann erneut einsetzen, je nach Konstitution und Verlauf.

Diät: Streng vegetarische Ernährung, viel Frischkost, Anthozym Petrasch.

Sollte der Erfolg ausbleiben, dann empfehle ich die **Horvi-Enzym-Therapie**:

Injektionen:

Horvi-Enzym-C 33
+ Horvi-Enzym-Horvitrigon forte
je 2 ml gleichzeitig, **getrennt**, i.m. oder tief s.c. injizieren, z. B. montags.

Horvi-Enzym-C300
+ Horvi-Enzym-Crotalus forte
je 2 ml gleichzeitig, **getrennt**, i.m. oder tief s.c. injizieren, z. B. mittwochs.

Horvi-Enzym-C33
+ Horvi-Enzym-Horvitrigon forte
je 2 ml gleichzeitig, **getrennt**, i.m. oder tief s.c. injizieren, z. B. freitags.

Besteht eine starke **Hämaturie**, die alleine mit den obigen Präparaten nicht gestoppt werden kann, dann täglich *zusätzlich*:

Horvi-Enzym-Russelli forte
+ Horvi-Enzym-Elaps forte
vormittags 1 ml Russelli forte perlingual, nachmittags 1 ml Elaps forte perlingual, die Ampulleninhalte dann ca. 3 Minuten im Mund behalten.

Orale Medikationen:

Horvi-Nukleozym comp. 16
+ Horvi-Enzym-X 44
3x/Tag je 8 Tropfen, im Abstand von 5 – 10 Minuten auf der Zunge zergehen lassen, vor dem Essen.

Horvi-Enzym-C 33 liq.
+ Horvi-Enzym-Horvitrigon forte liq.
an injektionsfreiten Tagen, DI + SA, 3x/Tag je 8 Tropfen, im Abstand von 5 – 10 Minuten auf der Zunge zergehen lassen, einige Zeit nach dem Essen.

Horvi-Enzym-C 300 liq.
+ Horvi-Enzym-Crotalus forte liq.
an injektionsfreien Tagen, DO + SO, 3x/Tag je 8 Tropfen, im Abstand von 5 – 10 Minuten auf der Zunge zergehen lassen, einige Zeit nach dem Essen.

Wichtige Zusatzmedikationen:

Zink, Selen, Vitamin A, Vitamin C, Schwarzkümmelöl.

6.15.4 Nephrolithiasis

(Nierensteine)

1 Amp. Mucokehl D5
+ 1 Amp. Nigersan D5
zusammen aufziehen, über der betroffenen Niere quaddeln, falls nötig auch über beiden Nieren, anfangs 2x/Woche, 2 Wochen lang, dann 1x/Woche.

Gegen die Schmerzen bei Kolik:

1 Aderlass von 200 – 250 ccm Blut, falls dies zur Konstitution passt.

Zusätzlich die *Phönix-Therapie*:

Phönix Solidago 3x 20 Tropfen/Tag
+ Phönix Tartarus 4x 20 Tropfen/Tag

Zusätzlich:

Lithurex Granulat 3x 1 Beutel/Tag
den ph-Wert des Urins kontrollieren während dieser Therapie (siehe Beipackzettel).

Zusätzlich, falls notwendig, die **Therapie nach N. Enders**, Homöopath:

Calculi renalis D10 morgens 1 Tablette lutschen
+ Rubia tinctorum D1 3x 1 Tablette/Tag
6 Wochen lang.

Danach:

Hernaria glabra D1 3x 1 Tablette/Tag
6 Wochen lang.

Zusätzlich:

- **Nierensteintee** trinken:

  Rp.

  Herba Anserinae

  Fructus Juniperi

Fr. Petroselini

Hb. Hernariae

Rx Taraxaci c. herba āā ad 200,0

8 – 10 Teelöffel mit 1½ Liter kochendem Wasser übergießen, 20 Minuten ziehen lassen und innerhalb von 1½ Stunden trinken, viel bewegen wie z. B. Seil hüpfen, Treppen gehen.

– Wenn **Schmerzen oder Druck** zwischenzeitlich in der Niere verspürt wird, *dann*:

  Berberis vulgaris D3

  4x 1 Tablette/Tag, 5 Tage lang, dann 3x 1 Tablette/Tag.

– *Bei Steinabgang*:

  Arnica D200

  2 Globuli einmalig.

– *Nach Steinabgang* **Nierentee** (Rp. s. Seite 394) trinken.

6.15.5 Pyelonephritis

(Nierenbeckenentzündung)

Injektionstherapie:

2 Amp. Notakehl D5
+ 1 Amp. Cantharis comp. S (Heel, Bezug s. Seite 414)
+ 1 Amp. Solidago comp. (Heel)
zusammen aufziehen, i.v. spritzen, 1. Woche: 3x/Woche, 2. + 3. Woche: 2x/Woche.

Akut, bei Fieber:

Cantharis D30
1x 2 Globuli/Tag, bis zur Besserung.

Orale Therapie:

Berberis Hom. CM
+ Entzündungstropfen CM
beides nach Anweisung, über 4 Wochen.

Danach:

Nierentropfen CM
nach Anweisung, 4 Wochen lang.

Diät:

- Streng vegetarische Kost, salzarm essen, nur **warme** Getränke.
- **Nierentee** (Rp. s. Seite 394) trinken.

Weitere Verfahren:

- Schiele **Fußbäder**, 1x/Tag.
- **Aderlass** (je nach Konstitution 200 – 300 cm)

6.15.6 Nierenzyste

Injektionen:

1 Amp. Mucokehl D5
+ 1 Amp. Nigersan D5
zusammen aufziehen, i.v. oder i.m. injizieren, 1. Woche 3x/Woche, 2. Woche 2x/Woche,
3. Woche 1x/Woche.

Orale Medikation ab der 4. Woche:

Mucokehl D4 morgens 1 Kapsel
+ Nigersan D5 mittags und abends 1 Tablette
über 4 Wochen.

Zusätzlich:

sankombi Tropfen
1x 5 Tropfen/Tag in die Ellenbeuge einreiben, ebenfalls über 4 Wochen.

Langzeittherapie:

Utilin-S D6
+ Latensin D6
im wöchentlichen Wechsel, 1 Kapsel/Woche, über 3 Monate.

Die Einnahme der sanum-Bakterienpräparate erfolgt auf nüchternen Magen. Danach 4 Stunden nüchtern bleiben. Dies kann entweder mitten in der Nacht geschehen oder anstatt eines Frühstücks oder man wartet, bis ein frühes Abendessen nach 6 Stunden verdaut ist, und schluckt dann die Kapsel vor dem Zubettgehen.

6.15.7 Harninkontinenz

Orale Therapie:

Causticum Ptk
+ Aletris Olplx
im täglichen Wechsel, nach Anweisung, 6 Wochen lang.

Danach:

Gelsemium Hom. Tropfen
nach Anweisung.

Außerdem:

Vesica urinaria suis Injeel
2x/Woche 1 Ampulle trinken, 2 Monate lang.

6.15.8 Oligurie

(träge Niere, ohne krankhaften Befund)

Orale Medikation:

Nephrose D30
2x/Woche 2 Globuli, über einige Wochen.

+ Natrium chloratum D6
3x 1 Tablette/Tag, 4 – 6 Wochen lang.

Anschließend:

Juniperus Olplx
nach Anweisung, über ungefähr 4 Wochen.

Lokal:

Mucokehl D5 Tropfen
10 Tropfen/Tag über beiden Nieren verteilt einreiben.

– Bei ungenügendem Erfolg:

Solidagoren „Klein"

– Falls zusätzlich eine Entzündung vorliegt:

Helleborus Olplx
nach Anweisung.

6.15.9 Nephrosklerose

Orale Medikation:

Solidagoren „Klein"
nach Anweisung, über 6 Wochen.

Anschließend:

Capillaron
nach Anweisung, auch 6 Wochen lang.

Zusätzlich, von Anfang an:

Propionibacterium avidum D5 (Holomed, Bezug s. Seite 414)
3x/Woche 1 Kapsel vor dem Schlafengehen, über 2 – 3 Monate.

Neuraltherapie:

1 Amp. Mucokehl D5
+ 1 Amp. sanuvis
+ 1 Amp. Nigersan D5
2x/Woche, über beiden Nieren verteilt quaddeln.

Zwischendurch:

sankombi Tropfen
10 Tropfen, verteilt über beiden Nieren, einreiben, dies an injektionsfreien Tagen.

6.15.10 Nierentumor, Hypernephrom, Nierencarcinom

Injektionstherapie:

Rp.
Lymphogranulomatose D30 Amp. V
+ Glandula lymphatica suis Heel Amp. V
+ Ubicinon comp. Heel Amp. V
+ Kohlhernie D30 Amp. V

Chondrosarkonium D30 Amp. V
+ Hepar suis Heel Amp. V
+ Coenzyme comp Heel Amp. V
+ Aqua pluvia Mai 86 D30 (Stauffen) Amp. V

Plasmozytom D30 Amp. V
+ Medulla ossis suis Heel Amp. V
+ Glyoxal Heel Amp. V
+ Bacillinum D30 = Tuberculinum D30 Amp. V

Corpus pinale Heel Amp. V
+ Cortison D30 Amp. V
+ Ren suis Injeel Amp. V

Lymphograulomatose D200 Amp. V
+ Splen suis Heel Amp. V
+ Ubichinin comp Amp. V

Chondrosarkonium D200 Amp. V
+ Thalamus comp. Heel Amp. V
+ Coenzyme comp Heel Amp. V
+ Carbo animalis D200 Amp. V

Plasmozytom D200 Amp. V
+ Glandula Thymi Amp. V
+ Glyoxal Heel Amp. V
+ Bacillinum D200 = Tuberculinum D200 Amp. V

Cortison D200 Amp. V
+ Ren suis Injeel Amp. V

(In der Serie 4 + 8 kommt das entsprechende Schwachorgan zum Einsatz, z. B. bei der Diagnose Polyposis coli *Colon suis Injeel*, bei einer Präcancerose der Haut *Cutis suis Injeel*)
Diese Arzneien dienen ausschließlich der Immunmodulation.

Diese Spritzen werden im wöchentlichen Wechsel 1x/Woche verabreicht, 4 Jahre lang, dann alle 2 Wochen, später 1x/Monat, insgesamt 6 – 8 Jahre lang. Es werden die Amp. der Serien von 1 – 8, jeweils 2 – 4 Amp., zusammen aufgezogen und supraclaviculär, axillär oder inguinal im wöchentlichen Wechsel gespritzt. Es erfolgen jeweils 4 Einstiche in die **Nähe der Lymphknoten**.
Z. B.: 1. Sitzung: die Injektion erfolgt durch 4 Einstiche supraclaviculär
2. Sitzung: die Injektion erfolgt durch 4 Einstiche axillär
3. Sitzung: die Injektion erfolgt durch 4 Einstiche inguinal

Und wieder von vorne, 1x/Woche, 4 Jahre lang usw.

Orale Therapie:

Hydrastis canadensis D2 oder D4 (falls D2 nicht erhältlich ist)
+ Cantharis D6
im täglichen Wechsel, je 3x 1 Tablette/Tag, 3 Monate lang.

Weitere Verfahren:

- **Nierentee** (Rp. s. Seite 394) trinken.
- **Streng vegetarische Kost**, salzarm essen.

Zusätzlich wegen der Schwere der Erkrankung:

- Eine **Kur mit THX-Frischextrakt** (Praxis Dr. Schöbe, Bezug s. Seite 414), 15 – 20 Injektionen zu je 5 ml, 5x/Woche, von Montag bis Freitag, Samstag und Sonntag Pause.

– Falls der gewünschte Erfolg ausbleibt, oder auch von Anfang an, ist die

Horvi-Enzym-Therapie zu empfehlen:

Injektionen:

Horvi-Enzym-C 33

+ Horvi-Enzym-Horvitrigon forte

je 2 ml gleichzeitig, **getrennt**, i.m. oder tief s.c. injizieren, z. B. montags.

Horvi-Enzym-C 300

+ Horvi-Enzym-Crotalus forte

je 2 ml gleichzeitig, **getrennt**, i.m. oder tief s.c. injizieren, z. B. mittwochs.

Horvi-Enzym-C 33

+ Horvi-Enzym-Horvitrigon forte

je 2 ml gleichzeitig, **getrennt**, i.m. oder tief s.c. injizieren, z. B. freitags.

Bei **Hämaturie** *zusätzlich:*

Horvi-Enzym-Russelli forte

täglich am Vor- und Nachmittag je 1 ml als Trinkampulle auf der Zunge zergehen lassen, den Inhalt ca. 3 Minuten im Mund behalten.

Orale Medikation:

Horvi-Nukleozym comp. 16

+ Horvi-Enzym-X 44

3x/Tag je 8 Tropfen, im Abstand von 5 – 10 Minuten auf der Zunge zergehen lassen, vor dem Essen.

Horvi-Enzym-C 33 liq.

+ Horvi-Enzym-Horvitrigon forte liq.

an injektionsfreien Tagen, DI + SA, 3x/Tag je 8 Tropfen, im Abstand von 5 – 10 Minuten auf der Zunge zergehen lassen, nach dem Essen.

Horvi-Enzym-C 300 liq.

+ Horvi-Enzym-Crotalus forte liq.

an injektionsfreien Tagen, DO + SO, 3x/Tag je 8 Tropfen, im Abstand von 5 – 10 Minuten auf der Zunge zergehen lassen, nach dem Essen.

Horvi-Orocid-Tabletten

morgens und abends je 2 Tabletten einnehmen.

Die Rezeptur ist dem Horvi-Enzymed-Rezeptierbuch entnommen.

6.16 Erkrankungen der Geschlechtsorgane

6.16.1 Erkrankungen der weiblichen Geschlechtsorgane

6.16.1.1 Mastopathie

Injektionstherapie:

1 Amp. Cimicifuga Hom.
+ 1 Amp. Mastopathia cystica Injeel
+ 1 Amp. Mamma suis Injeel
zusammen aufziehen, i.v. spritzen, 3x/Woche, 3 Wochen lang, später 2x/Woche.

Orale Therapie:

Antimast selz Tropfen
+ Juv 110 Globuli
beides nach Anweisung, über 6 – 8 Wochen.

Anschließend:

Horvi-Enzym-C33 liq.
+ Horvi-Enzym-Horvitrigon forte liq.
3x/Tag je 8 Tropfen, im Abstand von 5 – 10 Minuten auf der Zunge zergehen lassen, nach dem Essen, 2 Monate mindestens.

Lokale Therapie:

Antimast selz Salbe
+ Horvizym Salbe
im Wechsel einreiben.

Zusätzlich:

Mukokehl D5 morgens 1 Tablette lutschen
+ Nigersan D3 Supp. abends rektal einführen
über 2 – 3 Monate mindestens.

6.16.1.2 Mamma-Carcinom

Injektionstherapie:
Rp.
Lymphogranulomatose D30 Amp. V
+ Glandula lymphatica suis Heel Amp. V
+ Ubicinon comp. Heel Amp. V
+ Kohlhernie D30 Amp. V

Chondrosarkonium D30 Amp. V
+ Hepar suis Heel Amp. V
+ Coenzyme comp Heel Amp. V
+ Aqua pluvia Mai 86 D30 (Stauffen) Amp. V

Plasmozytom D30 Amp. V
+ Medulla ossis suis Heel Amp. V
+ Glyoxal Heel Amp. V
+ Bacillinum D30 = Tuberculinum D30 Amp. V

Corpus pinale Heel Amp. V
+ Cortison D30 Amp. V
+ Mamma suis Injeel Amp. V

Lymphograulomatose D200 Amp. V
+ Splen suis Heel Amp. V
+ Ubichinin comp Amp. V

Chondrosarkonium D200 Amp. V
+ Thalamus comp. Heel Amp. V
+ Coenzyme comp Heel Amp. V
+ Carbo animalis D200 Amp. V

Plasmozytom D200 Amp. V
+ Glandula Thymi Amp. V
+ Glyoxal Heel Amp. V
+ Bacillinum D200 = Tuberculinum D200 Amp. V

Cortison D200 Amp. V
+ Mamma suis Injeel Amp. V

(In der Serie 4 + 8 kommt das entsprechende Schwachorgan zum Einsatz, z. B. bei der Diagnose Polyposis coli *Colon suis Injeel*, bei einer Präcancerose der Haut *Cutis suis Injeel*)
Diese Arzneien dienen ausschließlich der Immunmodulation.

Diese Spritzen werden im wöchentlichen Wechsel 1x/Woche verabreicht, 4 Jahre lang, dann alle 2 Wochen, später 1x/Monat, insgesamt 6 – 8 Jahre lang. Es werden die Amp. der Serien von 1 – 8, jeweils 2 – 4 Amp., zusammen aufgezogen und supraclaviculär, axillär oder inguinal im wöchentlichen Wechsel gespritzt. Es erfolgen jeweils 4 Einstiche in die **Nähe der Lymphknoten**.
Z. B.: 1. Sitzung: die Injektion erfolgt durch 4 Einstiche supraclaviculär
2. Sitzung: die Injektion erfolgt durch 4 Einstiche axillär
3. Sitzung: die Injektion erfolgt durch 4 Einstiche inguinal

Und wieder von vorne, 1x/Woche, 4 Jahre lang usw.

Orale Therapie:

Hydrastis canadensis D2
+ Phytolacca D4
im täglichen Wechsel, 3x 1 Tablette/Tag, 10 Wochen lang.

Anschließend:

Hydrastis canadensis D2
+ Conium maculatum D6
im täglichen Wechsel, 3x 1 Tablette/Tag, 8 Wochen lang.

Weitere Verfahren:

- **Lebertee** (Rp. s. Seite 394) trinken.
- Empfehlenswert ist eine **Kur mit THX-Frischextrakt** (Praxis Dr. Schöbe, Bezug s. Seite 414) eventuell 2x/Jahr, 15 – 20x, jeweils 5 ml, i.m. injizieren, von Montag bis Freitag, Samstag und Sonntag Pause.
- **Streng vegetarische Kost**. Im Frühjahr und Herbst, je nach Konstitution 3 – 6 Rohkost-wochen einplanen. Außerdem täglich rohe Rote Beete essen, am besten 1 Pfund.

6.16.1.3 Mastitis

Injektionstherapie:

1 Amp. Lachesis D12
+ 1 Amp. Pyrogenium D30
+ 1 Amp. Echinacea D4
+ 1 Amp. Notakehl D5
zusammen aufziehen, i.v. spritzen, täglich bis zur Besserung.

Zusätzlich:

1 Amp. Notakehl D5
i.m. spritzen, bis zur Besserung.

Orale Therapie:

Wenn Kühle gut tut:
Aconit D30
2 – 3x 2 Globuli/Tag.

Wenn Wärme gut tut:
Belladonna D30
2 – 3x 2 Globuli/Tag.

Im Anschluß an die Spritzen:

Notakehl D4 Kapseln
2x 1 Kapsel/Tag, bis zur Abheilung.

Anwendungen:
– **Quarkumschläge**
oder
– **Umschläge** mit Retterspitzwasser äußerlich.

6.16.1.4 Milchmangel

Lokale Therapie:

Mucokehl D5 Tropfen
1x/Tag 5 Tropfen auf jeder Brust einreiben.

Orale Therapie:

Lac caninum D4
+ alfalfa D2
+ Rizinus communis
im täglichen Wechsel, zu Beginn 4x 1 Tablette/Tag, später 3x 1 Tablette/Tag.

Zusätzlich:

– Milchbildungstee von Weleda trinken.

6.16.1.5 Vaginalmykose

Lokale Therapie:

Behandlung mit **Ozon-Salbe** (Kastner)*
2x/Tag mittels Wattebausch oder Finger in die Scheide einführen (es brennt kurz, hat aber eine **hervorragende** Wirkung).

Zusätzlich:

Rp.
Albicansan D5 Tropfen
+ sanuvis D2 Tropfen
+ Pefrakehl D5 Tropfen
āā ad 60,0

3x 10 Tropfen/Tag, mittels Wattebausch oder Finger lokal einführen.

Orale Therapie:

Schleimhauttropfen nach Dr. med. Konrad Werthmann, Salzburg
Rp.
2 Amp. Mucosa comp. Heel 4 ml
+ 2 Amp. Coenzyme comp. Heel 4 ml
+ 2 Amp. Ubichinon comp. 4 ml
+ 1 Amp. sanukehl myc D5 1 ml
+ 1 Amp. sanukehl cand D5 1 ml
+ Galium Heel Tropfen 30 ml
Total = 44 ml
Misce, fiat guttures, 2x 10 Tropfen/Tag.

Zusätzlich eine Nosodentherapie:

Mykotischer Fluor Nos. D30 (Stauffen Pharma)*
+ Clamydien Nos. D30
+ Vaginitis Nos. D30
im 14-tägigen Wechsel, je 2 Globuli.

Anwendungen:

- **Harngetränkte Tampons**, mit frisch gelassenem Urin getränkt, in die Scheide einführen. Der Erfolg bleibt **nicht** aus.
- *Zusätzlich:*

  Albicansan Supp.

  täglich abends 1 Supp. rektal einführen.
- **Diät** nach Dr. Konrad Werthmann (s. Anhang Seite 396).

Sollte die Vaginalmykose auf diese Art und Weise nicht zügig abheilen, dann empfiehlt es sich, im täglichen Wechsel und außerdem rektal und vaginal im Wechsel je 1 Supp. einzuführen (siehe Schema):

1. Tag: 1 Supp. Fortakehl D3 rektal
2. Tag: 1 Supp. Notakehl D3 vaginal
3. Tag: 1 Supp. Mucokehl D3 rektal
4. Tag: 1 Supp. Pefrakehl D3 vaginal
5. Tag: wieder von vorne und fortlaufend.

6.16.1.6 Collum uteri Carcinom

Injektionstherapie:

Rp.
Lymphogranulomatose D30 Amp. V
+ Glandula lymphatica suis Heel Amp. V
+ Ubicinon comp. Heel Amp. V
+ Kohlhernie D30 Amp. V

Chondrosarkonium D30 Amp. V
+ Hepar suis Heel Amp. V
+ Coenzyme comp Heel Amp. V
+ Aqua pluvia Mai 86 D30 (Stauffen) Amp. V

Plasmozytom D30 Amp. V
+ Medulla ossis suis Heel Amp. V
+ Glyoxal Heel Amp. V
+ Bacillinum D30 = Tuberculinum D30 Amp. V

Corpus pinale Heel Amp. V
+ Cortison D30 Amp. V
+ Uterus suis Injeel Amp. V

Lymphograulomatose D200 Amp. V
+ Splen suis Heel Amp. V
+ Ubichinin comp Amp. V

Chondrosarkonium D200 Amp. V
+ Thalamus comp. Heel Amp. V
+ Coenzyme comp Heel Amp. V
+ Carbo animalis D200 Amp. V

Plasmozytom D200 Amp. V
+ Glandula Thymi Amp. V
+ Glyoxal Heel Amp. V
+ Bacillinum D200 = Tuberculinum D200 Amp. V

Cortison D200 Amp. V
+ Uterus suis Injeel Amp. V

(In der Serie 4 + 8 kommt das entsprechende Schwachorgan zum Einsatz, z. B. bei der Diagnose Polyposis coli *Colon suis Injeel*, bei einer Präcancerose der Haut *Cutis suis Injeel*)
Diese Arzneien dienen ausschließlich der Immunmodulation.

Diese Spritzen werden im wöchentlichen Wechsel 1x/Woche verabreicht, 4 Jahre lang, dann alle 2 Wochen, später 1x/Monat, insgesamt 6 – 8 Jahre lang. Es werden die Amp. der Serien von 1 – 8, jeweils 2 – 4 Amp., zusammen aufgezogen und supraclaviculär, axillär oder inguinal im wöchentlichen Wechsel gespritzt. Es erfolgen jeweils 4 Einstiche in die **Nähe der Lymphknoten**.

Z. B.: 1. Sitzung: die Injektion erfolgt durch 4 Einstiche supraclaviculär
2. Sitzung: die Injektion erfolgt durch 4 Einstiche axillär
3. Sitzung: die Injektion erfolgt durch 4 Einstiche inguinal

Und wieder von vorne, 1x/Woche, 4 Jahre lang usw.

- **Kur mit THX-Frischextrakt** (Praxis Dr. Schöbe, Bezug s. Seite 414), 15 – 20 Injektionen à 5 ml, von Montag bis Freitag, Samstag und Sonntag Wochenendpause.

Zusätzlich Orale Therapie:

Hydrastis canadensis D4
+ Conium maculatum D6
im täglichen Wechsel, 3x 1 Tablette/Tag, 8 Wochen lang.

- **Anthozym Petrasch fl.** sollte über längere Zeit zum Einsatz kommen.

- *Im Anschluss:*

  Schwarze Säfte Kur nach F. Viehauser, HP (s. Seite 395).

- **Streng vegetarische Ernährung**.

6.16.1.7 Corpus uteri Carcinom

Bei dieser Krankheit sind die Heilungschancen schlechter als beim Collum uteri Carcinom, deshalb verschiedene Therapiemöglichkeiten.

Therapie I:

Horvi-Enzym-Therapie nach dem Horvi-Enzymed-Rezeptierbuch:

Injektionen:

Horvi-Enzym-C33
+ Horvi-Enzym-Horvitrigon forte
je 2 ml gleichzeitig, **getrennt**, i.m. oder tief s.c. injizieren. Diese Präparate im fortlaufenden Wechsel mit folgenden Präparaten MO, MI, FR, Mo usw. injizieren:

Horvi-Enzym-C 300
+ Horvi-Enzym-Crotalus forte
je 2 ml gleichzeitig, **getrennt**, i.m. oder tief s.c. injizieren.

Orale Medikationen:

Horvi-Nukleozym comp. 16
+ Horvi-Enzym-X 44
3x/Tag je 8 Tropfen, im Abstand von 5 – 10 Minuten auf der Zunge zergehen lassen, vor dem Essen.

Horvi-Enzym-C 33 liq.
+ Horvi-Enzym-Horvtrigon forte liq.
an injektionsfreien Tagen, DI + SA, 3x/Tag je 8 Tropfen, im Abstand von 5 – 10 Minuten auf der Zunge zergehen lassen, nach dem Essen.

Horvi-Enzym-C 300 liq.
+ Horvi-Enzym-Crotalus forte liq.
an injektionsfreien Tagen, DO + SO, 3x/Tag je 8 Tropfen, im Abstand von 5 – 10 Minuten auf der Zunge zergehen lassen, nach dem Essen.

Horvi-Orocid-Tabletten
morgens und abends je 2 Tabletten einnehmen.

Therapie II:

Injektionstherapie:

Rp.
Lymphogranulomatose D30 Amp. V
+ Glandula lymphatica suis Heel Amp. V
+ Ubicinon comp. Heel Amp. V
+ Kohlhernie D30 Amp. V

Chondrosarkonium D30 Amp. V
+ Hepar suis Heel Amp. V
+ Coenzyme comp Heel Amp. V
+ Aqua pluvia Mai 86 D30 (Stauffen) Amp. V

Plasmozytom D30 Amp. V
+ Medulla ossis suis Heel Amp. V
+ Glyoxal Heel Amp. V
+ Bacillinum D30 = Tuberculinum D30 Amp. V

Corpus pinale Heel Amp. V
+ Cortison D30 Amp. V
+ Uterus suis Injeel Amp. V

Lymphograulomatose D200 Amp. V
+ Splen suis Heel Amp. V
+ Ubichinin comp Amp. V

Chondrosarkonium D200 Amp. V
+ Thalamus comp. Heel Amp. V
+ Coenzyme comp Heel Amp. V
+ Carbo animalis D200 Amp. V

Plasmozytom D200 Amp. V
+ Glandula Thymi Amp. V
+ Glyoxal Heel Amp. V
+ Bacillinum D200 = Tuberculinum D200 Amp. V

Cortison D200 Amp. V
+ Uterus suis Injeel Amp. V

(In der Serie 4 + 8 kommt das entsprechende Schwachorgan zum Einsatz, z. B. bei der Diagnose Polyposis coli *Colon suis Injeel*, bei einer Präcancerose der Haut *Cutis suis Injeel*)
Diese Arzneien dienen ausschließlich der Immunmodulation.

Diese Spritzen werden im wöchentlichen Wechsel 1x/Woche verabreicht, 4 Jahre lang, dann alle 2 Wochen, später 1x/Monat, insgesamt 6 – 8 Jahre lang. Es werden die Amp. der Serien von 1 – 8, jeweils 2 – 4 Amp., zusammen aufgezogen und supraclaviculär, axillär oder inguinal im wöchentlichen Wechsel gespritzt. Es erfolgen jeweils 4 Einstiche in die **Nähe der Lymphknoten**.

Z. B.: 1. Sitzung: die Injektion erfolgt durch 4 Einstiche supraclaviculär
2. Sitzung: die Injektion erfolgt durch 4 Einstiche axillär
3. Sitzung: die Injektion erfolgt durch 4 Einstiche inguinal

Und wieder von vorne, 1x/Woche, 4 Jahre lang usw.

Zusätzlich orale Therapie:

Hydrastis canadensis D2 oder D4 (wenn D2 nicht erhältlich ist)
+ Conium maculatum D4
im täglichen Wechsel, 3x 1 Tablette/Tag, 8 Wochen lang.

Danach:

Hydrastis canadensis D2
+ Phytolacca D4
im täglichen Wechsel, 3x 1 Tablette/Tag, 8 Wochen lang.

Weitere Therapien:

- Eine **Kur mit THX-Frischextrakt** (Praxis Dr. Schöbe, Bezug s. Seite 414), 20 Injektionen à 5 ml, von Montag bis Freitag, Samstag und Sonntag Wochenendpause.
- Eine **Kur mit Placenta Frischextrakt** (Praxis Dr. Schöbe)*, 10 Injektionen i.m. oder s.c., 5x/Woche je 2 ml, Samstag und Sonntag Pause, alle 2 Wochen 1 Auffrischung mit 2 ml.

  Üblicherweise beginnt man mit der THX-Kur, z. B. im Frühjahr, und führt die Placenta-Kur im Herbst durch (siehe Anhang).

Ernährung:

- Täglich 1 Pfund Rote Beete essen, ersatzweise Anthozym Petrasch fl. oder die **Schwarze Säfte Kur** nach F. Viehauser, HP (s. Seite 395).
- **Streng vegetarische Ernährung**, *absolut tierisch eiweißfrei.*
- **Lebertee** (Rp. s. Seite 394) trinken.
- Täglich aus sich **schwitzen**, viel **Bewegung** an der frischen Luft, z. B. Wandern, Radfahren usw.

6.16.1.8 Adnexitis, akut, rechts

Injektionstherapie:

1 Amp. Notakehl D5
+ 1 Amp. Metro Adnex Injeel
+ 1 Amp. Traumeel
+ 1 Amp. Pyrogenium D30
zusammen aufziehen, i.v. spritzen, täglich, bis zur Besserung, dann 2x/Woche.

Lokale Therapie:

sanukehl coli D6
alle 2 Tage 8 Tropfen über dem Bauch einreiben, 4 Wochen lang.

Notakehl D3 Supp.
+ Pefrakehl D3 Supp.
im täglichen Wechsel, 1 Supp./Tag, *in die Scheide und rektal im Wechsel* einführen, am besten morgens.

Nigersan D3 Supp.
jeden Abend 1 Supp. rektal einführen.

Oral:
Apis D6
1. Woche: 4x 1 Tablette/Tag, dann 3x 1 Tablette/Tag.

Bacillis subtilis D5

1 Kapsel 2x/Woche, über 6 Wochen.
Die Einnahme der sanum-Bakterienpräparate erfolgt auf nüchternen Magen. Danach 4 Stunden nüchtern bleiben, d. h. entweder mitten in der Nacht, wenn man sowieso mal aufwacht, oder morgens nicht frühstücken und stattdessen die Präparate einnehmen. Eventuell auch ein frühes Abendessen und die Präparate 5 – 6 Stunden danach einnehmen vorm Zubettgehen.

Diät:

- Zu Beginn 3 Tage **fasten** und **Basentee** nach Dr. Rau (Rp. s. Seite 394) trinken.
- Kuhmilch- und Hühnerei-freie Kost, kein Rind- und Schweinefleisch.
- Entgiftung über den Darm in Form von **Einläufen**.

6.16.1.9 Adnexitis, akut, links

Injektionstherapie:

1 Amp. Notakehl D5
+ 1 Amp. Metro Adnex Injeel
+ 1 Amp. Traumeel
+ 1 Amp. Pyrogenium D30
zusammen aufziehen, i.v. spritzen, täglich, bis zur Besserung, dann 2x/Woche.

Lokale Therapie:

sanukehl coli D6
alle 2 Tage 8 Tropfen über dem Bauchraum einreiben, 4 Wochen lang.

Notakehl D3 Supp.
+ Pefrakehl D3 Supp.
im täglichen Wechsel, 1 Supp./Tag, *in die Scheide und rektal im Wechsel* einführen, am besten morgens.

Nigersan D3 Supp.
jeden Abend 1 Supp. rektal einführen.

Oral:

Lachesis D6
3x 1 Tablette/Tag.

Bacillis subtilis D5
1 Kapsel 2x/Woche, über 6 Wochen.
Die Einnahme der sanum-Bakterienpräparate erfolgt auf nüchternen Magen. Danach 4 Stunden nüchtern bleiben, d. h. entweder mitten in der Nacht, wenn man sowieso mal aufwacht, oder morgens nicht frühstücken und stattdessen die Präparate einnehmen. Eventuell auch ein frühes Abendessen und die Präparate 5 – 6 Stunden danach einnehmen vorm Zubettgehen.

Diät:

- Zu Beginn 3 Tage **fasten** und **Basentee** nach Dr. Rau (Rp. s. Seite 394) trinken.
- Kuhmilch- und Hühnerei-freie Kost, kein Rind- und Schweinefleisch.
- Entgiftung über den Darm in Form von **Einläufen**.

6.16.1.10 Ovarialcarcinom, rechts

Injektionstherapie:

Rp.
Lymphogranulomatose D30 Amp. V
+ Glandula lymphatica suis Heel Amp. V
+ Ubicinon comp. Heel Amp. V
+ Kohlhernie D30 Amp. V

Chondrosarkonium D30 Amp. V
+ Hepar suis Heel Amp. V
+ Coenzyme comp Heel Amp. V
+ Aqua pluvia Mai 86 D30 (Stauffen) Amp. V

Plasmozytom D30 Amp. V
+ Medulla ossis suis Heel Amp. V
+ Glyoxal Heel Amp. V
+ Bacillinum D30 = Tuberculinum D30 Amp. V

Corpus pinale Heel Amp. V
+ Cortison D30 Amp. V
+ Ovarium suis Injeel Amp. V

Lymphograulomatose D200 Amp. V
+ Splen suis Heel Amp. V
+ Ubichinin comp Amp. V

Chondrosarkonium D200 Amp. V
+ Thalamus comp. Heel Amp. V
+ Coenzyme comp Heel Amp. V
+ Carbo animalis D200 Amp. V

Plasmozytom D200 Amp. V
+ Glandula Thymi Amp. V
+ Glyoxal Heel Amp. V
+ Bacillinum D200 = Tuberculinum D200 Amp. V

Cortison D200 Amp. V
+ Ovarium suis Injeel Amp. V

(In der Serie 4 + 8 kommt das entsprechende Schwachorgan zum Einsatz, z. B. bei der Diagnose Polyposis coli *Colon suis Injeel,* bei einer Präcancerose der Haut *Cutis suis Injeel*)
Diese Arzneien dienen ausschließlich der Immunmodulation.

Diese Spritzen werden im wöchentlichen Wechsel 1x/Woche verabreicht, 4 Jahre lang, dann alle 2 Wochen, später 1x/Monat, insgesamt 6 – 8 Jahre lang. Es werden die Amp. der Serien von 1 – 8, jeweils 2 – 4 Amp., zusammen aufgezogen und supraclaviculär, axillär oder inguinal im wöchentlichen Wechsel gespritzt. Es erfolgen jeweils 4 Einstiche in die **Nähe der Lymphknoten**.

Z. B.: 1. Sitzung: die Injektion erfolgt durch 4 Einstiche supraclaviculär

2. Sitzung: die Injektion erfolgt durch 4 Einstiche axillär
3. Sitzung: die Injektion erfolgt durch 4 Einstiche inguinal

Und wieder von vorne, 1x/Woche, 4 Jahre lang usw.

Orale Therapie:

Hydrastis canadensis D4
+ Apis D4
im täglichen Wechsel, 3x 1 Tablette/Tag, 4 Wochen lang.

Danach:

Hydrastis canadensis D4
+ Conium maculatum D6
im täglichen Wechsel, 3x 1 Tablette/Tag, 6 Wochen lang.

Später:

Horvi-Nukleozym comp. 16
+ Horvi-Enzym-X 44
3x/Tag jeweils 8 Tropfen, im Abstand von 5 – 10 Minuten auf der Zunge zergehen lassen, vor dem Essen.

Zusätzlich:

Horvi-Enzym-C 33
+ Horvi-Enzym-C 300
im täglichen Wechsel, 3x/Tag 8 Tropfen auf der Zunge zergehen lassen, nach dem Essen.

Diät:

- Streng vegetarische Ernährung. **Verzicht auf jedes tierische Eiweiß.**
- Anthozym Petrasch oder täglich mindestens 1 Pfund Rote Beete essen, bzw. die **Schwarze Säfte Kur** nach F. Viehauser, HP (s.Seite 395).
- **Lebertee** (Rp. s. Seite 394) trinken.

Langzeittherapie:

Recarcin D6
1 Kapsel/Woche, ¼ Jahr.
Die Einnahme der sanum-Bakterienpräparate erfolgt auf nüchternen Magen. Danach 4 Stunden nüchtern bleiben, d. h. entweder mitten in der Nacht, wenn man sowieso mal aufwacht, oder morgens nicht frühstücken und stattdessen die Präparate einnehmen. Eventuell auch ein frühes Abendessen und die Präparate 5 – 6 Stunden danach einnehmen vorm Zubettgehen.

- Sehr empfehlenswert ist eine **Kur mit THX-Frischextrakt** (Praxis Dr. Schöbe, Bezug s. Seite 414), 20 Injektionen à 5 ml, i.m. spritzen, von Montag bis Freitag, Samstag und Sonntag Wochenendpause.

6.16.1.11 Ovarialcarcinom, links

Injektionstherapie:

Rp.
Lymphogranulomatose D30 Amp. V
+ Glandula lymphatica suis Heel Amp. V
+ Ubicinon comp. Heel Amp. V
+ Kohlhernie D30 Amp. V

Chondrosarkonium D30 Amp. V
+ Hepar suis Heel Amp. V
+ Coenzyme comp Heel Amp. V
+ Aqua pluvia Mai 86 D30 (Stauffen) Amp. V

Plasmozytom D30 Amp. V
+ Medulla ossis suis Heel Amp. V
+ Glyoxal Heel Amp. V
+ Bacillinum D30 = Tuberculinum D30 Amp. V

Corpus pinale Heel Amp. V
+ Cortison D30 Amp. V
+ Ovarium suis Injeel Amp. V

Lymphograulomatose D200 Amp. V
+ Splen suis Heel Amp. V
+ Ubichinin comp Amp. V

Chondrosarkonium D200 Amp. V
+ Thalamus comp. Heel Amp. V
+ Coenzyme comp Heel Amp. V
+ Carbo animalis D200 Amp. V

Plasmozytom D200 Amp. V
+ Glandula Thymi Amp. V
+ Glyoxal Heel Amp. V
+ Bacillinum D200 = Tuberculinum D200 Amp. V

Cortison D200 Amp. V
+ Ovarium suis Injeel Amp. V

(In der Serie 4 + 8 kommt das entsprechende Schwachorgan zum Einsatz, z. B. bei der Diagnose Polyposis coli *Colon suis Injeel*, bei einer Präcancerose der Haut *Cutis suis Injeel*)
Diese Arzneien dienen ausschließlich der Immunmodulation.

Diese Spritzen werden im wöchentlichen Wechsel 1x/Woche verabreicht, 4 Jahre lang, dann alle 2 Wochen, später 1x/Monat, insgesamt 6 – 8 Jahre lang. Es werden die Amp. der Serien von 1 – 8, jeweils 2 – 4 Amp., zusammen aufgezogen und supraclaviculär, axillär oder inguinal im wöchentlichen Wechsel gespritzt. Es erfolgen jeweils 4 Einstiche in die **Nähe der Lymphknoten**.

Z. B.: 1. Sitzung: die Injektion erfolgt durch 4 Einstiche supraclaviculär
2. Sitzung: die Injektion erfolgt durch 4 Einstiche axillär
3. Sitzung: die Injektion erfolgt durch 4 Einstiche inguinal

Und wieder von vorne, 1x/Woche, 4 Jahre lang usw.

Orale Therapie:

Hydrastis canadensis D4
+ Lachesis D6

im täglichen Wechsel, 3x 1 Tablette/Tag, 4 Wochen lang.

Danach:

Hydrastis canadensis D4
+ Conium maculatum D6
im täglichen Wechsel, 3x 1 Tablette/Tag, 6 Wochen lang.

Später:

Horvi-Nukleozym comp. 16
+ Horvi-Enzym-X 44
3x/Tag jeweils 8 Tropfen, im Abstand von 5 – 10 Minuten auf der Zunge zergehen lassen, vor dem Essen.

Zusätzlich:

Horvi-Enzym-C 33
+ Horvi-Enzym-C 300
im täglichen Wechsel, 3x/Tag 8 Tropfen auf der Zunge zergehen lassen, nach dem Essen.

Diät:

- Streng vegetarische Ernährung. **Verzicht auf jedes tierische Eiweiß.**
- Anthozym Petrasch oder täglich mindestens 1 Pfund Rote Beete essen, bzw. die **Schwarze Säfte Kur** nach F. Viehauser, HP (s. Seite 395).
- **Lebertee** (Rp. s. Seite 394) trinken.

Langzeittherapie:

Recarcin D6
1 Kapsel/Woche, ¼ Jahr.
Die Einnahme der sanum-Bakterienpräparate erfolgt auf nüchternen Magen. Danach 4 Stunden nüchtern bleiben, d. h. entweder mitten in der Nacht, wenn man sowieso mal aufwacht, oder morgens nicht frühstücken und stattdessen die Präparate einnehmen. Eventuell auch ein frühes Abendessen und die Präparate 5 – 6 Stunden danach einnehmen vorm Zubettgehen.

- Sehr empfehlenswert ist eine **Kur mit THX-Frischextrakt** (Praxis Dr. Schöbe, Bezug s. Seite 414), 20 Injektionen à 5 ml, i.m. spritzen, von Montag bis Freitag, Samstag und Sonntag Wochenendpause.

6.16.1.12 Scheidenkrebs

Injektionstherapie:
Rp.
Lymphogranulomatose D30 Amp. V
+ Glandula lymphatica suis Heel Amp. V
+ Ubicinon comp. Heel Amp. V
+ Kohlhernie D30 Amp. V

Chondrosarkonium D30 Amp. V
+ Hepar suis Heel Amp. V
+ Coenzyme comp Heel Amp. V
+ Aqua pluvia Mai 86 D30 (Stauffen) Amp. V

Plasmozytom D30 Amp. V
+ Medulla ossis suis Heel Amp. V
+ Glyoxal Heel Amp. V
+ Bacillinum D30 = Tuberculinum D30 Amp. V

Corpus pinale Heel Amp. V
+ Cortison D30 Amp. V
+ Ovarium suis Injeel Amp. V

Lymphograulomatose D200 Amp. V
+ Splen suis Heel Amp. V
+ Ubichinin comp Amp. V

Chondrosarkonium D200 Amp. V
+ Thalamus comp. Heel Amp. V
+ Coenzyme comp Heel Amp. V
+ Carbo animalis D200 Amp. V

Plasmozytom D200 Amp. V
+ Glandula Thymi Amp. V

+ Glyoxal Heel Amp. V
+ Bacillinum D200 = Tuberculinum D200 Amp. V

Cortison D200 Amp. V
+ Ovarium suis Injeel Amp. V

(In der Serie 4 + 8 kommt das entsprechende Schwachorgan zum Einsatz, z. B. bei der Diagnose Polyposis coli *Colon suis Injeel*, bei einer Präcancerose der Haut *Cutis suis Injeel*)
Diese Arzneien dienen ausschließlich der Immunmodulation.

Diese Spritzen werden im wöchentlichen Wechsel 1x/Woche verabreicht, 4 Jahre lang, dann alle 2 Wochen, später 1x/Monat, insgesamt 6 – 8 Jahre lang. Es werden die Amp. der Serien von 1 – 8, jeweils 2 – 4 Amp., zusammen aufgezogen und supraclaviculär, axillär oder inguinal im wöchentlichen Wechsel gespritzt. Es erfolgen jeweils 4 Einstiche in die **Nähe der Lymphknoten**.

Z. B.: 1. Sitzung: die Injektion erfolgt durch 4 Einstiche supraclaviculär
2. Sitzung: die Injektion erfolgt durch 4 Einstiche axillär
3. Sitzung: die Injektion erfolgt durch 4 Einstiche inguinal

Und wieder von vorne, 1x/Woche, 4 Jahre lang usw.

Orale Therapie:

Hydrastis canadensis D4
+ Acidum carbolicum D6
im täglichen Wechsel, 3x 1 Tablette/Tag

Weitere Verfahren:

- Streng vegetarische Kost, täglich Rote Beete essen (1 Pfund), bzw. Anthozym Petrasch oder die **Schwarze Säfte Kur** nach F. Viehauser, HP (s. Seite 395).
- Empfehlenswert ist eine **Kur mit THX-Frischextrakt** (Praxis Dr. Schöbe, Bezug s. Seite 414), 15 – 20 Injektionen à 5 ml, i.m. spritzen, von Montag bis Freitag, Samstag und Sonntag Wochenendpause.

- Eine **Sanum-Therapie** verspricht guten Erfolg, auch dies in meiner Praxis mehrfach erprobt:

  Fortakehl D3 Supp. 1. Tag rektal

  Mucokehl D3 Supp. 2. Tag vaginal

  Notakehl D3 Supp. 3. Tag rektal

  Pefrakehl D3 Supp. 4. Tag vaginal

  im fortlaufenden Wechsel, rektal + vaginal im Wechsel, 1 Supp. abends, nach dem 4. Tag wieder von vorne und wiederholen, über Monate.

- **Lebertee** (Rp. s. Seite 394) trinken.

Langzeittherapie:

Latensin D6
+ Utilin H D5
+ Recarcin D6
im wöchentlichen Wechsel, 1 Kapsel 1x/Woche, über Monate.
Die Einnahme der sanum-Bakterienpräparate erfolgt auf nüchternen Magen. Danach 4 Stunden nüchtern bleiben, d. h. entweder mitten in der Nacht, wenn man sowieso mal aufwacht, oder morgens nicht frühstücken und stattdessen die Präparate einnehmen. Eventuell auch ein frühes Abendessen und die Präparate 5 – 6 Stunden danach einnehmen vorm Zubettgehen.

6.16.1.13 Endometriose

Anfänglich:

Fortakehl D5
1 Tablette 2x/Woche, 2 Wochen lang.

Danach:

Mucokehl D4 morgens 1 Kapsel
+ Pinikehl D4 mittags 1 Kapsel
+ Nigersan D3 Supp. abends 1 Supp. rektal einführen
täglich von Montag bis Freitag.

Notakehl D4
Samstag und Sonntag, 2x 1 Kapsel/Tag. Dann wieder von vorne, insgesamt ungefähr 2 Monate oder länger.

Bei Blutungen:

Erigeron D4
+ Trillium D6
alle 10 Minuten im Wechsel 1 Tablette.

Langzeittherapie:

Utilin D6
+ Latensin D6
+ Recarcin D6
im wöchentlichen Wechsel, 1 Kapsel/Woche, über 3 Monate.
Die Einnahme der sanum-Bakterienpräparate erfolgt auf nüchternen Magen. Danach 4 Stunden nüchtern bleiben, d. h. entweder mitten in der Nacht, wenn man sowieso mal aufwacht, oder morgens nicht frühstücken und stattdessen die Präparate einnehmen. Eventuell auch ein frühes Abendessen und die Präparate 5 – 6 Stunden danach einnehmen vorm Zubettgehen.

Injektionstherapie:

1 Amp. Nigersan D5
+ 1 Amp. Mucokehl D6
+ 1 Amp. sanuvis
zusammen aufziehen, i.m. spritzen, 2x/Woche, später 1x/Woche. Nicht am Wochenende, wenn Notakehl D4 oral zum Einsatz kommt, da Mucokehl und Notakehl einander ausschließen.

Je nach Verlauf bietet sich noch eine *andere Therapiemöglichkeit* an:

1 Amp. Metro Adnex Injeel
+ 1 Amp. Ovarium comp. Injeel
beide 2x/Woche trinken oder spritzen, sowie

1 Amp. Hormeel
1x/Woche trinken oder dazumischen.
Das Ganze über 8 Wochen.

Zusätzlich:

Gynäkoheel Tropfen (Heel, Bezug s. Seite 414)
+ Lanioflor Tropfen (Heel)*
beides täglich, nach Anweisung.

Man kann die Therapien untereinander kombinieren oder im Wechsel einsetzen, es kommt auf den Verlauf an.

Bei **starken Blutungen**, die trotz Erigeron und Trillium nicht weichen wollen, was ganz selten ist, bietet sich noch an:

Cinnamonium Hom. (Heel)*
10 Tropfen alle ¼ Stunde, bis zur Besserung, dann seltener.

6.16.1.14 Myoma uteri

Orale Therapie:

I **Sanum-Therapie**:

Mucokehl D4 morgens 1 Kapsel
Pinikehl D4 mittags 1 Kapsel
Nigersan D4 abends 1 Kapsel
täglich, über 2 Monate.

Bei Blutungen:

Ustilakehl
1x/Tag, 5 – 8 Tropfen.

II **Homöopathische Therapie**:

Aurum chloratum D6
3x 1 Tablette/Tag, 6 Wochen lang.

Bei Blutungen, hellrot:

Phosphorus D200
2 Globuli, meist einmalig.

Bei Blutungen, dunkelrot:

Lachesis D200
3x 2 Globuli/Tag, in ½ Schnapsglas Wasser aufgelöst.

Zusätzlich:

Metro Adnex Injeel
+ Uterus suis Injeel
je 1 Ampulle 3x/Woche trinken, 2 Monate lang.

Falls die Blutung nicht steht:

Cinnamonium Hom. (Heel, Bezug s. Seite 414)
10 Tropfen alle ¼ Stunde (ungefähr 3x), bis zum Stillstand.

6.16.1.15 Menorrhagie

Orale Therapie:

Erigeron D30
+ Millefolium D30
2 Globuli 1 – 2x/Tag lutschen, bis zum Nachlassen der Blutung.

Zusätzlich:

Ustilago D2 oder D4 (wenn D2 nicht erhältlich ist)
alle 10 Minuten 1 Tablette, bis zum Nachlassen.

Eventuell zusätzlich:

Calvakehl D3 (sanum)
3 – 5x/Tag 3 – 5 Tropfen, suprapubisch einreiben.

Auch die **Horvi-Enzym-Therapie** möchte ich erwähnen:

3 Tage vor Beginn der Periode bis Ende der Periode:

Horvi-Enzym-Horvitrigon forte liq.
+ Horvi-Enzym-Russelli forte liq.
3x/Tag je 8 Tropfen, im Abstand von 5 – 10 Minuten auf der Zunge zergehen lassen, vor dem Essen.

6.16.1.16 Kraurosis vulvae

Orale Therapie:

Mercurius Heel S Tabletten
+ Mezereum Hom. Tropfen
im täglichen Wechsel, nach Anweisung.

Bei starkem Juckreiz:

Sulphur D6
1. + 2. Tag: 4x 1 Tablette/Tag, dann 3x 1 Tablette/Tag.

Lokale Therapie:

Horvizym-Salbe
3x/Tag die Schleimhäute im Genitalbereich einstreichen.

Zusätzlich:

Ölmischung:
Rp.
50 ml Trägeröl (z. B. Jojobaöl oder Sonnenblumenöl)
10 Tropfen Lavendelöl
10 Tropfen Cedernöl
10 Tropfen Rosmarinöl
2x/Tag einige Tropfen einreiben

Außerdem:

frischen Eigenurin
2x/Tag einmassieren, solange bis die Schleimhaut trocken ist.

Horvi-Enzym-Therapie nach dem Horvi-Enzymed-Rezeptierbuch: Diese Therapie hat ebenfalls sehr gute Erfolge.

Injektionen:

Horvi-Enzym-Horvitrigon forte
+ Horvi-Enzym-C 33
Montags, mittwochs, freitags je 2 ml gleichzeitig, getrennt, i.m. oder tief s.c. injizieren.

Orale Medikationen:

Horvi-Nukleozym comp. 19
+ Horvi-Enzym-X 44
3x/Tag je 8 Tropfen, im Abstand von 5 – 10 Minuten auf der Zunge zergehen lassen, vor dem Essen.

Horvi-Enzym-Horvitrigon forte liq.
+ Horvi-Enzym-C 33 liq.
an injektionsfreien Tagen, 3x/Tag je 8 Tropfen, im Abstand von 5 – 10 Minuten auf der Zunge zergehen lassen, nach dem Essen.

Bei therapieresistenter Chronizität kommt auch eine **Sanum-Therapie** in Frage:

Exmykehl D3 Supp.
im täglichen Wechsel, 1 Supp./Tag, rektal + vaginal einführen, 2 Wochen lang.

Danach:

Exmykehl D3 Supp.
+ Mucokehl D3 Supp.
im täglichen Wechsel, 1 Supp./Tag, rektal + vaginal einführen.

Orale Medikation:

Utilin H D5
1 Kapsel/Woche, abends vor dem Schlafengehen, 2 Monate lang.

Außerdem:

Horvizym-Salbe
3x/Tag die Schleimhäute im Genitalbereich einstreichen.

Zusätzlich:

Ölmischung (wie oben beschrieben)

sowie im Wechsel:

frischen Eigenurin
2x/Tag einmassieren, solange bis die Schleimhaut trocken ist.

Bei **starkem Juckreiz**:

Sulphur D6
1. + 2. Tag: 4x 1 Tablette/Tag, dann 3x 1 Tablette/Tag.

6.16.1.17 Kinderwunsch, Behandlung der Frau

(Hormonell bedingte Sterilität)

Wichtig: Zusätzlich zu allen Therapien den Morgenurin nüchtern trinken.

Tropfenmischung:
Rp.
Nuphar luteum Ø
Agnus castus Ø
Lilium album Ø
āā ad 30,0
M. D. S.: Morgens und abends 20 Tropfen auf ½ Tasse **Frauenmanteltee**.

Rp.
Herba Alchemillae 50,0
S.: 1 TL auf 1 Tasse als Aufguß und 5 Minuten ziehen lassen.

Zusätzlich:

Truw Nr. 67
1 Tablette/Tag im Mund zergehen lassen, 6 Monate lang.

+ E-Mulsin fortissimum 100,0
1x/Tag 20 Tropfen einnehmen.

Auch die **Horvi-Enzym-Therapie** ist sehr erfolgreich:

2 Amp. Horvitrigon forte
zusammen aufziehen, jeden 2. Tag, i.m. oder tief s.c. spritzen.

Sanum-Therapie:

Mucedokehl D5 Tropfen

morgens 4 Tropfen oral und 2x 2 Tropfen auf die Schläfen rechts und links einreiben.

Zusätzlich:

1 Amp. Chrysocor (Holomed, Bezug s. Seite 414)
2x/Woche, i.m. spritzen oder trinken.

Nigersan D3 Supp.
1 Supp. abends rektal einführen.

Langzeittherapie:

Latensin D6
2x 1 Kapsel/Woche, über 8 – 12 Wochen.
Die Einnahme der sanum-Bakterienpräparate erfolgt auf nüchternen Magen. Danach 4 Stunden nüchtern bleiben, d. h. entweder mitten in der Nacht, wenn man sowieso mal aufwacht, oder morgens nicht frühstücken und stattdessen die Präparate einnehmen. Eventuell auch ein frühes Abendessen und die Präparate 5 – 6 Stunden danach einnehmen vorm Zubettgehen.

6.16.1.18 Klimakterische Hitzewallungen

Wichtig: Verzicht auf Kaffee und jedes Tierprodukt.

Orale Therapie:

Mucedokehl D5
täglich, 4 Tropfen suprapubisch einreiben, 4 Tropfen oral.

sanuvis
3x 60 Tropfen (= 1 TL)/Tag

Zusätzlich:

Hormeel Tropfen
+ Klimakt-Heel Tabletten
im täglichen Wechsel, nach Anweisung, über 6 Wochen.

Danach:

Klimaktoplant

+ Horvitrigon forte Tropfen
beides täglich, nach Anweisung, weitere 6 Wochen.

Bei ganz starken Schweißen, die nicht in den Griff zu kriegen sind, *zusätzlich*:

Jaborandi D6
anfangs 5x 1 Tablette/Tag, später 4x 1 Tablette/Tag.

Und eventuell zusätzlich:

Horvityl Tropfen
nach Anweisung. Obige Orale Therapie geht selbstverständlich weiter.

Eigenurin-Therapie:

Injektionen:

1 ml Eigenurin
täglich, nach einer Wallung abnehmen, i.m. spritzen, später 1x/Woche.

Zusätzlich:

- Morgenurin trinken.
- **Eiweißfasten** ist unbedingt nötig.

6.16.1.19 Vaginitis

Lokale Anwendung:

- Ozon-Salbe (Kastner, Bezug s. Seite 414)

  Tampons mit Salbe anfeuchten, lokal wirken lassen. Das brennt **anfangs**, bringt aber sehr prompte Hilfe.

  Außerdem:

- Spülungen mit konzentrierten Harn (Morgenharn)

  Man nimmt eine Plastikspritze à 20 ml, füllt diese mit Harn, bringt an den Konus ein Stück Infusionsschlauch und spült 1 – mehrmals täglich die Vagina. Man kann auch Einlagen mit getränkten Tampons machen.

Danach:

- Doederlein Vaginaltabletten
  oder
  Fluor S Supp.
  einführen.
  + Notakehl D3 Supp.
  jeden Abend, 20 Tage lang, 1 Supp. rektal einführen.

Nosodentherapie:
Vaginitis Nos. D30
5 Globuli lutschen, einmalig.

Nach 2 Wochen:

Mykotischer Fluor Nos. D30
5 Globuli lutschen, einmalig.

Nach weiteren 2 Wochen:

Clamydien Nos. D30
5 Globuli lutschen, einmalig.

Diese Therapie 3x wiederholen.

Diät: Verzicht auf tierisches Eiweiß und Zucker jeder Art.

6.16.1.20 Dysmenorrhoe

Orale Medikation:

Magnesium phosphoricum Ptk
nach Anweisung.

Injektionstherapie:

1 Amp. Metro Adnex Injeel
+ 1 Amp. Spascupreel

zusammen aufziehen, i.v. spritzen, notfalls 2x/Tag, bis die Beschwerden weg nachlassen.

Sollte dies nicht helfen, werden statt Magnesium Ptk

Mulimen Tabletten (Fides)
+ Spasmofides S Tropfen

zum Einsatz gebracht.

6.16.1.21 Zyklusstörungen

Orale Therapie:

Agnus castus Ptk
nach Anweisung.

Ersatzweise:

Phönix Cimicifuga spag.
nach Anweisung.

6.16.1.22 Ovarialcyste

Sanum-Therapie:

Notakehl D3 Supp.
+ Nigersan D3 Supp.
im täglichen Wechsel, 1 Supp./Tag rektal einführen.

sankombi Tropfen
an den Tagen, an denen Nigersan D3 Supp. zur Anwendung kommt, 1x 8 Tropfen/Tag verteilt über beiden Leisten einreiben.

Utilin-S D6
+ Latensin D6
im wöchentlichen Wechsel, 1 Kapsel/Woche, über 3 Monate.

Die Einnahme der sanum-Bakterienpräparate erfolgt auf nüchternen Magen. Danach 4 Stunden nüchtern bleiben. Dies kann entweder mitten in der Nacht geschehen oder anstatt eines Frühstücks oder man wartet, bis ein frühes Abendessen nach 6 Stunden verdaut ist, und schluckt dann die Kapsel vor dem Zubettgehen.

sanukehl myc D6 Tropfen
alle 2 Tage 5 – 10 Tropfen in die Ellenbeugen verteilt einreiben, 6 – 8 Wochen lang.

Anwendungen:

Alle 3 – 4 Wochen 1 **Cantharidenpflaster** 4cm x 4cm zwischen Nabel und Symphyse anlegen.

Weitere Möglichkeiten:

Horvi-Enzym-X 44 liq.
+ Horvi-Nukleozym comp. 16 liq.
3x/Tag je 8 Tropfen, im Abstand von 5 – 10 Minuten auf der Zunge zergehen lassen, vor dem Essen.

6.16.1.23 Abortus imminens

Nosodentherapie:

Toxoplasmose D200
2 Globuli einmalig.

Sanum-Therapie:

Mucokehl D5
+ Nigersan D5
+ Utilin D6
im täglichen Wechsel, jeweils 4 Tropfen/Tag zu je 2 Tropfen, über dem Brustraum und dem Nabel einreiben, von Montag bis Freitag.

Außerdem:

sanukehl Brucel D6
+ sanukehl myc. D6

im täglichen Wechsel, samstags und sonntags, jeweils 2 – 5 Tropfen/-Tag, über dem Schambein einreiben, 6 Wochen lang.

Bei Blutungen:

Erigeron D4
+ Trillium D4
im Wechsel, alle 10 Minuten 1 Tablette lutschen.

Einzelmittelhomöopathie:

Wenn ein *Schreck* die Ursache ist:

Aconitum napellus D30
2 Globuli einmalig.

Wenn es im *3. Monat* passiert und wenn *Krämpfe* vom Unterleib bis in den Rücken ziehen:

Sabina D30
2 Globuli einmalig.

Bei körperlicher *Überanstrengung*, Sturz, *Unfall*, Trauma:

Arnica D30
2 Globuli einmalig.

Nach Grippe:

Gelsemium D30
2 Globuli einmalig.

Bei *schlimmen Blutungen, zusätzlich* zu Erigeron + Trillium oder anstatt:

Cinnamomum Hom. Tropfen
nach Anweisung.

Bei *Verlagerung* der Gebärmutter:

Sepia D30
2 Globuli einmalig.

Zusätzlich zur homöopathischen Behandlung kommen auch wieder zum Einsatz:

Nosodentherapie:

Toxoplasmose D200
2 Globuli einmalig.

+ sanukehl Brucel D6 montags 1x 2 Tropfen, auf 5 Tropfen steigern
+ sanukehl myc D6 freitags 1x 2 Tropfen, auf 5 Tropfen steigern
über dem Schambein einreiben.

6.16.1.24 PMS, prämenstruelles Syndrom

I: Mulimen Fides Tabletten
über einen ganzen Zyklus durchnehmen.

Bei Unterleibskrämpfen:

Spascupreel Supp.

II: Agnus castus Ptk
nach Anweisung.

+ Spascupreel Supp. oder auch Injektionen

III: Hormeel Tropfen
über 4 Wochen einnehmen

+ Spascupreel Supp. oder auch Injektionen

IV: Phönix Cimicifuga spag.
+ Spascupreel Supp. oder auch Injektionen

V: aus dem **Horvi-Enzymed-Rezeptierbuch**:

Injektionen:

Horvi-Enzym-Horvitrigon forte
+ Horvi-Enzym-Crotalus forte
MO, MI, FR je 2 ml gleichzeitig, **getrennt**, i.m. oder tief s.c. injizieren.

Orale Medikationen:

Horvi-Enzym-Psy 4 comp. 1
3x/Tag je 8 Tropfen, auf der Zunge zergehen lassen, vor dem Essen.

Horvi-Enzym-Horvitrigon forte liq.

+ Horvi-Enzym-Crotalus forte liq.
an injektionsfreien Tagen, 3x/Tag je 8 Tropfen, im Abstand von 5 – 10 Minuten auf der Zunge zergehen lassen, nach dem Essen.

Es müssen verschiedene Therapien vorgestellt werden, da diese Sache oft sehr therapieresistent ist.

6.16.1.25 Amenorrhoe (sek.)

Entsäuerung:

Alkala N Pulver 2x/Tag 1 ML in heißes Wasser
sanuvis Tabletten 2x 1 Tablette/Tag
Citrokehl 2x 1 Tablette/Tag

Weiterhin:

Agnolyt
morgens 40 Tropfen, nüchtern, über 2 Zyklen.

– **Moorsitzbäder**

– Schiele **Fußbäder**

Nigersan D3 Supp. abends 1 Supp. rektal
über 2 Monate.

Mucedokehl D5
3x 5 Tropfen/Tag, über den Schläfen und der Stirn einreiben.

Sollte diese *Therapie nicht greifen*, dann Nigersan D3 Supp. und Mucedokehl D5 Tropfen weiterhin, statt Agnolyt:

Hormeel Tropfen
+ Lilium comp. Heel
beides täglich, nach Anweisung, 6 Wochen.

Sollte auch dies nicht zum Erfolg führen:

Pulsatilla D4
3x 1 Tablette/Tag, 4 Wochen lang.

Anschließend:

Graphites D6
3x 1 Tablette/Tag, 4 Wochen lang.

Dann:

Cimicifuga D6
3x 1 Tablette/Tag, 4 Wochen lang.

Injektionstherapie:

1 Amp. Hypophysis suis Injeel
+ 1 Amp. Ovarium suis Injeel
zusammen aufziehen, i.v. spritzen, 2x/Woche.

- **Cantharidenpflaster** über dem Kreuzbein auflegen, alle 2 – 3 Wochen je nach Abheilung,

  4x insgesamt.

  Anschließend:

- 4 – 6 **Blutegel** über dem Kreuzbein ansetzen, 4x alle 4 Wochen.

6.16.2 Erkrankungen der männlichen Geschlechtsorgane

6.16.2.1 Prostatahypertrophie, Prostataadenom

Wichtig: Weidröschen-Tee
Rp.
Hb. Urticae 50,0
Fol. Betulae 50,0
Herba Epilobium parviflora 50,0
S: ca. 1 TL/Tasse mit kochendem Wasser übergießen, 20 – 30 Minuten ziehen lassen.
1 Tasse auf den Tag verteilt trinken.

Injektionstherapie:

1 Amp. Sabal serrulata D30
+ 1 Amp. Caulophyllum D30
+ 1 Amp. Asterias rubens D30

+ 1 Amp. Chimaphila D30
zusammen aufziehen, i.v. oder i.m. spritzen, 1x/Woche.

Zusätzlich:

Hippomanes D30
2 Globuli 1x/Woche lutschen.
Sollte von oben genannter Spritzenmischung ein Präparat nicht lieferbar sein, dann dieses in der Potenz D30 als Globuli 2 Stück 1x/Woche lutschen.

Notakehl D3 Supp.
+ Nigersan D3 Supp.
im täglichen Wechsel, 2x 1 Supp./Tag (morgens und abends), rektal einführen.

Sollte sich das Adenom nicht genügend zurückbilden, dann eine **Sanum-Therapie**:

1 Amp. Nigersan D5
+ 1 Amp. Notakehl D5
1x/Woche im unteren Bauchbereich quaddeln.

1 Amp. Adenoma prostatae Nos. Injeel
2x/Woche trinken.

sanukehl coli
2x 5 Tropfen/Tag, um den Nabel einreiben.

Latensin D6
1 Kapsel/Woche, über 3 Monate.
Die Einnahme der sanum-Bakterienpräparate erfolgt auf nüchternen Magen. Danach 4 Stunden nüchtern bleiben, d. h. entweder mitten in der Nacht, wenn man sowieso mal aufwacht, oder morgens nicht frühstücken und stattdessen die Präparate einnehmen. Eventuell auch ein frühes Abendessen und die Präparate 5 – 6 Stunden danach einnehmen vorm Zubettgehen.

Wichtig: Verzicht auf tierisches Eiweiß.

6.16.2.2 Prostatitis, chronisch

– **Wichtig: Weidröschen-Tee**
Rp.
Hb. Urticae 50,0
Fol. Betulae 50,0
Herba Epilobium parviflora 50,0
1 TL/Tasse. S: Mit kochendem Wasser übergießen, 20 – 30 Minuten ziehen lassen.
1 Tasse auf den Tag verteilt trinken.

Injektionstherapie:

1 Amp. Sabal Hom.
+ 1 Amp. Cantharis Injeel
+ 1 Amp. Notakehl D5
+ 1 Amp. Pefrakehl D6
+ 1 Amp. Prostata suis Injeel
zusammen aufziehen, i.v. spritzen, 2x/Woche, 3 Wochen lang, dann 1x/Woche.

Anwendung:

Rebas D4 Supp.
abends 1 Supp. rektal einführen, 4 Wochen lang.

Orale Medikation:

Notakehl D4
2x 1 Kapsel/Tag, 3 Wochen lang.

Langzeittherapie:

Utilin-S D6 (Holomed, Bezug s. Seite 414)
+ Recarcin D6 (Holomed)
+ Latensin D6 (Holomed)
im wöchentlichen Wechsel, 1 Kapsel/Woche, über 3 Monate.
Die Einnahme der sanum-Bakterienpräparate erfolgt auf nüchternen Magen. Danach 4 Stunden nüchtern bleiben, d. h. entweder mitten in der Nacht, wenn man sowieso mal aufwacht, oder morgens nicht frühstücken und stattdessen die Präparate einnehmen. Eventuell auch ein frühes Abendessen und die Präparate 5 – 6 Stunden danach einnehmen vorm Zubettgehen.

Ausleitung:

- **Cantharidenpflaster** oberhalb der Symphyse, alle 20 Tage, 4x insgesamt hintereinander, Pause, später eventuell wiederholen.
- Gute Erfahrung habe ich gemacht mit dem **Einmassieren von Eigenurin** oberhalb der Symphyse und der Leisten beidseits, der LWS und im Steißbereich, täglich 2x.
- Ganz wichtig ist die **Diät** nach Dr. Konrad Werthmann (s. Anhang Seite 396).

6.16.2.3 Prostatitis, akut

Injektionstherapie:

1 Amp. Notakehl D5
+ 1 Amp. Pefrakehl D6
+ 1 Amp. Traumeel
+ 1 Amp. Belladonna Hom.
zusammen aufziehen, i.v. spritzen, anfangs täglich, später 2x/Woche, bis zur Besserung.

Orale Medikation:

Cantharis D6 1. Woche: 4x 1 Tablette/Tag, dann 3x 1 Tablette/Tag
+ Sabal Hom. nach Anweisung
im täglichen Wechsel.

Weitere Verfahren:

Notakehl D3 Supp.
+ Nigersan D3 Supp.
im täglichen Wechsel, 2x 1 Supp./Tag (morgens und abends), rektal einführen.

- Heiße **Fußbäder** mit Alkala oder Schiele Fußbäder (Reformhaus) mit Kamille.
- 10 – 20 **Kürbiskerne** pro Tag essen.

- Ganz wichtig ist die **Diät** nach Dr. Konrad Werthmann (s. Anhang Seite 396).

Bei **rezidivierenden Prostatitiden**:

Utilin H (Holomed, Bezug s. Seite 414)
+ Utilin-S D6 (Holomed)
+ Recarcin D6 (Holomed)
im wöchentlichen Wechsel, 1 Kapsel/Woche, über Monate.
Die Einnahme der sanum-Bakterienpräparate erfolgt auf nüchternen Magen. Danach 4 Stunden nüchtern bleiben, d. h. entweder mitten in der Nacht, wenn man sowieso mal aufwacht, oder morgens nicht frühstücken und stattdessen die Präparate einnehmen. Eventuell auch ein frühes Abendessen und die Präparate 5 – 6 Stunden danach einnehmen vorm Zubettgehen.

Zusätzlich:

- Bei hartnäckigen Fällen **Einmassieren von Eigenurin**, oberhalb der Symphyse und in den Leisten beidseitig.
- **Cantharidenpflaster** oberhalb der Symphyse auflegen.

6.16.2.4 Wechseljahrbeschwerden, männlich

(Adynamie, Stimmungslabilität, Nervosität, Impotenz)

Injektionen:

2 ml Horvitrigon forte
3x/Woche, über 2 – 3 Monate.

Orale Medikation:

Horvibidon
3x 2 Kapseln/Tag.

Bei ungenügendem Erfolg:

statt Horvitrigon forte Ampullen:

Chrysocor D5 (Holomed, Bezug s. Seite 414)
nach Anweisung.

6.16.2.5 Orchitis, Epididymitis

Injektionstherapie:

1 Amp. Notakehl D5
+ 1 Amp. Pefrakehl D6
zusammen aufziehen, i.v. spritzen.

0,5 ml Eigenblut entnehmen, mit
1 Amp. Belladonna Hom.
+ 1 Amp. Traumeel
zusammen aufziehen, i.m. spritzen, 1x/Tag, 2 – 3 Tage lang.

Orale Therapie:

Apis mell. D6
4x 1 Tablette/Tag, 2 Wochen lang, dann 3x 1 Tablette/Tag.

Weiterhin:

– Die Leiste beidseits mit **Eigenurin** einreiben.

Notakehl D3 Supp.
+ Nigersan D3 Supp.
im täglichen Wechsel, 1 Supp./Tag, rektal einführen, 3 Wochen lang.

Bei **septiformen Verläufen** kommt die **Waag'sche Bombe** zum Einsatz:

1 Amp. Echinacea comp. Heel
+ 1 Amp. Lachesis D30
+ 1 Amp. Pyrogenium D20
+ 1 Amp. Acidum formicicum Injeel
zusammen aufziehen, i.v. spritzen, anfangs 1x/Tag.

6.16.2.6 Prostata-Carcinom

Injektionstherapie:
Rp.
Lymphogranulomatose D30 Amp. V
+ Glandula lymphatica suis Heel Amp. V

+ Ubicinon comp. Heel Amp. V
+ Kohlhernie D30 Amp. V

Chondrosarkonium D30 Amp. V
+ Hepar suis Heel Amp. V
+ Coenzyme comp Heel Amp. V
+ Aqua pluvia Mai 86 D30 (Stauffen) Amp. V

Plasmozytom D30 Amp. V
+ Medulla ossis suis Heel Amp. V
+ Glyoxal Heel Amp. V
+ Bacillinum D30 = Tuberculinum D30 Amp. V

Corpus pinale Heel Amp. V
+ Cortison D30 Amp. V
+ Prostata suis Injeel Amp. V

Lymphograulomatose D200 Amp. V
+ Splen suis Heel Amp. V
+ Ubichinin comp Amp. V

Chondrosarkonium D200 Amp. V
+ Thalamus comp. Heel Amp. V
+ Coenzyme comp Heel Amp. V
+ Carbo animalis D200 Amp. V

Plasmozytom D200 Amp. V
+ Glandula Thymi Amp. V
+ Glyoxal Heel Amp. V
+ Bacillinum D200 = Tuberculinum D200 Amp. V

Cortison D200 Amp. V
+ Prostata suis Injeel Amp. V

(In der Serie 4 + 8 kommt das entsprechende Schwachorgan zum Einsatz, z. B. bei der Diagnose Polyposis coli *Colon suis Injeel,* bei einer Präcancerose der Haut *Cutis suis Injeel*)
Diese Arzneien dienen ausschließlich der Immunmodulation.

Diese Spritzen werden im wöchentlichen Wechsel 1x/Woche verabreicht, 4 Jahre lang, dann alle 2 Wochen, später 1x/Monat, insgesamt 6 – 8 Jahre lang. Es werden die Amp. der Serien von 1 – 8, jeweils 2 – 4 Amp., zusammen aufgezogen und supraclaviculär, axillär oder inguinal im wöchentlichen Wechsel gespritzt. Es erfolgen jeweils 4 Einstiche in die **Nähe der Lymphknoten**.

Z. B.: 1. Sitzung: die Injektion erfolgt durch 4 Einstiche supraclaviculär
2. Sitzung: die Injektion erfolgt durch 4 Einstiche axillär
3. Sitzung: die Injektion erfolgt durch 4 Einstiche inguinal

Und wieder von vorne, 1x/Woche, 4 Jahre lang usw.

Orale Medikation:

Conium maculatum D6
3x 1 Tablette/Tag, 6 Wochen lang.

Anschließend:

Calcium fluoratum D6
3x 1 Tablette/Tag, 5 Wochen lang.

Dann:

Phytolacca D4
3x 1 Tablette/Tag, 4 Wochen lang.

Weiterhin:

Aurum metallicum D6
3x 1 Tablette/Tag, weitere 6 Wochen.

Im Anschluss an die homöopathische Therapie Weiterbehandlung mit **Horvi-Enzymen**:

Horvi-Nukleozym comp. 17
+ Horvi-Enzym-X 44
3x/Tag je 8 Tropfen, im Abstand von 5 – 10 Minuten auf der Zunge zergehen lassen, vor dem Essen.

Zusätzlich:

Horvi-Enzym-C 300
+ Horvi-Enzym-C33
im täglichen Wechsel, 3x/Tag je 8 Tropfen auf der Zunge zergehen lassen, nach dem Essen.

Weitere Verfahren:

- Eine **Kur mit THX-Frischextrakt** (Praxis Dr. Schöbe, Bezug s. Seite 414) ist zu empfehlen, 20 x 5 ml, i.m. spritzen, von Montag bis Freitag, Samstag und Sonntag Wochenendpause.
- **Dringend: Streng vegetarische Ernährung!** Verzicht auf jegliches tierische Eiweiß.

Zusatztherapie:

Notakehl D3 Supp.
+ Nigersan D3 Supp.
im täglichen Wechsel, 1 Supp. abends, rektal einführen, 2 Monate lang.

Nosodentherapie:

Tuberculinum GT D200
2 Globuli einmalig.

Nach 4 Wochen:

Medorrhinum D200
2 Globuli einmalig.

Nach weiteren 4 Wochen:

Luesinum D200
2 Globuli einmalig.

6.16.2.7 Hodentumor

Injektionstherapie:

Rp.
Lymphogranulomatose D30 Amp. V
+ Glandula lymphatica suis Heel Amp. V

+ Ubicinon comp. Heel Amp. V
+ Kohlhernie D30 Amp. V

Chondrosarkonium D30 Amp. V
+ Hepar suis Heel Amp. V
+ Coenzyme comp Heel Amp. V
+ Aqua pluvia Mai 86 D30 (Stauffen) Amp. V

Plasmozytom D30 Amp. V
+ Medulla ossis suis Heel Amp. V
+ Glyoxal Heel Amp. V
+ Bacillinum D30 = Tuberculinum D30 Amp. V

Corpus pinale Heel Amp. V
+ Cortison D30 Amp. V
+ Testis suis Injeel Amp. V

Lymphograulomatose D200 Amp. V
+ Splen suis Heel Amp. V
+ Ubichinin comp Amp. V

Chondrosarkonium D200 Amp. V
+ Thalamus comp. Heel Amp. V
+ Coenzyme comp Heel Amp. V
+ Carbo animalis D200 Amp. V

Plasmozytom D200 Amp. V
+ Glandula Thymi Amp. V
+ Glyoxal Heel Amp. V
+ Bacillinum D200 = Tuberculinum D200 Amp. V

Cortison D200 Amp. V
+ Testis suis Injeel Amp. V

(In der Serie 4 + 8 kommt das entsprechende Schwachorgan zum Einsatz, z. B. bei der Diagnose Polyposis coli *Colon suis Injeel*, bei einer Präcancerose der Haut *Cutis suis Injeel*)
Diese Arzneien dienen ausschließlich der Immunmodulation.

Diese Spritzen werden im wöchentlichen Wechsel 1x/Woche verabreicht, 4 Jahre lang, dann alle 2 Wochen, später 1x/Monat, insgesamt 6 – 8 Jahre lang. Es werden die Amp. der Serien von 1 – 8, jeweils 2 – 4 Amp., zusammen aufgezogen und supraclaviculär, axillär oder inguinal im wöchentlichen Wechsel gespritzt. Es erfolgen jeweils 4 Einstiche in die **Nähe der Lymphknoten**.

Z. B.: 1. Sitzung: die Injektion erfolgt durch 4 Einstiche supraclaviculär
2. Sitzung: die Injektion erfolgt durch 4 Einstiche axillär
3. Sitzung: die Injektion erfolgt durch 4 Einstiche inguinal

Und wieder von vorne, 1x/Woche, 4 Jahre lang usw.

Orale Medikation:

Conium maculatum D4
3x 1 Tablette/Tag, 6 Wochen lang.

Dann:

Phytolacca D4
+ Aurum D6
im täglichen Wechsel, 3x 1 Tablette/Tag, 8 Wochen lang.

Nosodentherapie:

Tuberculinum GT D200
2 Globuli einmalig.

Nach 4 Wochen:

Medorrhinum D200
2 Globuli einmalig.

Nach weiteren 4 Wochen:

Luesinum D200
2 Globuli einmalig.

Weitere Verfahren:

- Eine **Kur mit THX-Frischextrakt** (Praxis Dr. Schöbe, Bezug s. Seite 414) ist dringend zu raten, 20x 5 ml,

  i.m. spritzen, von Montag bis Freitag, Samstag und Sonntag Wochenendpause.

- Eine **HOT-Therapie** empfiehlt sich 2x/Jahr, 10 Anwendungen, 2x/Woche.

- **Streng vegetarische Ernährung!** Verzicht auf jegliches tierisches Eiweiß.

7 Allerlei Diagnosen und Symptome aus der täglichen Praxis

7.1 Oedem

7.1.1 Oedeme, cardial

Orale Medikation:

Natrium muriaticum D200
2 Globuli 1x/Monat, 3 – 4x insgesamt.

+ Phosphorus D6
3x 5 Globuli/Tag, 6 Wochen lang. In schweren Fällen 4x 5 Globuli/-Tag.

Danach:

Cralonin Tropfen
4x 20 Tropfen/Tag, über 2 Monate.

Falls nötig, zusätzlich:

Digitalis Injeel
3x/Woche 1 Ampulle trinken, 2 – 3 Wochen lang.

Injektionstherapie:

1 Amp. Mucokehl D5
i.v. spritzen, anfangs täglich, 3x hintereinander, dann 2x/Woche.

Weitere Verfahren:

- **Nierentee** (Rp. s. Seite 394)
- **Diät**: Streng eiweiß- und salzarm essen, außerdem viel Ananas, Äpfel mit Schale, Spargel und Erdbeeren.

7.1.2 Oedeme, renal

Orale Medikation:

Natrium muriaticum D200
2 Globuli 1x/Monat, 4 – 5x insgesamt.

+ Berberis vulgaris D6
3x 1 Tablette/Tag, 4 – 6 Wochen lang.

Anschließend:

Apis Hom.
nach Anweisung, etwa 3 Wochen lang.

Danach:

Nierentropfen CM
nach Anweisung, etwa 6 Wochen.

Später:

Cantharis D6
3x 1 Tablette/Tag, 4 – 6 Wochen lang.

Zusätzlich, von Anfang an:

Phönix Solidago
über die gesamte Zeit, nach Anweisung.

Injektionstherapie:

1 Amp. Mucokehl D5
i.v. spritzen, anfangs täglich, 3x hintereinander, dann 2x/Woche.

Weitere Verfahren:

- **Nierentee** (Rp. s. Seite 394)
- **Diät**: Streng eiweiß- und salzarm essen, außerdem viel Ananas, Äpfel mit Schale, Spargel und Erdbeeren, Reistage einlegen.

7.1.3 Quincke-Oedem

Orale Medikation:

Apis D200
2 Globuli einmalig. Eventuell am darauf folgenden Tag nochmals wiederholen.

+ China D6
3 – 4x 1 Tablette/Tag, solange bis Besserung eintritt.

Lokale Medikation:

Mucokehl D5 Augentropfen
2x 2 Tropfen/Tag, sowohl ins Auge, in den äußeren Augenwinkel, auf der Seite, wo das Oedem ist, als auch ums Auge einreiben, auch aufs Augenlid.

Injektionstherapie:

1 Amp. Mucokehl D5
i.v. spritzen.

Bei Bedarf, falls noch nötig:

- Rescue Tropfen zum Einsatz bringen, 3x 2 Tropfen/Tag, einige Tage lang.

7.1.4 Lymphstau

(z. B. nach Mamma-Op.)

Injektionen:

1 Amp. Serum anquillae D200 (Stauffen Pharma)
s.c. in die Achselhöhle spritzen, zu Beginn 2x/Monat, später alle 3 Wochen, dann 1x/Monat; ersatzweise 2 – 3 Globuli in den oben genannten Zeitabständen lutschen.

Orale Medikation zusätzlich:

Lymphorrhoe Nos. D30 SDF (Stauffen Pharma)
2 Globuli lutschen, anfangs 2x/Woche, später 1x/Woche.

Lymphomyosot Tropfen
+ Apis Hom.
im täglichen Wechsel, nach Anweisung.

Weitere Verfahren:

Mucokehl D5 Tropfen
8 – 10 Tropfen über dem gestauten Organ, Brust oder Beine, einreiben.

Bei Lymphstau in den Beinen:

1 Amp. Mucokehl D5
s.c. oder i.c. an den Ort der Schwellung spritzen und verreiben, anfangs 3x/Woche,
später 2x/Woche.

7.1.5 Wadenkrämpfe

Orale Medikation:

Cuprum arsenicosum D6
+ Magnesium phosphoricum D4
im täglichen Wechsel, 3 Tabletten/Tag, wie folgt lutschen: mittags 1 Tablette, abends im Abstand von 1 Stunde 2 Tabletten.

Lokale Medikation:

Mucokehl D3 Salbe
über dem ganzen Bein einreiben.

Eventuell oral zusätzlich:

Phosetamin Filmtabletten
wenn die Krämpfe nicht weichen oder als Langzeittherapie.

Bei ganz **hartnäckigen Wadenkrämpfen** oder auch **Krämpfen im ganzen Körper**:

Horvi-Curare 4
2 – 3 Ampullen zusammen aufziehen, i.m. spritzen.

7.2 Insektenstich

Orale Medikation:

Ledum D30
+ Apis D30
jeweils 2 Globuli im Abstand von 1 – 2 Stunden geben.

Lokale Medikation:

Notakehl D5 Tropfen
+ Rescue Tropfen
im stündlichen Wechsel, je 2 Tropfen auf die Stichstelle träufeln

oder stattdessen:

etwas angewärmten, frisch gelassenen **Eigenurin** auf die warme Handinnenfläche geben, einmassieren, bis die Haut an der Stichstelle wieder trocken ist.

Zusätzlich oral:

Wenn **Komplikationen** *auftreten, Erythem, starke Schwellung usw.*

Myristica sebifera D4
5x 1 Tablette am 1. Tag, dann 4x 1 Tablette, 1 – 2 Tage lang, später 3x 1 Tablette/Tag.

Bei **Infektionen**:

Injektionstherapie:

1 Amp. Notakehl D5
+ 1 Amp. Pefrakehl D6
zusammen aufziehen, i.v. spritzen.

+ 1 Amp. Notakehl D5
i.m. spritzen.

Zusätzlich oral:

Lachesis D12
3x 1 Tablette am 1. Tag, dann 2x 1 Tablette/Tag, bis Beschwerdefreiheit eintritt.

7.2.1 Bienenstich

Apis D30 stündlich 2 Globuli, 3 – 5x.

Bei **Allgemeinbeschwerden** *bis zu anaphylaktischem* **Schock:**

Apis D200 2 Globuli einmalig.

Auf die Stichstelle:

Notakehl D5
Tropfen einreiben.
Besser: frisch gelassenen **Eigenurin** mit der warmen Innenhand einmassieren, bis die Stichstelle wieder trocken ist, oder **Ohrenschmalz** einreiben (dies ist auch ein ganz sicheres Mittel zur Infektionsvorbeugung).

Bei **entzündeter** *Stichstelle:*

Myristica sebifera D4 4x 1 Tablette/Tag.

Bei schwerer **Infektion**:

Lachesis D12
2 – 3x 1 Tablette am 1. Tag, dann 1 – 2x 1 Tablette/Tag für einige Tage.

7.2.2 Zeckenbiss

Sofort *nach dem Zeckenbiss:*

1 Amp. Notakehl D5
i.v. spritzen

+ 1 Amp. Notakehl D5
i.m. spritzen.

Die Bissstelle mit frisch gelassenem, warmem **Eigenurin** mit der warmen Handfläche einmassieren, bis die Haut an der Bissstelle trocken ist.

Wenn das nicht gewünscht wird:

Notakehl D5 Tropfen
+ Rescue Tropfen
im Wechsel einreiben.

Nosodentherapie:

Borrelia Nos. D30 (Stauffen Pharma)
+ Zeckenbissfieber Nos. D30 (Stauffen Pharma)
+ Ledum D200 (DHU oder Stauffen Pharma)
+ Meningococcus Nos. D30 (Stauffen Pharma)
+ FSME D30 (Stauffen Pharma)
jeweils 2 Globuli im Abstand von einigen Minuten lutschen, sobald sich der Patient in der Praxis meldet.

Bildet sich trotzdem ein **Erythem** *an der Bissstelle, dann zusätzlich:*

Myristica sebifera D4
4x 1 Tablette/Tag, 2 Tage lang, bis die Rötung verschwindet, dann 3x 1 Tablette/Tag für weitere 2 – 3 Tage.

Bei drohender **Blutvergiftung***:*

statt Myristica sebifera D4

Lachesis D12
2x 1 Tablette/Tag.

7.2.3 Wespenstich

Crabro vespa D200 2 Globuli einmalig.

Auf die Stichstelle:

Notakehl D5
Tropfen einreiben.
Besser: frisch gelassenen **Eigenurin** mit der warmen Innenhand einmassieren, bis die Stichstelle wieder trocken ist, oder **Ohrenschmalz** einreiben (dies ist auch ein ganz sicheres Mittel zur Infektionsvorbeugung).

Bei **entzündeter** *Stichstelle:*

Myristica sebifera D4 4x 1 Tablette/Tag.

Bei schwerer **Infektion***:*

Lachesis D12
2 – 3x 1 Tablette am 1. Tag, dann 1 – 2x 1 Tablette/Tag für einige Tage.

7.3 Allgemeine Angstzustände

7.3.1 Operationsvorbereitung

(dem Patienten mitgeben)
1 – 2 Tage vor der Operation:

Pyrogenium D30
2 Globuli lutschen.

Direkt nach der OP:

Arnica D200
+ Hypericum D30
jeweils 2 Globuli, noch im Aufwachraum oder gleich auf der Station dem Patienten innen auf die Lippen legen (Überwachung durch die Angehörigen).

Bei ganz schlimmen **Krampfadern** *oder bekannter* **Thromboseneigung**
1 Woche vorher:

1 Amp. Mucokehl D5
+ 1 Amp. Nigersan D5
zusammen aufziehen, i.m. spritzen

und/oder:

Mucokehl D3 Salbe
die Beine damit einreiben.

Gegen die **Angst** *vor der OP:*

Rescue Tropfen
bis zu stündlich 2 Tropfen einige Tage vorher und 3x 2 Tropfen/Tag 1 Woche lang, nach der OP.

7.3.2 Prüfungsangst

1 Tag vorher:

Gelsemium D1000 1 Globulus
oder
Gelsemium D200 2 Globuli

Am Prüfungstag:

Wenn der Patient **zittert**:

Gelsemium D6 4x 1 Tablette

Wenn der Patient **Durchfall** hat vor Angst:

Argentum nitricum D12 2 – 3x 1 Tablette
oder
Arsenicum album D30 2x 2 Globuli

Wenn der Patient **Herzklopfen** hat:

Strophantus D4 4x 1 Tablette

7.3.3 Zahnextraktion

1 – 2 Tage vor dem Eingriff:

Pyrogenium D30
2 Globuli einmalig

Direkt nach dem Eingriff:

Arnica D30
+ Hypericum D30
je 2 Globuli einmalig, nacheinander verabreichen.

Injektionstherapie:
(Wenn mehrere Zähne gezogen werden oder bei schwierigen kieferorthopädischen Eingriffen)

Am Tag der OP:

1 Amp. Notakehl D5
+ 1 Amp. Pefrakehl D6
i.v. spritzen, ebenfalls am nächsten Tag und nach 1 Woche noch einmal wiederholen, ebenfalls nach
6 Wochen.

Zusätzlich am der Tag der OP:

1 Amp. Recarcin D6 (Holomed)*
i.m. spritzen, nach 1 Woche wiederholen.

Außerdem:

Kieferostitis Nos. D30
2 Globuli einmalig.

Mucokehl D5 Tropfen
3 Tage nach der OP beginnen, das Wundgebiet 2x/Tag einreiben, 2 Wochen lang.

Bei **Angst**:

Rescue Tropfen
am OP-Tag bis zu 2 Tropfen stündlich, eventuell bereits 1 Tag vor der OP damit beginnen
(4x 2 Tropfen/Tag).

7.3.4 Flugangst

1 – 2 Tage vorher:

Gelsemium D200
2 Globuli einmalig.

Zusätzlich:

Rescue Tropfen

1 – 2 Tage vorher, bis zu stündlich 2 Tropfen, bei Reiseantritt alle 10 Minuten.

Bei heftigem **Durchfall** *vor Angst:*

Arsenicum album D30
1 – 2x 2 Globuli.

7.3.5 Geburtsvorbereitung

4 Wochen vorher:

Pulsatilla D4
3x 1 Tablette/Tag, vor dem Essen.

+ Caulophyllum D4
3x 1 Tablette/Tag, nach dem Essen.

1 Woche vorher zusätzlich:

Arnica D6
3x 1 Tablette/Tag, zwischen den Mahlzeiten.

Beim Einsetzen der **Wehen***:*

Caulophyllum D30
2 Globuli einmalig.

Zusätzlich:

Rescue Tropfen
einige Tage vor und nach der Geburt 4x 2 Tropfen/Tag,
während der Geburt eventuell alle 10 Minuten.

7.3.6 Thromboseprophylaxe

Lachesis D12
2x 1 Tablette/Tag, 2 – 3 Wochen lang, z. B. nach OP.

Zusätzlich:

1 Amp. Mucokehl D5
i.v. oder i.m. spritzen, 5 Tage vor OP oder 1 Tag vor einem langen Flug.

3 Tage vor einer **OP** *oder 1 Tag vor einem langen* **Flug***:*

Mucokehl D3 Salbe
die Beine einreiben.

Bei langer **Bettlägerigkeit***:*

Mucokehl D3 Salbenverbände.

1 Amp. Mucokehl D5
i.m. spritzen, 2x/Woche.

Weitere Verfahren:

- Beine hochlagern.

- Ginkgo-Präparate.

- Ananas und Knoblauch, die auch blutverdünnend wirken, essen.

Orale Medikation:

Blutgefäßtropfen CM
nach Anweisung, über 6 – 8 Wochen.

Anschließend:

sankombi Tropfen
nach Anweisung.

7.3.7 Lidzucken

Agaricus D6
4x 1 Tablette am 1. und 2. Tag, dann 3x 1 Tablette/Tag.

Bei Versagen:

Tarantula Olplx

Eventuell zusätzlich:

1 Amp. Neuro Injeel
i.v. spritzen, am 1. oder auch noch am 2. Tag.

Rescue Tropfen
3x/Tag 1 Tropfen aufs Augenlid einreiben und zusätzlich 1 Tropfen ums Auge.

7.4 Impfschäden-Vorbeugung

Einige Tage vor der Impfung:

die entsprechende Nosode in D30
Säuglingen 1 Globulus, Kleinkindern 2 Globuli.

Direkt nach der Impfung bis 1 Tag danach:

Thuja D30
Säuglingen 1 Globulus, Kleinkindern 2 Globuli.

7.4.1 Masern-Impfung

1 – 2 Tage vor der Impfung:

Morbillinum Nos. D30
1 – 2 Globuli.

Direkt nach der Impfung:

Thuja D30
1 – 2 Globuli.

7.4.2 Scharlach-Impfung

1 – 2 Tage vor der Impfung:

Scarlatinum Nos. D30
1 – 2 Globuli.

Direkt nach der Impfung:

Thuja D30
1 – 2 Globuli.

7.4.3 Tetanus-Impfung

1 – 2 Tage vor der Impfung:

Tetanus Nos. D30
1 – 2 Globuli.

Direkt nach der Impfung:

Thuja D30
1 – 2 Globuli.

7.4.4 BCG-Impfung

1 – 2 Tage vor der Impfung:

Tuberculinum GT Nos. D30
1 – 2 Globuli.

Direkt nach der Impfung:

Thuja D30
1 – 2 Globuli.

7.4.5 Keuchhusten-Impfung

1 – 2 Tage vor der Impfung:

Pertussinum Nos. D30
1 – 2 Globuli.

Direkt nach der Impfung:

Thuja D30
1 – 2 Globuli.

7.4.6 DTP-Impfung

1 – 2 Tage vor der Impfung:

Pyrogenium D30
1 – 2 Globuli.

Direkt nach der Impfung:

Thuja D30
1 – 2 Globuli.

7.4.7 Diphterie-Impfung

1 – 2 Tage vor der Impfung:

Diphterinum Nos. D30
1 Tropfen (in letzter Zeit gab es Diphterinum Nos. nur noch in Tropfenform).

Direkt nach der Impfung:

Thuja D30
1 – 2 Globuli.

7.5 Schmerzbehandlung

7.5.1 Kopfschmerz, Migräne

Gelsemium Hom. Tropfen
nach Anweisung.

1 Amp. Gelsemium Hom.
+ 1 Amp. spigelon
zusammen aufziehen, i.v. spritzen, 2x/Tag.

Oder:

1 Amp. Gelsemium Hom.
+ 1 Amp. spigelon
beides 1x/Tag trinken.

Zusätzlich, bei Bedarf:

2 Amp. Serpalgin
entweder i.m. spritzen oder trinken.

– **Ausleitung** über den **Darm** nicht vergessen.

7.5.2 Krämpfe, Koliken

Spascupreel (Supp. oder Ampullen)
zum Einsatz bringen.

Außerdem:

Koliktropfen CM

7.5.3 Intercostalneuralgie

– **Ausleitung** mit **Baunscheidt-Verfahren**.

Ranunculus Hom.
2x 1 Ampulle/Tag, i.v. spritzen.

Oral:

Neuralgietropfen CM
+ Entzündungstropfen CM
beides nach Anweisung.

Aconit Schmerzöl
einreiben.

7.5.4 Spannungskopfschmerz

Petadolex Kapseln (Höchstdosis)
+ Gelsemium Hom.
als Injektion, intravenös.

7.5.5 Karpaltunnelsyndrom

Oral:

Graphites Hom.
nach Anweisung.

- **Ausleitung** mit **Cantharidenpflaster** alle 10 Tage.
- **Einreibungen** mit **Gelenköl** nach F. Viehauser (Rp. s. S. 393).

7.5.6 Zosterneuralgie

– **Vitamin B Komplex**, als Injektion oder oral

1 Amp. Ranunculus Hom.
+ 1 Amp. Mezereum Hom.
i.v. spritzen, 1 – 2x/Tag.

- Im Segment **Blutegel** ansetzen, in der 1. Woche 3x/Woche, in der 2. Woche 2x/Woche, in der 4. Woche 1x, nach 6 Wochen eventuell 1x wiederholen, je nach Verlauf, oder **Cantharidenpflaster**, alle 10 Tage 1x.

Zusätzlich: Aconit Schmerzöl einreiben.

7.5.7 Ischiasneuritis

Oral:
Gnaphalium Ptk Tropfen nach Anweisung.

Injektion:

1 Amp. Neralgo-Rheum-Injeel
+ 1 Amp. Traumeel
zusammen aufziehen, i.v. spritzen, 1 – 2x/Tag, später seltener.

Bei Fortdauer der Beschwerden:

Phytolacca D4
4x 1 Tablette/Tag

+ Gelsemium Hom. Tropfen
nach Anweisung.

- Im Segment **Cantharidenpflaster** anlegen, alle 10 Tage 1x, oder **Blutegel**, anfangs 3x/Woche, dann 2x/Woche, dann alle 4 Wochen.

Aconit Schmerzöl
einreiben oder **Gelenköl** nach F. Viehauser (Rp. s. S. 393).

7.5.8 Krebsschmerzen

1 – 3 Amp. Serpalgin
täglich, zusammen aufziehen, i.m. spritzen oder auch trinken.

+ Bufomarin forte liq.
3 – 5x/Tag 5 – 8 Tropfen.

Als homöopathisches Einzelmittel kommt in Frage:

Arsenicum album D6
5 – 6x/Tag 1 Tablette, besonders geeignet bei Schwäche und großer Unruhe, auch geeignet als Arznei für die Zeit direkt vor dem Tode.

- Außerdem gegen die Schmerzen ein **Cantharidenpflaster** zur Ausleitung.

7.5.9 Hyperemesis gravidarum

- Eine **Injektion** von 2 ml frisch gelassenem **Eigenurin**, s.c., vorher kochen oder besser verschütteln mit ½ ml Ozon.

Außerdem:

Ingwer D30
2 Globuli bei Bedarf.

+ Ipecacuanha D3
5 Tropfen vor jeder Mahlzeit

+ Nux vomica
5 Tropfen nach jeder Mahlzeit.

7.6 Verschiedene Symptome & Diagnosen

7.6.1 Virusgrippe-Vorbeugung

Nosode Influenzinum hispana 30 DH (Schmidt-Nagel, Schweiz)
3 Globuli alle 6 Wochen, Ende September beginnend bis März (die Viren, die den Winter überstanden haben, sind sehr hartnäckig).

Wenn diese Nosode nicht erhältlich ist, dann:

Influenzinum Nos. D30 (Stauffen Pharma)
2 Globuli alle 6 Wochen, Ende September beginnend bis März.

7.6.2 Umweltbelastung

2x pro Jahr eine **Kur** mit folgenden Arzneien, jeweils im Abstand von 14 Tagen:

aqua FS SDF D30 (Stauffen Pharma) 2 Globuli
aqua Elektrostatisch SDF D30 (Stauffen Pharma) 2 Globuli
aqua Magnet SDF D30 (Stauffen Pharma) 2 Globuli
aqua R500 (Röntgenstrahlen) SDF D30 (Stauffen Pharma) 2 Globuli
aqua Benzolum D200 2 Globuli
aqua Pluvia Mai 1986 (Tschernobyl) SDF D200 (Stauffen Pharma) 2 Globuli
aqua Radar Mikrowelle SDF D30 (Stauffen Pharma) 2 Globuli

7.6.2.1 Belastung durch Röntgenuntersuchung

aqua R500 SDF D30 (Stauffen Pharma)
2 Globuli, 1 Tag vor der Untersuchung geben oder kurz danach.

7.6.3 Wurmerkrankung, rezidivierend (Fadenwürmer)

Orale Medikation:

Cina D200 2 Globuli, 1x/Monat.

Calcium carbonicum D6
+ Spigelia D4
im täglichen Wechsel, 3x 1 Tablette/Tag, über 6 Wochen.

Bachblüten: 10 – Crap Apple
+ 18 – Impatiens

Bei rezidivierendem Wurmbefall oder Mißerfolg:

Zusätzlich:

- **Parasitenkur** nach Frau Dr. Clark **über 6 Monate** (Telefon-Nummer 0031-320251313).

  Bei Bandwürmern muß zusätzlich Minzolum gegeben werden.

– *Weitere Therapievorschläge von F. Viehauser, HP:*

1. **Madenwürmer:**

Reinfektion vermeiden durch peinlichste Sauberkeit. Nach jeder Stuhlentleerung

Afterreinigung mit Wasser und Seife! **Morgens und abends lauwarmer Einlauf mit**

Knoblauchsaft.

Ein-Wochen-Kur:

Abends Kartoffelsuppe mit Knoblauchzwiebel. Morgens viel Pflaumenkompott.

Tagsüber 2 EL Kürbiskerne, geschält mit 4 EL Preißelbeeren (früh und abends).

2. **Bandwürmer:**

Am ersten Tag drastisch abführen mit Ol. Ricini und abends dann Heringssalat essen lassen. Am nächsten Tag das Wurmmittel. Viel Knoblauch, Mohrrüben, Zwiebel.

3. **Spulwürmer:**

Morgens nüchtern 30 Kürbiskerne essen und 1 Glas Wasser trinken. Wurm-Tee.

Viel Zwiebel, Zwiebelsaft.

Wurm-Tee:

Rp.

Sem. Cucurbitae cc.

Fol. Sennae cc.

Herb. Absinthi cc.

Herb. Tanaceti cc. aa 40,0

Fol. Menthae pip. cc.

Fol. Melissae cc.

Flor. Chamomillae cc. aa 50,0

M.f. spec.

d.s. Früh und abends eine Tasse.

7.6.4 Alkoholkonsum (Folgen)

(Übelkeit, Erbrechen, Kater)

Nux vomica D30
2 Globuli, eventuell nach 1 Stunde wiederholen.

Natron in heißem Wasser aufgelöst
1 Tasse trinken.

7.6.5 Pilze auf der Kopfhaut

(mit starkem Juckreiz)

- Kopfhaut mit **Eigenurin** (Morgenurin) einmassieren, täglich 2x.
- Außerdem am 1. + 2. Tag die Kopfhaut mit Natron, in Wasser aufgelöst, einreiben, 1x/Tag:

  1 EL Natron in ½ l Wasser aufgelöst

  ½ Stunde einwirken lassen, dann auswaschen.
- Am 3. Tag:

  Retterspitzwasser äußerlich

  2x/Tag einreiben, ¼ Stunde wirken lassen.
- Am 4. Tag:

  Apfelessig

  1 – 2x/Tag einreiben und 20 Minuten wirken lassen.

Zusätzlich:

Pefrakehl D6 Tropfen
2x/Tag 8 – 10 Tropfen einreiben.

7.6.6 Zähneknirschen

Tuberculinum GT D200
2 Globuli, einmalig.

+ Zincum metallicum D30
2 Globuli, bei Bedarf.

Zusätzlich:

Rescue Tropfen
entweder: abends vor dem Schlafen gehen 3x 2 Tropfen im Abstand von ¼ Stunde,
oder: über den Tag verteilt, bis zu stündlich 2 Tropfen, über 1 Woche, dann seltener.

7.6.7 Behandlung mit Erbnosoden

- Um die Belastung mit Erbgiften möglichst gering zu halten, empfehle ich eine Behandlung mit **Erbnosoden**.

Vorgehensweise:

1x/Jahr eine Kur durchführen, in folgender Reihenfolge:

Tuberculinum GT D200 2 Globuli einmalig

nach 4 Wochen:

Medorrhinum Nos. D200 2 Globuli einmalig

nach 4 Wochen:

Luesinum Nos. D200 2 Globuli einmalig

nach 4 Wochen:

Psorinum Nos. D200 2 Globuli einmalig
Diese Therapie verhindert oftmals, dass Krankheiten immer wiederkehren, obwohl sie zunächst durch das homöopathische Konstitutionsmittel zum Verschwinden gebracht wurden.

7.6.8 Gelosen

1 Amp. Mucokehl D5
+ 1 Amp. Nigersan D5
zusammen aufziehen, über den Gelosen quaddeln, und eine kleine Dosis s.c. spritzen, durch die Quaddel durch, ohne erneut einzustechen. 2x/Woche, 5 Wochen lang, dann 1x/Woche.

Außerdem:

sanuvis Tropfen oder sanuvis D1 Salbe
einreiben und über den Gelosen trocken schröpfen.

7.6.9 Reisekrankheit

Cocculus Ptk Tropfen oder Cocculus Olplx
nach Anweisung, (beide Arzneien haben sich gut bewährt).

7.6.10 Amalgamausleitung

Selenokehl D4 (sanum)
1x/Tag 10 Tropfen.

Silberamalgam D30 (Stauffen Pharma)
am 1. Tag 2x 2 Globuli, dann 2x/Woche je 2 Globuli, 4 Wochen lang.

Eine andere Ausleitungsmöglichkeit:
Rp.
Pascoeneural 20 ml
Quassia similiaplex 20 ml
Lymphdiaral 20 ml
MDS
3x/Tag 20 Tropfen.

7.6.11 Revitalisierung im Alter

Altersaufbauspritze:

1 Amp. Mucokehl D6
+ 1 Amp. Nigersan D6

+ 1 Amp. sanuvis
zusammen aufziehen, i.m. spritzen, 1x/Woche, z. B. am Wochenanfang.

+ 1 Amp. Recarcin D6 (Holomed, Bezug s. Seite 414)
i.m. spritzen, z. B. am Wochenende, nach 10 Injektionen auf die Potenz D4 übergehen, diese Spritze dann nur alle 2 Wochen.

Recarcin kann auch *oral* verabreicht werden:

Recarcin D6
1 Kapsel/Woche, über Monate.
Die Einnahme der sanum-Bakterienpräparate erfolgt auf nüchternen Magen. Danach 4 Stunden nüchtern bleiben, d. h. entweder mitten in der Nacht, wenn man sowieso mal aufwacht, oder morgens nicht frühstücken und stattdessen die Präparate einnehmen. Eventuell auch ein frühes Abendessen und die Präparate 5 – 6 Stunden danach einnehmen vorm Zubettgehen.

7.6.12 Erschöpfungszustand

(z. B. nach Viruskrankheit, Umzug etc.)

- Sehr hilfreich sind hierbei 12 **Vitamin-C Infusionen**. Therapieschema für Vit.-C Pascoe Infusionen (s. Seite 395)

- *Weitere Möglichkeit oder auch zusätzlich:*

  Rp.

  Panax D4 20,0

  Alfalfa D4 20,0

  Urtica urens Ø ad 90,0

  3x 20 Tropfen/Tag.

- Empfehlenswert ist zum einen **Gelee Royale** am besten pur, notfalls als Trinkampulle, vom Imker oder aus der Apotheke, zum anderen **Ginseng**. Beste Erfolge hatte ich mit dem Präparat Wuchaseng – Bezug s. Seite 414 (sibirischer Ginseng).

7.6.13 Hospitalismus

10 Tage vor der Einlieferung beginnen:

Sanukehl serra D6 (Holomed, Bezug s. Seite 414)
1x 10 Tropfen morgens.

Nach der Entlassung:

1x 5 Tropfen/Tag, 1 Woche lang.

Zusätzliche Mischung:

Notakehl D5
+ Pefrakehl D6 āā 20,0
ebenso 10 Tage **vorher** beginnen, 2x 10 Tropfen/Tag (morgens und abends), **nach** Entlassung
1x 10 Tropfen/Tag (abends), 1 Woche lang.

7.6.14 Restless Legs

Therapievorschlag I:
(nach Franz Arnoul)

1 – 2x/Woche Mix aus:

1 Amp. Mucokehl (wechselnd D5/D6/D7)
+ 1 Amp. sanuvis
+ 1 Amp. Sanukehl serra D6
+ 1 Amp. Cimicifuga (Steigerwald)
i.m. spritzen

Zusätzlich:

magnerot classic
2x 1 Tablette/Tag

+ milgamma 100 Dr
1 – 2/Tag

+ sanuvis Tabletten
2x 1/Tag

Therapievorschlag II:

Rhus tox. D6
+ Zincum valerianum D6
im täglichen Wechsel, 3x 1 Tablette/Tag.

Bei Bedarf:

Spascupreel Supp.
1 Supp. abends rektal einführen.

Therapievorschlag III:

Mucedokehl D5
abends 5 – 8 Tropfen

+ Muscarsan D6
2 – 3x 1 Tablette/Tag

Therapievorschlag IV:

In hartnäckigen Fällen hat die **Horvi-Enzym-Therapie** schon oft geholfen:

Injektionen:

MO, MI, FR:
Horvi-Enzym-Crotalus forte
+ Horvi-Enzym-Bitis forte
je 2 ml gleichzeitig, **getrennt**, i.m. oder tief s.c. injizieren, wobei dem Crotalus forte jeweils
1 ml Horvi-Curare 4
beigemischt werden sollte.

Orale Medikationen:

Horvi-Enzym-Psy 4
+ Horvi-Enzym-PKS 6
3x/Tag je 8 Tropfen, im Abstand von 5 – 10 Minuten auf der Zunge zergehen lassen, vor dem Essen. Bei starken Beschwerden können diese Tropfen auch nochmals kurz vor dem Schlafengehen eingenommen werden.

Horvi-Enzym-Crotalus forte liq.
+ Horvi-Enzym-Bitis forte liq.
an injektionsfreien Tagen, 3x/Tag je 8 Tropfen, im Abstand von 5 – 10 Minuten auf der Zunge zergehen lassen, nach dem Essen.

Horvibidon
3x/Tag je 2 Kapseln (Männer)

Horviton
3x/Tag je 2 Kapseln (Frauen)

Horvityl
2x/Tag je 10 Tropfen, kurz vor dem Schlafengehen nochmals, 10 Tropfen auf einem EL Wasser einnehmen.

Lokale Therapie:

Horvizym-Salbe
abends vor dem Schlafengehen die Füße damit einreiben.

Wichtige Zusatzmedikationen:

Magnesium + Vitamin E

Diese Rezeptur wurde dem Horvi-Enzymed-Rezeptierbuch entnommen.

7.6.15 Appetitmangel

Natrium muriaticum D200
2 Globuli, einmalig.

+ Abrotanum D3
3x 1 Tablette/Tag, 4 Wochen lang.

+ Sanukehl myc. D6
alle 2 Tage 10 Tropfen; Kindern ab 2 Jahren: 1 Tropfen pro Lebensalter um den Bauchnabel einreiben, 3x/Woche; Kindern über 8 Jahre wie bei Erwachsenen.

- **Sanum-Therapie:**

  sankombi D5 Tropfen

  etwa 6 Tropfen in den Rachen träufeln (bei Kindern 1 Tropfen pro Lebensjahr, nicht mehr

  als 6 Tropfen).

Zusätzlich:

Utilin D6 (Holomed, Bezug s. Seite 414)
+ Latensin D6 (Holomed)*
alle 5 Tage im Wechsel 1 Kapsel.
Die Einnahme der sanum-Bakterienpräparate erfolgt auf nüchternen Magen. Danach 4 Stunden nüchtern bleiben. Dies kann entweder mitten in der Nacht geschehen oder anstatt eines Frühstücks oder man wartet, bis ein frühes Abendessen nach 6 Stunden verdaut ist, und schluckt dann die Kapsel vor dem Zubettgehen.

Zusätzlich, falls keine ausreichende Besserung:

Tuberculinum GT D200
2 Globuli, einmalig. Kleinkinder unter 2 Jahren erhalten nur 1 Globulus.

7.6.16 Ascites

(Lebercirrhose, Leberkrebs)

Therapievorschlag I:

Helleborus D4
+ Quassia amara D4
im täglichen Wechsel, 4x 1 Tablette/Tag.

Therapievorschlag II:

Lymphomyosot Tropfen
+ Apis Hom. Tropfen
beides täglich, nach Anweisung.

Zusätzlich:

1 Amp. Hepar suis Injeel
+ 1 Amp. Colon suis Injeel
im wöchentlichen Wechsel, 2x/Woche trinken.

7.6.17 Feigwarzen

Nosodenbehandlung:

Tuberculinum GT D200
2 Globuli, alle 4 Wochen, 3x insgesamt.

Danach:

Medorrhinum D200
2 Globuli, alle 4 Wochen, 2x insgesamt.

Zusätzlich:

Thuja D200
2 Globuli, alle 4 Wochen, über ½ Jahr

+ Acidum nitricum D6
3x 1 Tablette/Tag, 5 Wochen lang.

7.6.18 Hodenhochstand

Rezeptur nach N. Enders:

rechts: Apis D12 2x 1 Tablette/Tag
links: Lachesis D12 2x 1 Tablette/Tag
4 Wochen lang, 4 Wochen Pause, Kur wiederholen.

7.6.19 Säuglingsschnupfen

Sambucus nigra D6
3x 1 – 2 Tablette/Tag, bzw. 3x 2 Globuli/Tag unter 6 Monaten,
6 Monate bis 1 Jahr: 3x 3 Globuli/Tag.

Bei Versagen:

Euphrasia D6
+ Chamomilla D6

im täglichen Wechsel, 3x 1 – 2 Tablette/Tag, bzw. 3x 2 Globuli/Tag unter 6 Monaten,
6 Monate bis 1 Jahr: 3x 3 Globuli/Tag.

7.6.20 Singultus (Schluckauf)

Spascupreel Tabletten
mehrfach im Abstand von ¼ Stunde 1 Tablette.

+ Magnesium phosphoricum D4
alle 10 – 15 Minuten 1 Tablette, bis zur Besserung.

Bei Versagen:

Hyoscyamus niger D30
2x 2 Globuli im Abstand von 2 Stunden.

+ Zincum metallicum D6
alle 15 Minuten 1 Tablette.

Weitere Möglichkeiten:

Nux vomica Hom.
+ Ignatia Hom.
im täglichen Wechsel, nach Anweisung.

Zusätzlich bei Bedarf:

+ Belladonna D30
2 Globuli, einmalig.

7.6.21 Hordeolum

Staphisagria D30
2 Globuli, einmalig.

Bei längerem Bestehen mit Eiterbildung:

Hepar sulfuris D4
alle 2 Stunden 1 Tablette

+ 1 Amp. Notakehl D5
i.v. spritzen, sowie:
1 Amp. Notakehl D5
+ 2 ml Eigenblut
mischen, i.m. spritzen.

Sowie **Kompressen mit Eigenurin** und **Morgendosis Urin** trinken, oder bei **Rezidiven**:
2x/Woche Injektion mit 1 ml Eigenurin.

7.6.22 Morbus Werlhof

Phosphorus D200
2 Globuli, alle 5 Wochen, 4x insgesamt.

+ Lachesis D6
3x 1 Tablette/Tag, 4 Wochen lang.

– **Wichtig**: Verzicht auf Tierprodukte jeder Art!

Falls der Erfolg nicht zufriedenstellend ist, dann Injektionen nach dem **Horvi-Enzymed-Rezeptierbuch**:

Injektionen:

Horvi-Enzym-Horvitrigon forte
+ Horvi-Enzym-Russelli forte
je 2 ml gleichzeitig, **getrennt**, i.m. oder tief s.c. injizieren. Diese Präparate im fortlaufenden Wechsel mit folgenden Präparaten, MO, MI, FR, MO usw. injizieren:

Horvi-Enzym-Crotalus forte
+ Horvi-Enzym-Mokassin forte
je 2 ml gleichzeitig, **getrennt**, i.m. oder tief s.c. injizieren.

Zusätzlich orale Medikation:

+ Phosphorus D6
3x 5 Globuli/Tag.

7.6.23 Alzheimer Erkrankung

Injektionen:

1 Amp. Cerebrum comp.
3x/Woche, s.c. spritzen.

Zusätzlich Mix aus:

1 Amp. Circulo Injeel
+ 1 Amp. Mucokehl D6
+ 1 Amp. Nigersan D6
+ 1 Amp. Ginkgobakehl D4
2x/Woche, i.v. spritzen.

Oral:

Selenium D6
3x 1 Tablette/Tag, etwa 6 Wochen lang.

Außerdem:

- **Ginseng** Wurzel 1½ cm/Tag kauen, ersatzweise Ginseng Trinkampullen zum Einsatz bringen.
- Nach 6 Wochen: **Kur mit Milz-Thymus-Frischextrakt** (Dr. Schöbe, Bezug s. Seite 414)

  20 Injektionen à 5 ml, Montag bis Freitag, Wochenendpause Samstag und Sonntag.
- Nach einigen Wochen: 2 ml **Hirn total** (Dr. Schöbe)*

  s.c. spritzen, 2x/Woche, 4 Wochen lang.

Oral:

Kalium bromatum D6
3x 1 Tablette/Tag, über einige Wochen, je nach Verlauf.

- Ein weiterer Therapievorschlag aus dem **Horvi-Enzymed-Rezeptierbuch** (mehrfach in meiner Praxis erprobt):

Injektionen:

Horvi-Enzym-Bitis forte

+ Horvi-Enzym-Crotalus forte

je 2 ml gleichzeitig, **getrennt**, i.m. oder tief s.c. injizieren. Diese Präparate im fortlaufenden Wechsel mit folgenden Präparaten MO, MI, FR, MO usw. injizieren:

Horvi-Enzym-Triturus

+ Horvi-Enzym-Crotalus forte

je 2 ml gleichzeitig, **getrennt**; i.m. oder tief s.c. injizieren.

Orale Medikationen:

Horvi-Enzym-Psy 4

+ Horvi-Psy 4 comp. 5

3x/Tag je 8 Tropfen, im Abstand von 5 – 10 Minuten auf der Zunge zergehen lassen, vor dem Essen.

Horvi-Enzym-Bitis forte liq.

+ Horvi-Enzym-Crotalus forte liq.

an injektionsfreien Tagen, DI + SA, 3x/Tag je 8 Tropfen, im Abstand von 5 – 10 Minuten auf der Zunge zergehen lassen, nach dem Essen.

Horvi-Enzym-Triturus liq.

+ Horvi-Enzym-Crotalus forte liq.

an injektionsfreien Tagen, DO + SO, 3x/Tag je 8 Tropfen, im Abstand von 5 – 10 Minuten auf der Zunge zergehen lassen, nach dem Essen.

Horviton

3x/Tag 2 Kapseln einnehmen.

Wichtige Zusatzmedikationen:

Zink – Vitamin C + Vitamin E hochdosiert.

7.6.24 Krebsvorsorge, Präcancerose

Wenn in der Familie gehäuft Karzinomerkrankungen auftraten oder bei einer bestehenden Präcancerose, kommt die **Spritzenserie nach Prof. Müller** zur Anwendung:

Rp.
Lymphogranulomatose D30 Amp. V
+ Glandula lymphatica suis Heel Amp. V
+ Ubicinon comp. Heel Amp. V
+ Kohlhernie D30 Amp. V

Chondrosarkonium D30 Amp. V
+ Hepar suis Heel Amp. V
+ Coenzyme comp Heel Amp. V
+ Aqua pluvia Mai 86 D30 (Stauffen) Amp. V

Plasmozytom D30 Amp. V
+ Medulla ossis suis Heel Amp. V
+ Glyoxal Heel Amp. V
+ Bacillinum D30 = Tuberculinum D30 Amp. V

Corpus pinale Heel Amp. V
+ Cortison D30 Amp. V
+ *Schwachorgan* Amp. V

Lymphograulomatose D200 Amp. V
+ Splen suis Heel Amp. V
+ Ubichinin comp Amp. V

Chondrosarkonium D200 Amp. V
+ Thalamus comp. Heel Amp. V
+ Coenzyme comp Heel Amp. V
+ Carbo animalis D200 Amp. V

Plasmozytom D200 Amp. V
+ Glandula Thymi Amp. V
+ Glyoxal Heel Amp. V
+ Bacillinum D200 = Tuberculinum D200 Amp. V

Cortison D200 Amp. V
+ *Schwachorgan* Amp. V

(In der Serie 4 + 8 kommt das entsprechende Schwachorgan zum Einsatz, z. B. bei der Diagnose Polyposis coli *Colon suis Injeel*, bei einer Präcancerose der Haut *Cutis suis Injeel*)

Diese Arzneien dienen ausschließlich der Immunmodulation.

Diese Spritzen werden im Wechsel alle 2 Wochen verabreicht, über 1 Jahr. Dann weiterhin je nach Entwicklung. Meistens müssen sie 2 Jahre zum Einsatz kommen. Man kann sie später dann auch alle 3 Wochen geben, und dann noch 1 Jahr lang alle 4 Wochen. Das kommt auf den Verlauf an. Es werden die Amp. der Serien von 1 – 8, jeweils 2 – 4 Amp., zusammen aufgezogen und supraclaviculär, axillär oder inguinal im 2-wöchentlichen Wechsel gespritzt. Es erfolgen jeweils 4 Einstiche in die **Nähe der Lymphknoten**.

Z. B.: 1. Sitzung: die Injektion erfolgt durch 4 Einstiche supraclaviculär
2. Sitzung: die Injektion erfolgt durch 4 Einstiche axillär
3. Sitzung: die Injektion erfolgt durch 4 Einstiche inguinal

Und wieder von vorne, 1x alle 2 Wochen, 1 Jahr lang usw.

Therapievorschlag II Sanum-Therapie:
8-wöchige Kur, 1x/Jahr:

1. Woche:
1 ml Mucokehl D5
+ 1 ml Nigersan D5
+ 1 ml Utilin D6
+ 2 ml sanuvis
+ 1 ml cAmp D12
+ 1 ml Cystein Injeel
zusammen aufziehen, i.m. spritzen.

2. bis 4. Woche:
1 ml Mucokehl D5
+ 1 ml Nigersan D5
+ 1 ml Utilin D6
+ 2 ml sanuvis

+ 1 ml cAmp D8
+ 1 ml Cystein Injeel
zusammen aufziehen, i.m. spritzen.

5. bis 8. Woche:
1 ml Mucokehl D5
+ 1 ml Nigersan D5
+ 1 ml Utilin D4
+ 2 ml sanuvis
+ 1 ml cAmp D6
+ 1 ml Cystein Injeel
zusammen aufziehen, i.m. spritzen.

Zusätzlich und separat wird i.m. injiziert:
in der 1. Woche:
1 ml Utilin-S D6 (Holomed, Bezug s. Seite 414)
danach alle 3 Wochen (insgesamt 3x):
1 ml Utilin-S D4 (Holomed)

Therapievorschlag III Horvi-Enzym-Therapie nach meiner Rezeptur:

Injektionen:

Horvi-Enzym-C 33
+ Horvi-Enzym-C 300
alle 2 Tage im Wechsel, jeweils 2 Amp. zusammen aufziehen, i.m. spritzen, über 3 Monate.

Dazu kommt jedesmal:

1 Amp. Horvi-Enzym-Horvitrigon forte
gleichzeitig, **getrennt**, i.m. spritzen.

Zusätzlich orale Medikation:

Hydrastis canadensis D4
+ Carbo betulae D3
im täglichen Wechsel, 3x 1 Tablette/Tag, über 3 Monate.

- Gleich welche Therapie zum Einsatz kommt, die **Schwarze Säfte Kur** nach F. Viehauser, HP (s. Seite 395), empfehle ich meinen Patienten immer, über Monate zu trinken.

- Und nicht zuletzt: Den **Morgenurin** trinken oder den Körper mit Harn einreiben, diesen 3 – 5 Stunden einwirken lassen, dann abwaschen.

- **Ernährung**: Der Rohkostanteil soll zwischen 60% und 80% liegen; völlige Vermeidung von Tierprodukten; bei Einhaltung dieser Diät muß man auf weißen Zucker nicht vollständig verzichten, jedoch die Dosis sehr gering halten und auf Honig übergehen. Sahne und Butter können in kleinen Mengen verwendet werden, dies ist der Fettanteil der Milch und hat nur noch 2,5% Eiweiß.

7.6.25 Ausleitung allgemein

(z. B. bei Schwermetallbelastung)

Initial:

Kurzinfusionen, 3x hintereinander täglich, dann 2x/Woche, insgesamt 10x, über 10 Minuten laufen lassen:
1 Amp. Hepar comp. Heel
+ 1 Amp. Solidago comp. Heel
+ 1 Amp. Lymphomyosot
+ 1 Amp. Nux vomica Injeel forte
+ 1 Amp. Galium Heel
in 100 ml Nacl

Zusätzlich orale Therapie, am besten nach den Infusionen, oder falls keine Infusionen möglich sind:
Rp.
Pascorenal 20 ml
Quassia similiaplex 50 ml
Lymphdiaral 20 ml
MDS 3x 20 Tropfen/Tag.

- Auch **Aderlässe** sollten zum Einsatz kommen, 1x/Woche, 6x insgesamt, die Menge je nach Konstitution.

- Oder **Cantharidenpflaster** zur Ausleitung über dem Kreuzbein, alle 2 – 3 Wochen, 5x insgesamt.
- In sehr schlimmen Fällen kann auch zusätzlich zu den Infusionen und dem Cantharidenpflaster eine **Injektionstherapie** mit Katalysatoren des Zitronensäurezyklus kommen:

  Injektionsschema:

  1. Injektion Magnesium-Manganum-phosphoricum-Injeel
     + Natrium pyruvicum-Injeel
     + Natrium oxalaceticum-Injeel
  2. Injektion Acidum citricum-Injeel
     + Acidum cis-aconiticum-Injeel
  3. Injektion Baryum oxalsuccinicum-Injeel
     + Acidum [F022?]-ketoglutaricum-Injeel
  4. Injektion Acidum succinicum-Injeel
     + Acidum fumaricum-Injeel
     + Acidum DL-malicum-Injeel

  im Wechsel die einzelnen Injektionen zusammen aufziehen, i.v. oder i.m. spritzen, 2x/Woche, über 2 Wochen, dann 2 – 4 Wochen Pause, danach Wiederholung der Serie.

- Die von mir am meisten angewandte orale Ausleitungstherapie ist die **Phönix-Entgiftungstherapie**:

  Zuerst:

  Phönix Silybum spag. 3 Tage lang nach Anweisung

  anschließend:

  Phönix Solidago spag. 3 Tage lang nach Anweisung

  dann:

  Phönix Urtica-Arsenicum spag. 3 Tage lang nach Anweisung

  nach diesen 9 Tagen wird der Zyklus 4x wiederholt = 45 Tage.

  Zusätzlich von Anfang an über die gesamte Zeit:

  Phönix Thuja-Lachesis spag.

7.6.26 Reconvalescenz nach Grippe

(verzögerte Reconvalescenz)

Nach Abklingen der akuten Symptome:

Influenzinum D200 2 Globuli einmalig

nach 2 Wochen:

Natrium muriaticum D200 2 Globuli einmalig

Von Anfang an:

Phosphorus D12
2x 1 Tablette/Tag, 4 Wochen lang, 1x 1 Tablette/Tag, weitere 2 Wochen.

Zusätzlich:

Gelee Royale pur
2x/Tag die Menge einer Messerspitze voll unter der Zunge zergehen lassen (Plastiklöffel verwenden).

Oder:

Influenzinum D200 2 Globuli einmalig

und über mehrere Wochen:

Utilin D6 1 Kapsel/Woche (Wochenanfang)
+ Recarcin D6 1 Kapsel/Woche (Wochenende)
Die Einnahme der sanum-Bakterienpräparate erfolgt auf nüchternen Magen. Danach 4 Stunden nüchtern bleiben. Dies kann entweder mitten in der Nacht geschehen oder anstatt eines Frühstücks oder man wartet, bis ein frühes Abendessen nach 6 Stunden verdaut ist, und schluckt dann die Kapsel vor dem Zubettgehen.

Zusätzlich:

Gelee Royale pur
2x/Tag die Menge einer Messerspitze voll unter der Zunge zergehen lassen (Plastiklöffel verwenden).

7.6.27 Chronic Fatique Syndrom, Burn Out

Therapie I:

1 Amp. Neuro Injeel
+ 1 Amp. Tonico Injeel
im Wechsel, i.v. spritzen, 3x/Woche, 6 Wochen lang.

Zusätzlich:

China Hom. Tropfen
nach Anweisung, bei **Schwächezuständen allgemein**.

Wenn es hauptsächlich um eine **geistige Erschöpfung** geht oder ausgelöst durch **Infekte**:

Phosphorus D6
1. Woche 4x 5 Globuli oder 4x 5 Tropfen/Tag, dann 3x 5 Globuli oder 3x 5 Tropfen/Tag,
5 Wochen lang.

Zusätzlich:
1 Amp. Cerebrum comp. Heel
s.c. spritzen, 3x/Woche, später 2x/Woche.

– Als **Zusatztherapie** sehr gut geeignet:

Ginseng-Tonikum oder besser Ginseng Wurzel 1½ cm/Tag kauen. Das hilft sehr gut.
+ **Gelee Royale pur** bzw. als Trinkampulle
– Wenn nach 6 Wochen diese Erschöpfung nicht behoben ist, dann kommt folgende Tropfmischung zum Einsatz:
Rp.
Alfalfa D4 20,0
Panax D4 20,0
Urtica urens Ø ad 90,0
2x 20 Tropfen/Tag, 6 – 8 Wochen lang.

Therapie II:
Diese Therapie ist für ältere Leute sehr gut geeignet:

L-Arginin Kapseln

Zusätzlich:
Rp.
Ginseng Hom.
Phosphor Hom.
Cralonin Tropfen āā 90,0
3x 10 – 15 Tropfen/Tag.

Außerdem:

Infi-China Ampullen nach Anweisung, 4 Wochen lang.

Anschließend:

Cerebrum comp. Heel 2x 1 Ampulle/Woche, weitere 6 – 8 Wochen lang.

Therapie III:

Diese Therapie ist sehr gut geeignet, wenn die Störung im Darm zu suchen ist, vor allem ein Candidabefall vorliegt:

Fortakehl D5 morgens 1 Tablette lutschen
+ Pefrakehl D6 1x 10 Tropfen/Tag
dies über 10 Tage.

Anschließend:

Montag bis Freitag:
Mucokehl D4 morgens 1 Kapsel
Nigersan D5 mittags und abends je 1 Tablette lutschen,
Samstag und Sonntag:
Exmykehl D3 Supp. 1 Zäpfchen/Tag rektal einführen.
über 2 Monate.

Utilin-S D6 (Holomed, Bezug s. Seite 414)
+ Latensin D6 (Holomed)*
im wöchentlichen Wechsel, 1 Kapsel/Woche, 3 Monate lang.

Die Einnahme der sanum-Bakterienpräparate erfolgt auf nüchternen Magen. Danach 4 Stunden nüchtern bleiben. Dies kann entweder mitten in der Nacht geschehen oder anstatt eines Frühstücks oder man wartet, bis ein frühes Abendessen nach 6 Stunden verdaut ist, und schluckt dann die Kapsel vor dem Zubettgehen.

Zusätzlich:

Rp.
Alfalfa D4 20,0
Panax D4 20,0
Urtica urens Ø ad 90,0
2x 20 Tropfen/Tag, 6 – 8 Wochen lang.

+ **Gelee Royale pur** vom Imker.

- **Dringend** nach Candidabefall suchen, Stress vermeiden, **streng vegetarische Ernährung**, viel **Bewegung** an der frischen Luft, mehrfach pro Woche aus sich **schwitzen**.

7.6.28 Übermüdung, akut

(z. B. bei langen Autofahrten oder Lehrer und Schüler in der 5. und 6. Stunde)

– **Vitamin C** hochdosiert (z. B. schwarzer Johannisbeersaft)

Zusätzlich:

2 Tropfen der Bach-Blüte aus der Stock Bottle **Hornbeam** und 2 Tropfen **Birkenholzöl** auf ein Papiertaschentuch geben und den Duft in die Nase hochziehen.

- Vor allem einige Tropfen **Mucokehl D5** über den Schläfen und über den Carotiden bzw. im Genick einreiben.

- Was auch sehr gut hilft, bei jeder Überanstrengung, sind **Rescue Tropfen**, 3x 2 Tropfen im Abstand von 10 Minuten.

7.6.29 Legasthenie

Rezeptur nach N. Enders:

Medorrhinum D200 2 Globuli, einmalig.

Zusätzlich:

Typ: blaß, schwach:
Agaricus D12 2x 1 Tablette/Tag

Oder:

Typ: rot, kräftig, zornig:
Stramonium D12 2x 1 Tablette/Tag.

- Ausreichend **Bewegung** an der frischen Luft.
- **Eiweißfasten**, viel Frischkost.

Zusatztherapie:

1 Amp. Cerebrum comp. Heel
s.c. spritzen oder trinken, 2x/Woche.

8 Notfall-, Haus- oder Reiseapotheke

8.1 Notfall-, Haus- oder Reiseapotheke für Kinder

8.1.1 Nabelkolik, Bauchweh

Colocynthus D200 2 Globuli einmalig

Zusätzlich:
Chamomilla D30 2 Globuli

eventuell, bei Bedarf:

Magnesium phos. D6
½ stündlich 1 Tablette lutschen bis zur Besserung, dann 3x 1 Tablette/Tag.

- 2 – 3 Tropfen **Rescue** (siehe Anhang) über der Nabelgegend einreiben, mehrfach wiederholen im Abstand von ¼ – ½ Stunde, später seltener.

8.1.2 Zahnungsbeschwerden

(Unruhe, Schmerzen)

difoss Globuli nach Anweisung

Notakehl D5 1 – 2 Tropfen auf die Zahnleiste einreiben

Rescue Tropfen in den Mund oder auf die Lippen träufeln
jeweils 2 Tropfen im Abstand von ½ Stunde, solange bis das Kind ruhig ist, dann seltener.
Bei Säuglingen nur 1 Tropfen Rescue.

8.1.3 Fieber, Virusinfekt

Viburcol Supp. nach Anweisung

Notakehl D5
+ Quentakehl D5
3x/Tag je 1 Tropfen pro Lebensjahr auf die Zunge geben.

Zusätzlich:

bei hohem Fieber mit hochrotem Kopf, feuchter Hitze:
Belladonna D30 2 Globuli 2x/Tag

bei trockenem Fieber, Blässe:
Aconitum napellus D30 2 Globuli 2x/Tag

- *Zusätzlich* **Rescue Tropfen** auf die Lippen träufeln oder um den Bauchnabel einreiben,

  3x 2 Tropfen im Abstand von ½ Stunde.

  Säuglinge erhalten nur 1 Globulus und 1 Tropfen Rescue jedesmal.

8.1.4 Brechdurchfall

Diarrhosan Saft
+ Ipecacuanha D30 2x 2 Globuli/Tag

In hartnäckigen Fällen (statt Diarrhosan Saft):

Ipecacuanha D30 2x 2 Globuli/Tag
+ Arsenicum album D30 1 – 2x/Tag 2 Globuli
+ Salmonella D30 1 – 2x/Tag 2 Globuli
Säuglinge erhalten nur 1 Globulus.

8.1.5 Bluterguss, Quetschwunden, Zerrung, Bänderriss

Arnica D200
Hypericum D30
jeweils 2 Globuli lutschen im Abstand von 10 Minuten. Säuglinge erahlten nur 1 Globulus.

- **Rescue Salbe**, **Traumeel Salbe** oder frischen **Eigenurin** über der Stelle einreiben.

8.1.6 Sonnenallergie

Bei Exposition:

Natrium muriaticum D200
2 Globuli, eventuell noch einmal wiederholen. Säuglinge erhalten jeweils nur 1 Globulus.

- **Einreibungen** mit frischem Eigenurin, Rescue Salbe oder Notakehl D3 Salbe.

8.1.7 Sonnenbrand

- **Einreibungen** mit frischem Eigenurin, Notakehl D3 Salbe und Rescue Salbe im Wechsel.

Zusätzlich:

Wenn die Haut feuerrot ist:
Belladonna D200
2x 2 Globuli im Abstand von 2 Stunden lutschen.

Wenn die Haut Blasen hat:
Cantharis D200
2x 2 Globuli/Tag.

Säuglinge erhalten jeweils nur 1 Globulus.

8.1.8 Verbrennung

Lokal:

– **Notakehl D3 Salbe** und **Rescue Salbe** im Wechsel.

– Zusätzlich die Stelle mit frischem **Urin** übergießen.

Cantharis D200
2x 2 Globuli/Tag. Säuglinge erhalten nur 1 Globulus.

8.1.9 Wunden

Notakehl D3 Salbe
+ Calendula Salbe
im Wechsel

– **Rescue Tropfen** um die Wunde einreiben.

8.1.10 Bindehautentzündung

Notakehl D5 Tropfen
+ Pefrakehl D6 Tropfen
1 – 2 Tropfen von beidem in den äußeren Augenwinkel träufeln, 2 – 3x/Tag. Es brennt ein wenig, das verschwindet aber gleich wieder.

(Notakehl D5 Tropfen und Pefrakehl D6 Tropfen sind nicht als Augentropfen zugelassen, ich habe diese, wie viele andere Kollegen, jahrzehntelang in meiner bei Praxis bei Augenleiden mit bestem Erfolg eingesetzt.)
– Bei Säuglingen und Kleinkindern:
Euphrasia AT zur Anwendung bringen.

8.1.11 Nasenbluten

Erigeron canadensis D30 2 Globuli

nach 10 Minuten:

Phosphorus D30 2 Globuli
eventuell im Abstand von 10 Minuten wiederholen, bis der Erfolg eingetreten ist.

8.1.12 Insektenstiche, Bienenstich

Apis D200 2 Globuli
+ Ledum D30 2 Globuli
(im Alter von 8 – 15 Monaten nur 1 Globulus geben)

In schlimmen Fällen zur Entgiftung:

Myristica sebifera D4
anfangs 5x 1 Tablette/Tag, dann 4x 1 Tablette/Tag, später 3x 1 Tablette/Tag lutschen.
Kleinkinder von 1 – 3 Jahren erhalten 2x 1 Tablette/Tag.

- Mit **Eigenurin** einreiben. Statt Eigenurin kann auch **Rescue Salbe** eingesetzt werden oder auch im Wechsel.

8.1.13 Tierbisse

Ledum D30
2x 2 Globuli im Abstand von 2 Stunden. Im Alter von 8 – 15 Monaten kommt nur 1 Globulus zur Anwendung.

- Mit **Eigenurin** übergießen und **Notakehl D3 Salbe** anwenden, die Wunde einige Stunden offen lassen.

8.1.14 Zeckenbiss

Borrelia Nos. D200
Ledum D30
Zeckenbißfieber Nos. SDF D30
Meningococcus Nos. D30
FSME Nos. D30 (falls keine FSME Impfung zum Einsatz kam)
jeweils 2 Globuli. Im Alter von 8 – 15 Monaten kommt jeweils nur 1 Globulus zur Anwendung.
Die Nosoden sind bei der Stauffen-Pharma erhältlich.

- Mit **Eigenurin** und **Notakehl D3 Salbe** im Wechsel einreiben, auch **Rescue Salbe** kann zum Einsatz kommen.

8.2 Notfall-, Haus- oder Reiseapotheke für Erwachsene

8.2.1 Beginnender Infekt

Notakehl D5
+ Quentakehl D5
jeweils 2x/Tag 10 Tropfen auf beide Nasenlöcher verteilt in die Nase hochziehen, auch wenn kein Schnupfen besteht.

Zusätzlich:

Eupatorium Ptk Tropfen nach Anweisung

Bei Halsschmerzen die Notakehl D5 und Quentakehl D5 Tropfen in den Rachenraum träufeln, statt in die Nase, möglichst lange einwirken lassen und dann erst schlucken.

8.2.2 Brechdurchfall

Veratrum Ptk
nach Anweisung

Zusätzlich:

Carbo animalis D30
+ Arsenicum album D30
jeweils 2 Globuli lutschen, anfangs 2 – 3x/Tag.

In sehr hartnäckigen Fällen zusätzlich:

Salmonella D30
2x 2 Globuli im Abstand von 2 Stunden.

Am 1. Tag: **Schwarztee** mit einer Prise Salz trinken.

8.2.3 Salmonelleninfektion

Salmonella D30 3x/Tag 2 Globuli
+ Bacterium Gärtner D30 Stauffen 2x/Tag 1 Ampulle trinken
+ Nux vomica Hom. Tropfen 5x/Tag je 10 Tropfen

8.2.4 Zerrung, Bluterguss, Quetschwunde, Bänderriss

Arnica D200 2 Globuli einmalig
+ Hypericum D30 2x 2 Globuli/Tag

- Mit **Eigenurin** einreiben, bzw. **Traumeel Salbe** oder **Rescue Salbe**.

8.2.5 Tierbisse

Ledum D30 2x 2 Globuli im Abstand von 2 Stunden

- Mit **Eigenurin** übergießen und **Notakehl D3 Salbe** einreiben.
- Wunde anfangs offen lassen.

8.2.5.1 Kopfweh

Gelsemium Hom. nach Anweisung
+ Petadolex Kapseln davon zunächst die Höchstdosis

8.2.6 Nervenschmerzen, Schmerzen

Bei stärkeren Schmerzen:

2 Amp. Serpalgin i.m. spritzen oder trinken

Zusätzlich:

Gelsemium Hom. Tropfen
+ Neuralgie Tropfen CM
nach Anweisung.

Lokal:

Serpalgin Salbe, bzw. Aconit Schmerzöl

8.2.7 Bindehautentzündung

Notakehl D5 Tropfen
+ Pefrakehl D6 Tropfen
1 – 2 Tropfen im stündlichen Wechsel in den äußeren Augenwinkel geben, später seltener.

(Notakehl und Pefrakehl sind keine zugelassenen **Augen**tropfen. Ich habe sie jedoch, wie viele andere Kollegen, auch als Augentropfen jahrzehntelang in meiner Praxis verwandt. Es brennt ein kleines bißchen, das läßt schnell nach. Diese Tropfen haben sich bestens bewährt.)

8.2.8 Insektenstiche, Bienenstich

Apis D200 2 Globuli
+ Ledum D30 2 Globuli

– Mit **Eigenurin** einreiben oder mit **Rescue Salbe**.

Bei infizierten Stichwunden:

Myristica sebifera D4
5x 1 Tablette am 1. Tag, dann 3x 1 Tablette/Tag.

8.2.9 Zeckenbiss

Borrelia Nos. D200
FSME Nos. D30 (falls keine FSME Impfung vorliegt)
Meningococcus Nos. D30
Ledum D30
Zeckenbissfieber Nos. D30
jeweils 2 Globuli.

In schlimmen Fällen, wenn die Wunde infiziert ist:

Myristica sebifera D4
anfangs 5x 1 Tablette, dann 3x 1 Tablette/Tag.

- Mit **Eigenurin** einreiben und **Notakehl D3 Salbe** im Wechsel, eventuell zusätzlich

  Rescue Tropfen auf die Bissstelle geben.

8.2.10 Kreislaufstörung, Ohnmacht, Schwäche, Bewusstlosigkeit, Sonnenstich

- Alle 5 – 10 Minuten 2 Tropfen **Rescue** in den Mund oder auf die Lippen träufeln.

Veratrum album D3
3x 5 Globuli im Abstand von 10 Minuten lutschen.

Bei ganz schlimmen Zuständen (ist jedoch nach obiger Medikation meist nicht nötig):

Carbo vegetabilis D200 2 Globuli zusätzlich einmalig.

8.2.11 Wespenstich

Crabro vespa D200 2 Globuli einmalig

– **Notakehl D3 Salbe** und **Eigenurin** im Wechsel einreiben.

Bei infizierten Stichwunden:

Myristica sebifera D4
anfangs 5x 1 Tablette, dann 3x 1 Tablette/Tag.

8.2.12 Wunden

Notakehl D3 Salbe
+ Calendula Salbe
im Wechsel.

– **Rescue Tropfen** um die Wunde einreiben.

8.2.13 Sonnenallergie

Bei Exposition:

Natrium muriaticum D200 2 Globuli, eventuell nochmals wiederholen.

- Mit **Eigenurin** einreiben. Außerdem **Notakehl D3 Salbe** im Wechsel mit **Rescue Salbe** zur Anwendung bringen.

8.2.14 Sonnenbrand

- Mit **Eigenurin** einreiben oder **Notakehl D3 Salbe** und **Rescue Salbe** im Wechsel.

Wenn die Haut feuerrot ist:

Belladonna D200 2 Globuli

Wenn die Haut Blasen aufweist:

Cantharis D200 2 Globuli 2x/Tag

8.2.15 Verbrennung

- Mit **Eigenurin** übergießen, **Notakehl D3 Salbe** und **Rescue Salbe** im Wechsel einreiben.

Cantharis D200 2x 2 Globuli/Tag

9 Anhang

9.1 Rezepte

9.1.1 Rp. Gelenköl nach F. Viehauser

Tabelle 9.1: Rp. Gelenköl nach F. Viehauser

Oleum Pini. pumil.	30,0
Oleum Rosmarini	10,0
Oleum Spicae	10,0
Oleum Lavendulae Mont.Blanc.	10,0
Oleum Melissae rectific.	20,0
M.d.s.: mehrfach täglich einreiben.	

9.1.2 Lebertee

Rp.
Hb. Chelidonii 50,0
Hb. Cardui benedicti 50,0
Rx Taraxaci 50,0
Fl. Stoechados 50,0
Semen cardui mariae ad 300,0
1 TL/Tasse mit kochendem Wasser übergießen, über Nacht ziehen lassen, wenigstens 3 Stunden.
5 Tassen täglich trinken.

9.1.3 Nierentee

Rp.
Foliae Betulae
Hb. Solidaginis
Hb. Hernariae
Fol. Orthosiphospinis āā ad 200,0
1 TL/Tasse mit kochendem Wasser übergießen, einige Stunden ziehen lassen, am besten über Nacht. 5 Tassen täglich trinken.

9.1.4 Basentee nach Dr. Rau

Zucchini, Sellerie und Gartenbohnen zu gleichen Teilen 20 Minuten köcheln; vom Sud 5 Tassen über den Tag verteilt trinken.

9.1.5 Therapieschema für Vit.-C Pascoe Infusionen

Tabelle 9.2: Therapieschema für Vit.-C Pascoe Infusionen

	1. Woche	2. Woche	3. Woche	4. Woche	5. Woche
MO	250 ml Nacl + 15 g VitC	250 ml Nacl + 15 g VitC	250 ml Nacl + 15 g VitC	250 ml Nacl + 15 g VitC	
DI					
MI		250 ml Nacl + 15 g VitC	250 ml Nacl + 15 g VitC	250 ml Nacl + 15 g VitC	250 ml Nacl + 15 g VitC
DO					
FR	250 ml Nacl + 15 g VitC	250 ml Nacl + 15 g VitC	250 ml Nacl + 15 g VitC	250 ml Nacl + 15 g VitC	
SA	Pause	Pause	Pause	Pause	Pause
SO	Pause	Pause	Pause	Pause	Pause

9.1.6 Frischkornbrei

3 Esslöffel Fünf- oder Sechskorn-Mischung mittel bis grob schroten, 6 Esslöffel Wasser dazu geben, mindenstens 5 Stunden quellen lassen (am besten über Nacht).
1 Apfel (gerieben), Obst nach Saison, 5 **Nüsse** und 1 Esslöffel **Sahne** zusetzen. Die Sahne muß zugegeben werden wegen der fettlöslichen Vitamine.

Dieser Frischkornbrei wird 1x/Tag gegessen.

9.1.7 Schwarze-Säfte-Kur nach F. Viehauser

Tabelle 9.3: Schwarze-Säfte-Kur nach F. Viehauser

Es werden Muttersäfte der Firma Eden oder sonstige qualitativ hochwertige Säfte zum Einsatz gebracht.

MO	2 Gläser	schwarzer Johannisbeersaft
DI	1 Glas	Holundersaft
MI	2 Gläser	Heidelbeersaft
DO	2 Gläser	Rote Beete Saft
FR	2 Gläser	roter bzw. schwarzer Kirschsaft
SA	2 Gläser	roter Traubensaft
SO	1 Glas	Ananassaft

9.2 Diät nach Dr. Konrad Werthmann

Dr. Konrad Werthmann
Facharzt für Kinder- und Jugenheilkunde, Arzt für Allgemeinmedizin, A-5020 Salzburg

Diätanleitung für chronisch Kranke und Allergiker

Verboten:

1. KUHMILCH und ihre PRODUKTE

   Butter, Quark, Molke, Käse, SCHOKOLADE, herkömmliche Margarine, französisches Salatdressing

2. HÜHNEREI und seine PRODUKTE

   Kuchen, Torten, Knödel, Paniertes (Gebackenes), Mayonnaise, Pfannkuchen, Löffelbiskuits, chinesische Frühlingsrolle, Eierteigwaren, Kekse

3. NÜSSEMIX und ZELLULOSEBELASTUNG

   Hasel-, Walnüsse, Nutella, Nuss-Müsliriegel, Mandeln, Kokosnuß, grobkörnige Vollkornbrote, Kerne (Sonnenblumen-, Kürbis-, Pinienkerne), Frischobst, Frischgemüse, Frischsalat, Trockenobst, Rohkostsalate

4. HISTAMINBRINGER

   Dosenfische, Sardinen, Sardellen, Schweinefleisch, Speck, Hasen-Kaninchenfleisch

5. NASENALLERGIKER (Nebenhöhlen, Pollinose, Dauerschnupfen)

   ZWIEBEL in jeder Form, SUPPENWÜRFEL, Knoblauch, Schnittlauch, Lauchgemüse, Senf, Ketchup

   SÄUREBRINGER (wie Zitrusfrüchte, Kiwi, Beerenobst)

Erlaubt:

1. Ersatz für KUHMILCH

   Für Säuglinge: Sojamilch MILUPA SOM (und -Brei) HUMANA SL (und -Brei), GALACTINA MAMMINA

   Ältere Kinder/Erwachsene: Sojamilch und Produkte: Sojadrink, Sojadessert, Sojadream (Schlagsahne), Sojacream (Sauerrahm)

   Ziegenmilch und Produkte (immer ½ Milch - ½ Wasser): Ziegenjoghurt, -Butter, -Käse, -Quark

   Schafmilch und Produkte – immer ½ Milch - ½ Wasser (aus Werthmann – Schaf- und Ziegenmilch (Literaturverzeichnis Seite 413):

   Schafjoghurt, -Käse, -Butter, -Quark

   Kuhmilchfreie Margarine:

   ALSAN-S 250g, VITASIEG 500g, DIE GUTE EDEN 500g, SANOMIO 500g, VITAZELL 250g

   Kochschokolade, Wassereis

2. Ersatzbindemittel für das Ei

   Pfeilwurzmehl, Mondamin, Maizena

   Ersatzeier, Puten-, Wachtel-, Gänse-, Enteneier

   Teigwaren: Original italienische Teigwaren, Hartweizengrießnudeln

3. Ersatz für den Nüssemix und die Zellulosebelastung

   GEKOCHTES Obst, GEKOCHTES Gemüse, GEKOCHTE Salate, Gegrillte Bananen

4. Ersatz für Histaminbringer

   Fische blau, gegrillt, Forellen, Saiblinge, (Karpfen oft zu fett), Scholle

   Schaf-, Rind-, Ziegen-, Lammfleisch, Puten, Hühner-, Gänse-, Entenfleisch

   Rinderhartwurst, Fohlenwurst, Schafwurst

   KARTOFFELN, Reis, Polenta

9.3 Bach-Blüten Rescue Tropfen

Eine kleine Wunderwaffe

Bei allen **Ausnahmesituationen** – bei Schmerzen, Krämpfen, Erschöpfung jeder Art,Kreislaufbeschwerden, Ohnmacht, Stress, Panikattacken, Überarbeitung, Übernächtigung, Schreck, Unfall, Wunden, Angstzuständen, Aufregung, völligem Durchdrehen – nehmen Sie 2 – 3 Tropfen im Abstand von 5 – 10 Minuten auf die Zunge (bei Ohnmacht können die Tropfen auch auf die Lippen geträufelt werden), solange bis Besserung eintritt, dann eventuell nochmals 2 – 3x pro Tag.

Hält die Belastung über mehrere Tage an, dann lassen Sie für einige Tage alle 1 – 2 Stunden 2 Tropfen auf der Zunge zerschmelzen.

Bei Wunden können Sie die Tropfen um die Wunde einreiben oder besser die Rescue Salbe verwenden.

Bei Prellungen werden die Tropfen eingerieben, bei Insektenstichen, Zeckenbissen u. ä. können die Tropfen sowie die Salbe Anwendung finden.

Säuglingen können Sie 2 Tropfen Rescue ins Badewasser geben.

Tiere können die Rescue Tropfen von der Hand abschlecken oder im Trinkwasser zu sich nehmen.

Sie können auch die **Wasserglasmethode** zur Anwendung bringen:

In ein Glas Wasser (abgekochtes bzw. stilles Wasser oder besser Quellwasser) geben Sie 4 Tropfen Rescue (keinen Metalllöffel verwenden!) und trinken alle 5 – 10 Minuten einen Schluck, den Sie mindestens 1 Minute im Mund lassen, bevor Sie ihn schlucken. Wenn Besserung eintritt, dann trinken Sie den Rest des Glases über den Tag verteilt.

Sie können auch Umschläge damit machen, z. B. bei Schmerzen, Prellungen, Krämpfen, Blutergüssen usw.

Es besteht auch die Möglichkeit, eine **Einnahmeflasche** herzustellen:

Ein 30ml Arzneifläschchen mit einer Gummitropfpipette aus der Apotheke zu 2/3 mit abgekochtem oder stillem Wasser und mit 1/3 Schnaps (Himbeergeist o. ä. oder mediz. Alkohol innerlich) füllen, 6 Tropfen Rescue dazu geben und verschließen.

Von dieser Mischung werden zu Beginn 2 – 3x 4 Tropfen alle 10 Minuten auf die Zunge gegeben, später seltener (3 – 4x/Tag).

Liste der Bach-Blüten und ihre Bezifferung

1	Agrimony	Gemeiner Odermennig
2	Aspen	Espe / Zitterpappel
3	Beech	Rotbuche
4	Centaury	Tausendgüldenkraut
5	Cerato	Bleiwurz
6	Cherry Plum	Kirschpflaume
7	Chestnut Bud	Rosskastanienknospe
8	Chicory	Wegwarte
9	Clematis	Gewöhnliche Waldrebe
10	Crab Apple	Holzapfel
11	Elm	Englische Ulme
12	Gentian	Herbstenzian
13	Gorse	Stechginster
14	Heather	Schottisches Heidekraut
15	Holly	Europäische Stechpalme
16	Honeysuckle	Geißblatt
17	Hornbeam	Hainbuche
18	Impatiens	Springkraut
19	Larch	Europäische Lärche
20	Mimulus	Gefleckte Gauklerblume
21	Mustard	Ackersenf
22	Oak	Eiche
23	Olive	Ölbaum
24	Pine	Schottische Kiefer
25	Red Chestnut	Rote Kastanie
26	Rock Rose	Gelbes Sonnenröschen

27	Rock Water	Fels-Quellwasser
28	Scleranthus	einjähriger Knäuel
29	Star of Bethlehem	Doldiger Milchstern
30	Sweet Chestnut	Esskastanie / Edelkastanie
31	Vervain	Eisenkraut
32	Vine	Weinrebe
33	Walnut	Walnuss
34	Water Violet	Wasserfeder
35	White Chestnut	Weißblühende Rosskastanie
36	Wild Oat	Waldtrespe
37	Wild Rose	Hecken-Rose
38	Willow	Gelbe Weide
39	Rescue Remedy	Notfalltropfen

9.4 Horvi-Enzym-Therapie (HET)

Die Therapie mit Horvi-Präparaten ist eine Enzym-Therapie, entwickelt von Dr. Waldemar Giesing (1902 – 1992). Ihm gelang die Reinigung bzw. Enteiweißung tierischer Rohgifte von Schlangen, Spinnen, Skorpionen, Kröten und Salamandern.

Der Wirkkomplex im Tiergift macht 15% aus, der Rest ist Eiweiß und dies macht die Nutzung normalerweise unmöglich. Trotz Enteiweißung blieb der Enzymwirk-komplex unangetastet und wird bei der HET (Horvi-Enzym-Therapie) als Natur-präparat ganzheitlich eingesetzt.

Es handelt sich um eine ganzheitliche Therapie auf naturheilkundlicher Basis. Die HET basiert zu 75% auf echter Heilung durch die Horvi-Enzyme, enthalten in den Präparaten, und zu 25% auf Wirkverstärkung durch Anstoßen körpereigener Heilungskräfte.

Die Horvi-Enzym-Therapie kann akut und prophylaktisch eingesetzt werden und ist sehr gut kombinierbar mit anderen Naturheilverfahren und Homöopathie.

9.5 Aschner Methoden

Es handelt sich hierbei um Aus- und Ableitungsmethoden. Zu ihnen gehören das **Schröpfen** (altägyptisch), der **Aderlass** (Urmedizin), die **Blutegeltherapie**, die **Cantharidenbehandlung**, aus dem Mittelmeerraum stammend, der **Baunscheidtismus** aus dem 19. Jahrhundert, die **antidyskratische Behandlung**, das **Purgieren**, das **Brechverfahren** und nicht zuletzt die Therapie mit **Choleretica** und das **emmenagoge Verfahren**.

Die Dyskrasie, die „fehlerhafte Zusammensetzung der Körpersäfte", macht Aschner für viele chronische Krankheiten verantwortlich, wie z. B. Bluthochdruck, Hautleiden, Rheuma, Diabetes, Adipositas und andere Stoffwechselkrankheiten.

Die Basis-Behandlung ist zunächst das Purgieren. Durch die Ableitung über den Darm werden
viele chronische Krankheiten gelindert oder gar zum Verschwinden gebracht, ebenso über das Brechverfahren. Besondere Indikationen für das Brechverfahren sind beginnende Infektions-krankheiten, Urticaria und Keuchhustenanfälle (nach Ulrich Abele).

Die meisten chronischen Krankheiten gehen mit einer Bindegewebsübersäuerung einher; durch die Aschner Verfahren wird der Bindegewebs-Ph-Wert durch Ausscheidung von Stoffwechselprodukten reguliert. Unser Urin sollte wieder basisch werden; die Rohköstler, die Naturvölker, die fern jeder Zivilisation leben, und der Säugling, der sich von Muttermilch ernährt, haben einen basischen Urin. Schon der Kochprozess trägt zur Übersäuerung bei.

Kurz gefaßt muß man sagen, dass die Aschner Methoden die Ausscheidung von Stoffwechselsäuren anregen, zirkulationsfördernd auf Blut und Lymphe wirken, außerdem Bluteiweiß verringernd, entzündungshemmend und immunmodulierend sind. Eine prompte Befreiung von Schmerz ist sehr häufig zu beobachten, da „die Säure die Mutter des Schmerzes ist" (Johann Abele).

Und nun zu den einzelnen Aus- bzw. Ableitungsverfahren.

9.5.1 Blutegeltherapie

Die Wirkung der Blutegeltherapie beruht einerseits auf der Blutenziehung, die dem Aderlass gleicht, aber gleichzeitig sondert das Tier ein Sekret ab, welches geschätzt 2000 Bestandteile enthält, die allerdings längst nicht alle identifiziert sind.
Der bekannteste Bestandteil ist das Hirudin, ein Protein, das gerinnungshemmend wirkt, außerdem Eglin, Hyaluonidase, Apyrase, Kollagenase, um einige zu nennen. Die Blutegeltherapie wirkt gerinnungshemmend, lymphstrombeschleunigend, antithrombotisch, immunisierend, krampflösend, schmerzlindernd.

Diese Therapie wird eingesetzt bei Herz-Kreislaufbeschwerden, bei dickem Blut, Arthrosen, rheumatischen Erkrankungen, Hämatomen, Prellungen, Tinnitus, Hörsturz, Ischialgie usw.

Die Haut des Patienten wird mit Wasser gereinigt, ohne Seife oder Duftstoffe. Die Tiere werden in ruhiger Atmosphäre in abgedunkelter Umgebung angesetzt, fallen dann nach ½ – 1½ Stunden von alleine ab, dann bluten die Bißstellen noch viele Stunden nach. Die Blutung soll nicht gestoppt werden, Saugkompressen nehmen die Blutung auf. An der Bißstelle kann eine Rötung auftreten, die mit Notakehl Salbe, Rescue Salbe, Traumeel Salbe, Fenistil Salbe oder Eigenurin wieder verschwindet.

9.5.2 Schröpfen

Das Schröpfen ist ebenso eine Ausleitungsmethode. Schröpf-Gläser gibt es in unterschiedlichen Größen, diese werden beim **Trocken-Schröpfen** erhitzt und z. B. über dem schmerzenden Organ auf die Haut gesetzt, die Gefäße werden besser durchblutet – es besteht ein Unterdruck – das Immunsystem wird angeregt.

Beim **blutigen Schröpfen** verwendet man ein Hämostilett, bzw. einen Schröpfschnepper, es werden durch Einstiche in die Haut Hautpartien über den Schmerzorganen geöffnet, die Glasglocken werden über den Einstichen aufgesetzt, es tritt Blut aus, die Schröpfgläser füllen sich zu ¼ bis 1/3 mit Blut. Durch diesen Reiz wird das Immunsystem angeregt.

Manchmal ist es besser, wenn die Schröpfgläser nicht direkt über den schmerzenden Stellen, sondern über speziellen Reflexzonen, die den inneren Organen zugeordnet sind, aufgesetzt werden.

9.5.3 Baunscheidtismus

Die Baunscheidt-Therapie wurde 1840 erfunden: ein Gewerbelehrer Carl B. wurde von einer Mücke in seine gichtkranke Hand gestochen, danach verschwanden seine Schmerzen, die zuvor therapieresistent waren.

Daraufhin wurde der „Lebenswecker", ein Nadelungsgerät, entwickelt, heute als Vitralisator auf dem Markt. Damit erfolgen Stichelungen in die Haut, der Stichelschmerz wird leichter, indem man tief durchatmet. Anschließend wird die
Haut mit einem hautreizendem Öl eingerieben, heute gibt es das früher übliche Crotonöl nicht mehr (krebsfördernd), als Ersatz dienen Nelken- bzw. Wacholderöl.
Es entstehen an den gestichelten Stellen oft richtige Eiterungen. Die behandelten Areale werden mit Baunscheidt-Watte oder auch normaler Watte abgedeckt.
Die Abdeckung wird entfernt, wenn die Pusteln abgetrocknet sind, Narben bleiben keine.

Ich hatte gute Erfolge bei chronischen Schmerzzuständen wie Neuralgien, Arthriden, Migräne, bei Bandscheibenschmerzen, HWS-Syndrom und M. Menière. Bei M. Menière erfolgt die Stichelung im Nacken, auch über dem Mastoid. Ebenfalls bei Hypotonie habe ich dieses Verfahren mehrfach eingesetzt, sogar bei akuter und chronischer Bronchitis waren gute Erfolge zu verzeichnen, und mehrere Male bei Schwindel (Nacken).

9.5.4 Aderlass

Der Aderlass gehört zu den ältesten Naturheilmethoden überhaupt, er wird eingesetzt, um das Blut wieder flüssiger zu machen, um den Hämatokrit-Wert zu senken. Die Sauerstoffutilisation wird verbessert. Der Aderlass wird an vielen Körperstellen angewandt, z. B. an

den Beinvenen, in der Kniekehle und hauptsächlich an den Armvenen. Eiweißüberschüsse werden abgebaut; der Aderlass wirkt entschlackend und heilend. Er wird eingesetzt bei Hypertonie, Angina pectoris, Bluteindickung, Fettstoffwechselstörungen, Rheuma, Gicht; er wirkt krampflösend und fiebersenkend, außerdem schmerzlindernd.
Ich habe diesen oft vorbeugend gegen Herzinfarkt, Apoplexie, Thrombosen und Arteriosklerose eingesetzt. Die Häufigkeit der Blutentziehung und die Blutmenge hängen von der Konstitution des Patienten ab und auch von der Art der Erkrankung.

9.5.5 Die Fontanelle

Was das Setzen einer Fontanelle betrifft, möchte ich mich in der Beschreibung auf den Aschner Kursus von Dr. med. Johann Abele berufen (Schloß Lindach).
Es handelt sich um eine Therapie nach Aschner zur Behandlung chronischer und völlig therapieresistenter entzündlicher Gelenkerkrankungen, vor allem Arthroseschmerzen an Knie, Hüfte, Intercostalraum, wenn der Patient eine Operation kathegorisch ablehnt oder andere Umstände eine solche verbieten.

Anlegen immer in Weichteilgegend, die gut den Knochen deckt.

- *Oberarm-Schulter-Gelenk:* am Deltoideusansatz des Humerus oder handbreit unter Gelenkspalt an der Lateralseite
- *Hüftgelenk:* drei Querfinger hinter dem Trochanter maius
- *Kniegelenk:* handbreit unterhalb des Gelenkes zwischen den Gastroknemiusköpfen im m.Suraeansatz
- *Technik:* Mit dem Elektrokauter ein etwa 2 Cent großes Hautstück bis zum Fett abbrennen, nicht ganz bis zur Muskelfascie gehen. Vorher anaesthesieren! Bluten lassen.

Der Austritt von bis zu 100 ml Blut wirkt bereits schmerzlindernd. Dann verschorfen. Durch Einbringen einer kathabolen Salbe (Dexamethason) kann die Wunde langsam vergrößert werden, mit einer anabolen Salbe verkleinert. Sie wird vier bis zwölf Wochen lang offen gehalten durch Einbringen eines Reizkörpers, der täglich gewechselt wird, etwa ein steriles Kugellagerkügelchen oder eine ungekochte Erbse.

Komplikationen:

- Bei schwerer vorhandener Thrombose am Unterschenkel können Thromben entstehen, wenn die Fontanelle im Bereich der Phlebosen liegt. In solch einem Fall einen anderen Ort zum Anlegen wählen, z. B. caudal der Fibula.
- Im Intercostalraum besondere Vorsicht: Nie bis zur Muskelfaszie brennen, weil es sonst zu Höhlenbildungen zwischen Haut-Fettschicht und Muskelfaszie kommt, die schwer zuheilen.

Ursprüngliches Verfahren: Mit Cantharidensalbe eine Hautblase erzeugen, abziehen, danach mit rauchender Salpetersäure weiterbrennen, Schorf abheben und in die Wunde eine Glasperle legen.
Täglich neu verbinden.

Wer sich einmal zu dieser Therapie überwindet erlebt immer eine verblüffende Wirkung: nach ein, zwei Tagen ist der Schmerz weg und bleibt dann auch nach Abheilen der Fontanelle oft jahrelang fort.

Ich habe das Setzen einer Fontanelle (Knie- und Schulterbereich) insgesamt zweimal in der elterlichen Praxis erlebt, es wurde in diesen beiden Fällen zunächst eine Cantharidenblase erzeugt und die Wunde dann anschließend offen gehalten mittels Glasperle wie beschrieben; die Schmerzen ließen sehr schnell nach, kamen bald völlig zum Verschwinden. Es handelte sich bei diesen Patienten zum einen um einen hochbetagten Herrn mit Herzproblemen, die eine Operation nicht zuließen, zum anderen um einen Patienten, der sich aus Glaubensgründen einer Operation nicht unterziehen wollte.

9.5.6 Cantharidenbehandlung

nach Dr. med. Johann Abele (Aschner Kursus Schloß Lindach)

Literatur: Der weiße Aderlass, Chr. Scharfbillig, Haug-Verlag 1966 (vergriffen)

Rezept I

Milde Salbe

Tct. canthar.	10,0
Ol. arachidis	2,0
Adeps benz.	2,0
Cera flava	1,0
Ung. molle ad	50,0

nur kleine Portionen herstellen!
Salbe entmischt sich leicht.
Macht keine Pigmentierung!

Rezept II

Starke Salbe(üblich)

Cantharis Pulv.	175,0
Acid. Acet.	13,5
übergießen mit	
Ol. Therebinth	75,0

48 Stunden bedeckt stehen lassen

Cera alba	87,5
Acid. benzoat.	100,0

schmelzen und erkalten in

Colophonium	87,5

das in Chlorophorm gelöst ist, schütten. Beide Teile mischen und im Wasserbad auf 500,0 eindicken.

Anlegen des Cantharidenpflasters:

Das Pflaster sollte morgens angelegt werden, um die unangenehmste Phase nicht in die Nacht zu verlegen.

Hautareal am Patienten mit Fettstift markieren. Danach die Größe des Pflasters bestimmen (im Zweifelsfall lieber zu groß). Eventuell dort wachsende Haare müssen sanft abrasiert werden. Dies verhindert Eiterungen beim Abheilprozess. Die Salbe darf nicht auf Verletzungen der Cutis gebracht werden!

Man schneidet sich einen doppelt gelegten Zemukostreifen zurecht. Die Salbe wird ca. 1 mm dick aufgetragen. Das Pflaster wird mit starken und gut klebenden Heftpflasterstreifen im Sinne eines „Fensterrahmen-Verbundes" festgeklebt. Tritt Salbe unter den Heftpflastern aus, so ist zu dick aufgetragen worden oder die Zemukos sind nicht deckungsgleich geschnitten. Es kommt zu „Rotznasen-Bildung", Verbrennungen außerhalb der gewünschten Partie.

Pflasterallergische Personen bremst man mit 2 bis 3 Dragees CALCISTIN.

Cantharis-Harnblasenreizungen beugt man regelmäßig mittels UREGENIN oder SPASMO-URGENIN vor. Tritt ein Harnspasmus oder doch eine allergische Reizblase (selten hämorrhagisch) auf, so gibt man Calcium i.v. und ein Antiallergicum i.m. In schweren Fällen 25 mg Decortin.

Vier Stunden nach Anlegen beginnt das Pflaster zu brennen und brennt stark etwa weitere vier Stunden. Die entstehende Blase sollte bis zur Abnahme erhalten bleiben. Richtige Nachtlagerung und ein darum gewundenes Frotteehandtuch helfen sehr.

Abnehmen des Pflasters:

Nach 12 Stunden Wartezeit ist meist eine genügend große Brandblase entstanden. Sie ist entweder mit klarer Flüssigkeit gefüllt; in diesem Fall kann man sie indizieren und die Blasenhaut als erste Verbanddecke belassen. Man sieht aber auch sulzig eingedickten Blaseninhalt; in diesem Fall muss man die Blase vollkommen steril abtragen. In diesem Fall schmerzt auch der Verbandwechsel ca. 10 Minuten lang. Empfindliche Personen werden deshalb im Liegen behandelt. Besonders kreislaufbelastend ist die Behandlung im Lumbalbereich.
Wenn nach 12 Stunden keine Blase entstanden ist, wartet man weitere 8 bis 12 Stunden.

Die Wunde wird in jedem Falle mit einem doppelten, mit NIVEA bestrichenen Zemukostreifen und Fensterrahmen-Heftpflasterverband versorgt. Diesmal darf hautfreundliches Pflaster verwendet werden. Nach ca. 5 Tagen ist die neu entstandene Haut „waschfest". Läuft aus dem Heilverband innerhalb der ersten Tage noch viel Lymphe, wird er hart und scheuert. Dann entstehen Eiterungen. Sie müssen mit häufigem Verbandswechsel und etwas Nebacetin-Puder versorgt werden.

Wiederholungen an derselben Stelle sind nach 10 Tagen möglich und werden bei Teilerfolgen bis zur Heilung fortgesetzt. Das zweite Pflaster an derselben Stelle schmerzt aber erheblich mehr als das erste.

Verbot: Nicht in Schleimhautnähe oder auf denselben Pflaster setzen.
Nicht in Gelenkbeugen und in Intertrigo-Bezirken!

Gute bis hervorragende Erfolge: Alle Bandscheibenleiden, wie Ischias, Lumbago, Intercostalneuralgie, Occipitalneuralgie (Schädel ausreichend rasieren!), Gonarthrose (am inneren Kniegelenk ansetzen, es

sei, dass der Schmerz an der Außenseite säße). Vorsicht bei Varicosis der Beine! Ansatztendinitis, Arthrosis der Handwurzelknochen. Tietze-Syndrom (hier über dem Ort des größten Schmerzes und über dem zugehörigen Wirbel). Otitis chronica et acuta (besonders bei Kindern auf dem Mastoid ansetzen). Mastoidherde.
Sinusitis frontalis et maxillaris (hier Pflaster auf dem Mastoid ansetzen). Isolierte, harte Hals-Lymphknoten. Pleuraergüsse (Pflaster möglichst genau darüber setzen), im Klimakterium! (Hier auf L 5/S 1 ein mindestens halb-postkartengroßes Pflaster aufbringen in Zusammenhang mit der Schröpfung der Gallenzone).

Befriedigende, bis geringere Erfolge: Arthrosis der kleineren Gelenke. Schultergelenk. Intercotalneuralgie im Brustkorbbereich vorn. Bei Salpingitis in den Leisten. Tinnitus, Vertigo (ca. 40%), akuter Hörsturz (in den ersten Tagen über das Mastoid und gegebenenfalls im Nackenbereich – HW 3-6 – ansetzen).

Unbefriedigende Erfolge: Coxarthrose, Epicondylitis, Finger-Zehengelenke, akute rheumatische Schwellungen. Echte Discushernien. Vorsicht ist geboten bei dürren Personen (Leerezustand) und bestehenden Wurzelreizsyndromen.

Merke: Ein zu kleines Pflaster brennt so unangenehm wie ein großes und bringt keinen Erfolg! Pigmentreiche Patienten behalten oft für Wochen einen dunklen „Pflasterfleck". Behandle nicht bei akuten Cystitiden. Einem geheilten Patienten ist die „schlaflose Nacht" später völlig gleichgültig.

Theorie der Wirksamkeit:

Nach den Regeln der Reflexzonenlehre kommt es im Zielgebiet zu Mehrdurchblutung, Spasmenlösung, Lymphdrainage. Der mächtige Hautreiz wird über die von *Athenstaedt* gefundenen Leitbahnen (piezo- und pyroelektrische Energie) bis zur völligen Abheilung der Oberfläche fortgesetzt. Durch den Lymphsog erfolgt eine Tiefendrainage (z. B. aus dem Mastoid) und eine Entsäuerung des dort blockierten Stoffwechsels (Herdbeseitigung). Depolarisierte Zellen werden repolarisiert. Es werden außerdem im Verbrennungsbereich vermehrt T-Helferzellen sowie Plasmazellen gebildet. Diese aktivieren die B-Lymphozyten (Bildung von Autoimmunkörpern) und jene wirken phagocytisch. Beide Zellpopulationen werden in den ganzen Organismus versandt, so dass nicht selten auch an unbehandelten Stellen rheumatische Schmerzen verschwinden, bzw. Ergüsse sich mindern (z. B. gegenseitiges Mastoid). Dem Körper wird eine Wiederherstellung der Autoregulation im Zielgebiet ermöglicht, die er dann oft jahrelang weiter aufrecht erhält.

Ein zweites Pflaster an derselben Stelle wird frühestens nach 4 Wochen angelegt!

9.6 Sanum-Therapie

Die Sanum-Therapie geht auf Prof. Enderlein zurück; sie befasst sich mit Präparaten aus Schimmelpilzen, außerdem mit Bakterienpräparaten und Haptenen-Präparaten (= Sanukehl Präp.).

Die Sanum-Therapie verdient durch ihre Entgiftungsfunktion auch den Namen Milieutherapie bzw. Regulationstherapie. Ich rate zu einem intensiven Studium dieser Therapie; die Erfolge mit diesen Arzneien sind verblüffend, auch wenn andere Naturheilverfahren versagen. (Bezug s. Seite 414)

9.7 Hämatogene Oxidationstherapie (HOT)

Bei der HOT wird 80 – 100 ml Blut entnommen, mit UV-Licht bestrahlt, mit O_2 angereichert und langsam, tropfenweise über 10 – 15 Minuten zurück infundiert.
Die gesamte Sitzung dauert ungefähr 40 Minuten.

Die Therapie wirkt stark durchblutungsfördernd, hauptsächlich auf die kleinen Gefäße; die Abwehrlage wird verbessert.

Die HOT wird eingesetzt bei schlechter Immunabwehr, Gefäßerkrankungen, Durchblutungsstörungen, Entzündungen, Rheuma, Depression, Migräne und Hörsturz.

9.8 Eigenbluttherapie

Man kann Eigenblut auf die verschiedensten Arten applizieren, z. B. s.c., i.m., i.c. oder auch als potenziertes Eigenblut. Es gibt auch das ultraviolett bestrahlte Eigenblut, die Eigenbluttherapie mit dem Hämaktivator nach Höveler und die Eigenserumtherapie, die heute als überholt gilt.

Durch das applizierte Eigenblut wird ein Reiz gesetzt, der Körper antwortet durch Aktivierung seiner Selbstheilkräfte. Die Abwehrlage wird verbessert. Die Eigenbluttherapie ist gut mit anderen Naturheilverfahren kombinierbar.

Ich habe das Eigenblut sowohl bei Akut-Erkrankungen als auch bei chronischen Leiden mit Erfolg eingesetzt.

Bei akuten Erkrankungen kann man täglich 1 – 3 ml (in seltenen Fällen 5 ml) an drei aufeinander folgenden Tagen injizieren; ich hatte bei fieberhaften Infekten, Cystitis, Bronchitis, Furunkeln und Abscessen gute Erfolge.

Bei chronischen Erkrankungen muß man dringend auf die Intervalle zwischen den einzelnen Behandlungen achten; das Eigenblut wird nur 2x/Woche appliziert, insgesamt erstmal 5 – 10 Injektionen, dann weiterhin 1x/Woche und dann eventuell alle 14 Tage, je nach Verlauf der Erkrankung.

Es wird mit 0,5 ml Eigenblut begonnen, dann auf 1,0 ml und in der 3. Sitzung auf 1,5 ml, in der 4. Sitzung auf 2,0 ml gesteigert, dabei bleibt man dann.

Bei alten oder geschwächten Patienten beginnt man mit 0,2 ml, steigert auf 0,5 ml, in der 3. Sitzung auf 0,8 ml, in der 4. Sitzung auf 1,0 ml und in der 5. Sitzung auf 1,5 ml, dabei bleibt man dann.

9.9 Eigenurintherapie

„Man trägt die eigene Apotheke in sich", das ist tatsächlich so. Die Eigenurintherapie regt die körpereigene Abwehr an; Krankheiten, die oftmals therapieresistent waren, wurden dann doch stark gelindert, bzw. geheilt, z. B. Nagelpilz, Pruritus senilis, Candidamykosen, Asthma bronchiale, Heuschnupfen, sonstige Allergien. Eigenurin wirkt antiseptisch, antimykotisch, antiviral.

Frischer Urin ist nahezu steril; wenn Sie **keine Tierprodukte** essen, riecht und schmeckt Ihr Urin wie Gemüsebrühe.

Es finden sich sehr viele Inhaltsstoffe im Urin: Vitamine, Mineralien, Fermente, Salze, Harnsäure und viele mehr; laut Johann Abele sind es über 2000 Inhaltsstoffe.
Ich habe in meiner fast 45-jährigen Praxiszeit den Urin ganz verschieden appliziert, teilweise als Injektion, zum anderen als Trinkkur, Kompresse, Packung, Wickel, Einlauf, Vaginalspülung und Teilbad, z. B. bei Nagelpilz, außerdem als Ganzkörpereinreibung.

9.10 Thymustherapie mit THX-Frischdrüsenextract

nach Dr. Sandberg

Es handelt sich hierbei um eine Behandlung mit einem Drüsenextract aus frischem Bries. Die Kälber sind etwa 12 Wochen alt; der Extract wird aus der entnommenen Thymusdrüse zubereitet.

Dieser Frischextract muß im Kühlschrank bei 2 – 4° Celsius aufbewahrt werden. Er darf nicht gefrieren.

Die Thymustherapie wird eingesetzt bei Neoplasien, Immunschwäche, Allergien, Rekonvaleszenz, rheumatischen Erkrankungen. Meist spritzt man 90 ml i.m. oder s.c., auf 20 Injektionen verteilt, jeweils von Montag bis Freitag. Eine Wochenend-pause sollte eingehalten werden.

Die Thymustherapie ist sehr gut mit anderen Naturheilverfahren kombinierbar.

9.11 Kur mit PPX-Frischextract (Peyer'sche Plaques)

Die Peyer'schen Plaques befinden sich im Dünndarm und bestehen aus lymphatischem Gewebe. Der größte Teil der Abwehrzellen befindet sich dort.

PPX-Frischextract ist eine Arznei zur Stärkung der Abwehr; es handelt sich um ein Präparat aus Kälbern.

Die T-Lymphozyten werden stimuliert.

Sehr gute Erfolge hatte ich auch bei gestörter Rekonvalescenz nach Virusinfekt
oder sonstiger schwerer Erkrankung. Ich habe PPX-Frischextract oftmals eingesetzt, wenn die Ursache der Erkrankung im Darm zu suchen war, auch bei schwerer, rezidivierender Candidamykose.

Bei der Behandlung werden 2 – 3x / Woche je 2,5 ml PPX s.c. oder i.m. verabreicht, insgesamt 15x. Nach kurzer Zeit spürt der Patient die Besserung, die dann etwa 10 Monate anhält.

9.12 Placenta-Frischextract

Die Placenta ist ein sehr stark durchblutetes Organ, eines der gefäßreichsten überhaupt im Organismus. Die Behandlung mit Placenta-Frischextract (Bezug s. Seite 414) dient deshalb auch der Durchblutung.

Ebenso aktiviert diese Arznei die körpereigene Abwehr; die Placenta ist reich an Vitaminen.

Ich habe in meiner fast 45-jährigen Praxiszeit Alterungsprozesse, Krebsleiden, Gefäßkrankheiten, Depressionen und Immunschwäche damit erfolgreich behandelt.

Üblicherweise werden je 2 ml in 10 Sitzungen i.m. oder s.c. verabreicht, täglich von Montag bis Freitag, Samstag und Sonntag ist Wochenendpause. Auffrischungen können nach 3 Wochen etwa begonnen werden: 1x 2 ml alle 2 – 3 Wochen.

Literaturverzeichnis

1. Abele, J.: *Die Eigenharnbehandlung*, 10. vollständig bearbeitete und erweiterte Auflage, HAUG Verlag

2. Blome, G.: *Heile dein Kind an Körper und Seele*, Auer Verlag

3. Enders, N.: *Bewährte Anwendung der homöopathischen Arznei*, 2. erweiterte Auflage, HAUG Verlag

4. Friese, K.-H.: *Homöopathie in der HNO-Heilkunde*, 2. durchgesehene Auflage, Hippokrates Verlag

5. Grimm, G.: *Chronische Blasenentzündung und Blasenkrebs – homöopathisch behandeln*, Lehmanns Media

6. Hackl, M.: *Bach-Blütentherapie für Homöopathen*, 2. erweiterte Auflage, Sonntag Verlag

7. Fa. Heel: *Ordinatio, Antihomotoxica et Materia Medica*, Aurelia Verlag in Zusammenarbeit mit der Internationalen Gesellschaft für Homöopathie und Homotoxilogie e.V.

8. Krämer, D.: *Neue Therapien mit Bach-Blüten 1*, Ansata Verlag

9. Krämer, D.; Wild, H.: *Neue Therapien mit Bach-Blüten 2*, Ansata Verlag

10. Krebs, H.: *Praxis der Sanum-Therapie*, Semmelweis-Verlag D-27316 Hoya

11. Krebs, H.: *Eigenbluttherapie, Methoden, Indikationen, Praxis*, 4. Auflage, Urban & Fischer Verlag

12. Scharl, H.; Viehauser, F.: *Erfolgsrezepte aus der modernen Naturmedizin*

13. Wendt, L.: *Gesund werden durch Abbau von Eiweißüberschüssen*, Schnitzer Verlag

14. Werthmann, K.: *Ratgeber für Allergiker und chronisch Kranke, Vorbeugung und Behandlung, Kuhmilch und Hühnereier, Ursprung vieler Krankheiten*, ebi Verlag

15. Werthmann, K.: *Schaf- und Ziegenmilch - Hilfsmittel im Heilungsprozess*, Semmelweis-Institut

Anschriften und Bezugsquellen

Holomed
Bakterienpräparate,
Sanum-Präparate
Niederlande
Telefon 0031-541-292975
Fax 0031-541-292965

Sanum-Kehlbeck
GmbH & Co. KG
Sanum-Präparate Deutschland
Postfach
D-27316 Hoya
Telefon 04251-93520

Deutsches Service Büro
Horvi-Enzym-Präparate
Telefon 06835-50040
Fax 06835-500444
Medizinischer Beratungsservice
Telefon 08856-1254
MO – DO 9 – 12 Uhr

DHU – Deutsche Homöo
pathische Union
Einzelmittelhomöopathie
Pentarkane (Ptk)
Telefon 0721-409301
Fax 0721-4093113

Phönix Laboratorium
spagyrisch-homöopathische Liquida
Telefon 07457-956060

Biologische Heilmittel Heel GmbH
Antihomotoxische Therapie (Heel)
Postfach 100349
76484 Baden-Baden
Telefon 07221-501111

Bach-Blüten in allen Apotheken
– Mischungen über Heilpraktiker-Rezept
– Stock Bottles über ärztliches Rezept

Madaus
Oligoplex-Präparate (Olplx)
Telefon 0221-89980
Fax 0221-8998701

Praxis Dr. Schöbe
Frischextracte, Beratung
Baden-Baden
Telefon 07221-38017
Fax 07221-38144

Kastner, Rastatt
Ozonöl, Laborbedarf
Telefon 07222-53005

Register der Krankheiten

Werdegang

Dr. med. Gertrud Grimm, Jahrgang 1946, Medizinstudium in Münster/Westfalen und Heidelberg. Staatsexamen und Promotion an der med. Fakultät der Universität Heidelberg. Von 1974 bis 1999 in Kassenarztpraxis, anerkannter Landpraxis, in Biblis tätig, zunächst als Assistentin, seit 1978 selbst niedergelassen, in den ersten Jahren als praktische Ärztin, später als Fachärztin für Allgemeinmedizin.

Während der 25-jährigen Tätigkeit in der Kassenarztpraxis zusätzlich langjährige Ausbildung in naturheilkundlichen Therapien, später ausschließlich in klassischer Homöopathie. Verleihung der Zusatzbezeichnung „Homöopathie" von der Ärztekammer Karlsruhe 1998. Von 1999 bis 2009 in homöopathischer Privatpraxis in Bensheim tätig.

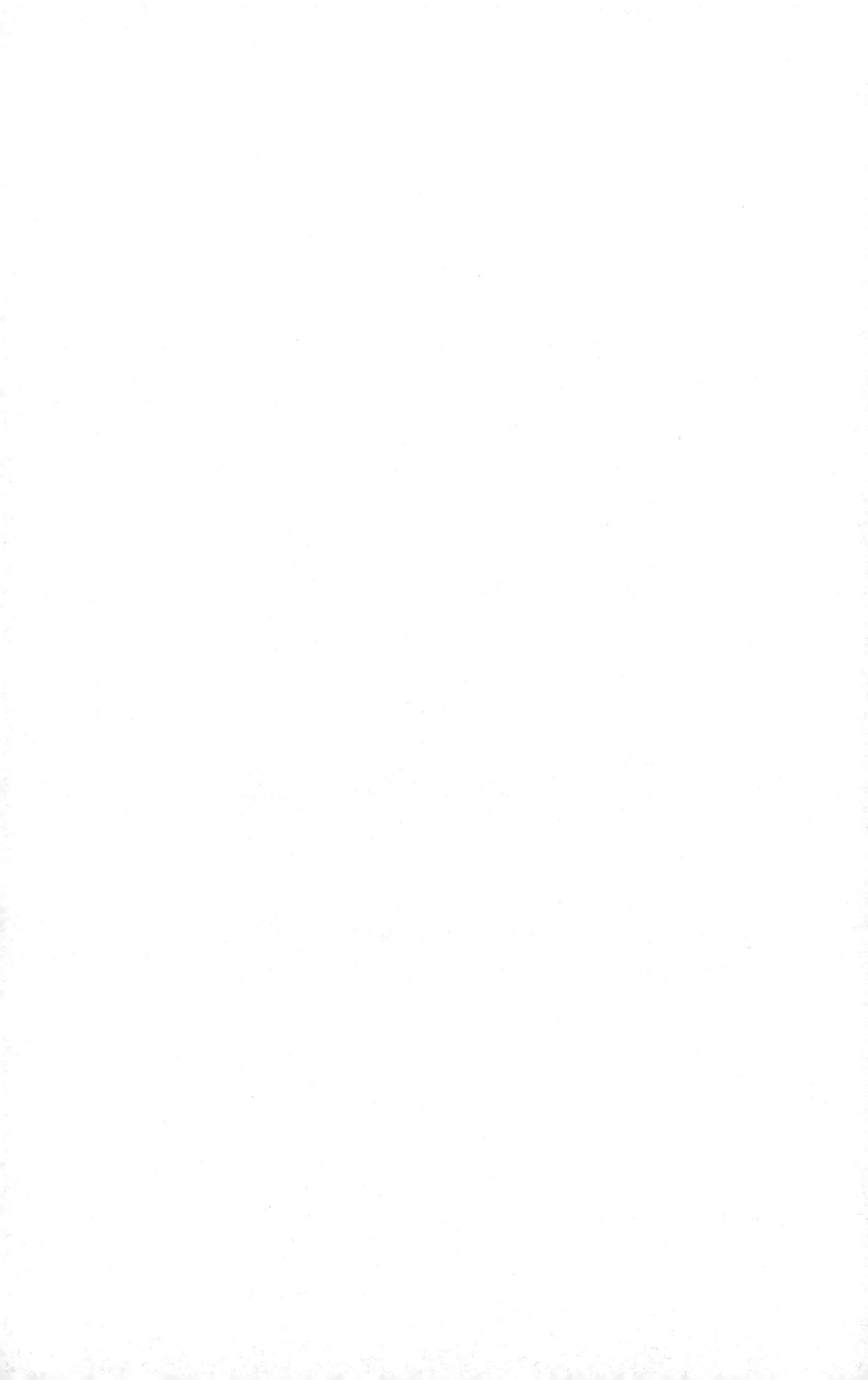